for the Dental Hygienist

구강내과학

공저 강진규 김미은 김영준 심영주 안형준 임순연 정재광 최영윤 강현주
고애자 김설악 김지영 김홍식 남상미 박소영 배성숙 손화경 엄 숙
이금선 임근옥 장지언 정의정 지민경 최미숙 황혜림

Oral Medicine for the Dental Hygienist

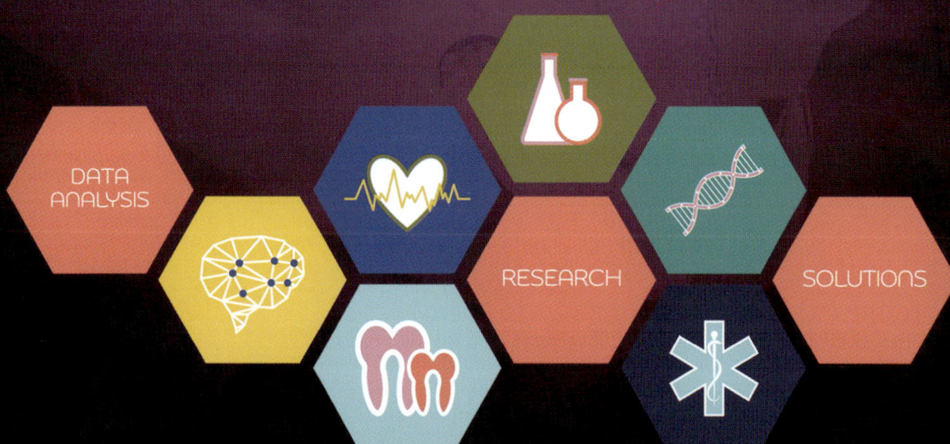

의학교육

서문(Preface)

'구강은 전신 건강의 창'이라는 말이 있습니다. 전신적인 건강상태가 변하면 구강조직에도 많은 변화가 발생하며, 이러한 변화를 주의 깊게 관찰함으로써 전신질환의 조기 발견 및 치료에 많은 도움을 줄 수 있습니다. 또한 환자가 가지고 있는 전신질환으로 인해 치과치료계획을 변경해야 하는 경우도 있습니다. 이처럼 전신질환과 구강질환은 떼려야 뗄 수 없는 밀접한 상관관계에 있습니다.

구강내과학이란 구강과 구강 주변 조직에서 발생하는 질환에 대해 내과적인 치료원리를 적용하여 손상된 구강악안면 부위의 기능을 회복시키고 전신적인 건강을 유지하는 데 도움을 주는 학문입니다. 내과적 치료법이 주로 적용되는 구강내과학의 주요 분야는 측두하악장애 및 구강안면통증, 구강악안면 부위의 운동장애 및 감각장애, 이갈이, 코골이 및 수면무호흡증과 같은 수면과 관련된 구강장애, 다양한 구강점막질환, 타액선질환, 구취, 미각장애 등이 있으며, 구강내과학의 응용분야로서 법치의학과 레이저 치의학 분야까지 포함됩니다. 이처럼 구강내과학은 광범위하고 다양한 치과 분야를 다루고 있으며 각각에 대해 고도의 전문성이 요구되는 학문입니다.

오늘날 구강내과학은 기초 및 임상치의학 분야에서 가장 빠르게 발전하는 분야 중 하나이며, 특히 의생명과학의 발달로 노년인구 및 전신질환을 가진 환자의 수가 급격히 증가함에 따라 앞으로 더욱 주목받는 학문이 될 것으로 예측됩니다. 또한 신약의 개발과 생명공학적 치료기술의 발달로 구강내과학의 임상적 영역은 더욱 확대될 것으로 판단됩니다.

따라서 직종을 막론하고 치과계에 종사하는 모든 구성원에게 구강내과학의 전문적 지식 습득과 임상적 역량 강화는 앞으로 반드시 필수적으로 요구되는 사항이라 할 수 있습니다.

그럼에도 불구하고 치위생과 학생들과 치과위생사들에게 구강내과학은 아직까지 다소 어렵고 생소한 학문이며 배우기 힘든 분야로 느껴지고 있는 것이 사실입니다.

이에 본 저자는 여러 교수님과 뜻을 모아 치위생과 학생들에게 구강내과학에 대한 이해를 돕고 구강내과학을 쉽게 배우고 받아들일 수 있도록 이 책을 집필하게 되었습니다. 이 책은 치위생과 학생들과 치과위생사들이 꼭 알아야 하는 내용을 알기 쉽게 서술하였으며, 이해를 돕기 위해 그림과 사진 위주로 구성하여 구강내과학에 입문하는 모든 분들에게 유용한 도움이 될 것이라 생각하며, 이 책을 통하여 구강내과 전문 치과위생사로서의 역량과 자질 향상에도 많은 도움이 되기를 희망합니다.

바쁘신 중에도 이 책의 집필을 위해 많은 노고와 수고를 아끼지 않으신 여러 교수님께 진심으로 존경과 감사를 드리며, 특히 출판을 위해 수고해주신 의학교육출판사의 대표님과 직원분들께도 감사의 마음을 전합니다.

대표 저자

연세대학교 치과대학 구강내과학교실 안 형 준

PART 01 구강내과적 진단

PART 02 전신질환과 치과치료

PART 03 임상구강내과학

Chapter 13 구강점막질환 211

Chapter 14 타액선질환 235

목차

PART 01

구강내과적 진단

Chapter 1 진단 및 과정

성공적이고 만족스러운 치료를 향한 첫 발걸음은 환자의 불편감을 정확히 파악하는 것이다. 이를 위해서는 불편감을 일으키고 있는 환자의 구강 내 상태뿐만 아니라 때로는 신체, 정신, 사회, 환경적인 문제까지도 정확히 파악해야 할 필요가 있다. 이러한 모든 과정이 진단과정에 포함된다. 따라서 때로는 진단과정이 매우 복잡한 경우도 있다. 그뿐만 아니라 환자는 치과를 방문한 근본적인 이유를 잘 드러내지 않는 경우도 있다.

예를 들면 혀 부위에 특별한 이상이 없이 경미한 통증 때문에 온 환자가 있었는데 이 환자는 전날 저녁에 설암에 대한 프로그램을 시청한 후 혀의 여기저기를 만져보다가 통증이 생겨서 왔다고 했다. 이 환자의 경우 과연 혀의 통증을 없애기를 원하는 것일까? 아니면 혀에 암이 없음을 확인하기를 원하는 것일까? 아마 이 환자는 후자를 진정으로 원할 가능성이 크다. 따라서 환자를 대할 때 의료진은 환자가 '진정으로' 원하는 것이 무엇일까에 대한 물음이 필요하다. 근원적인 불편감을 파악하기 위해 가장 먼저 필요한 것은 환자에 대한 관심과 이해이다.

한편, 환자가 가진 불편감을 파악했다면 이러한 불편감을 일으킨 치의학적 원인과 이상을 찾아내는 과정이 필요하며 이때 필요한 것이 치의학적인 지식이다. 가령 하악 우측 제2대구치 부근에서 통증이 느껴져서 치과를 방문했다면 치아 부위의 통증을 야기할 수 있는 병명은 단지 하악 우측 제2대구치 자체의 문제뿐만 아니라 상악 우측 대구치 부위의 문제나 때로는 치아와 상관이 없는 삼차신경통, 하악골 골절이나 드물게는 하악 부위의 종양까지도 이러한 문제를 야기할 수 있다는 치의학적인 지식을 겸비할 때, 그리고 이들 각 질환의 특성을 알고 이를 구별할 수 있는 검사법을 알고 있을 때 비로소 정확하게 파악할 수 있다.

따라서 환자에 대한 관심과 애정을 가지고 정확한 치의학적인 지식을 적용하여 환자의 상태를 정확히 파악해야만 의료진은 올바른 치료목표를 세울 수 있다.

1 진단의 정의

진단(diagnosis; dia = 통하여, gnosis = 지식)은 정상적인 구조와 기능에서 벗어난 병적인 상태나 질환을 적합한 일련의 과정을 통해서 (치)의학적으로 입증하는 것이다. 이는 단순히 환자가 가진 질환의 이름, 즉 진단명을 맞히는 것만을 의미하지 않으며 환자가 가지고 있는 병적인 상태에 대한 의미 있는 정보를 포괄적으로 파악하는 것이다. 이러한 포괄적인 진단을 통해 최종적으로는 가장 적절한 치료계획을 수립하는 것이 목적이다.

2 진단의 과정

진단 과정은 반드시 과학적인 방법과 논리적인 과정을 바탕으로 진행되어야 하며 대체로 다음과 같은 과정을 거치게 된다.

1 진단정보 수집

병력조사, 임상 검진, 부가적인 검사를 통해 환자가 가지고 있는 병적 상태에 대한 다각적인 정보를 수집한다.

2 진단정보 분석

모인 정보들은 다음과 같은 순서를 통해 그 의미를 분석하여야 한다.

① 주소에 대한 면밀한 분석
② 임상 검진과 검사를 통해 얻은 정보에서 병적 혹은 특이사항 파악
③ 수집된 진단정보와 주소 사이의 관련성 규명
④ 필요시 추가적인 정보의 필요 여부 결정

3 진단정보 합성

분석한 정보는 다음과 같은 순서로 주소를 일으킬 수 있는 후보 질환의 특성과 연관지어 대비시켜 본다.

① 주소와 가장 직접적인 관련성이 있는 정보를 선택
② 과학적 및 논리적 측면에서 주소와 병적인 소견들 사이에 인과관계가 있는지를 규명
③ 선택된 진단정보와 후보 질환의 질환 특성이 일치하는 정도를 파악하여 가능성을 분석
④ 만약 후보 질환이 하나 이상일 경우 그 목록을 가능성이 큰 순으로 작성

4 진단명 결정과정

후보 질환 중에서 환자의 진단정보와 현재의 병변을 가장 잘 설명하는 질환을 선택하여 진단명으로 결정한다.

3 진단의 종류

때로는 처음 생각한 진단명이 검진 및 치료 과정 중간에 변경되기도 한다. 이처럼 최종진단이 결정되기까지 진단명은 진단 및 검사 결과 또는 치료 반응에 따라 유기적으로 달라질 수 있다. 하지만 경험이 많은 의료진일수록 정확한 최종진단을 내리는 과정이 체계적이고 효율적이다. 진단 과정에 따라 진단명은 단계별로 다음과 같이 다양하게 불리고 있다.

1 임상진단

임시진단 또는 가(상)진단이라고도 불린다. 방사선학적 검사나 임상병리 검사와 같은 보조적인 검사를 시행하기 전에 병력조사와 검진 소견에 주로 의존하여 결정된다. 일단 임상진단에 가장 가능성 있는 몇몇 후보 질환을 포함시킨 후 이들 질환 여부를 확인하기 위해서 관련된 방사선학적 검사나 임상병리 검사와 같은 보조적인 검사를 추가적으로 시행한다.

2 최종진단

일명 확진이라고도 불리며 진단을 위해 수집된 모든 정보에 대한 평가 및 분석을 통해 현재의 상태를 가장 잘 설명해 주는 질환을 최종적으로 결정한 것을 말한다.

3 감별진단

최종진단이 이루어지기 전에 여러 후보 질환이 남아 있을 때 각종 검진과 검사를 활용하여 수집된 진단정보를 바탕으로 후보 질환 중에서 가능성이 낮은 질환부터 하나하나 배제하는 일련의 과정을 말한다.

4 기타

진단방법별로 진단명이 내려질 수 있는데 가령 방사선학적 진단, 조직병리학적 진단, 임상병리검사적 진단과 같은 이름으로 불린다. 하지만 이들 진단방법에 따른 개별진단은 반드시 다른 검진 및 검사 결과와 종합적으로 해석해야 오진의 가능성을 줄일 수 있다.

4 진단정보 수집방법

진단을 위해서는 검사자가 가진 모든 감각을 사용해야 한다.

1 병력조사

1) 주소(Chief complaint)

주소란 비정상적인 상태에 대해 환자 자신이 말로써 묘사한 증상 중에서 특히 주요한 증상을 말한다. 하지만 환자는 자신의 증상 및 상태를 정확하고 구체적으로 표현하는 데에 익숙하지 않기 때문에 대부분의 경우 검사자는 환자가 부정확하고 모호하게 표현한 불편함을 분석 및 정리하는 과정이 필요하며 이러한 과정을 주소의 형상화(shaping the chief complaint)

라고 한다.

형상화를 위해서는 환자의 표현 중에서 핵심적인 내용을 이끌어 내는 환자면담능력이 특히 필요하다. 예를 들어 어떤 환자가 치과에 와서 "턱이 아파서 왔어요"라고 이야기했을 때 숙련된 검사자는 추가적인 질문과 지시, 즉 "구체적으로 턱 중에서 어디가 아프세요?" 혹은 "아픈 곳을 가리켜 보세요"라고 말해야 환자는 오른쪽 턱관절 근처가 아프다고 가리킬 수 있다.

그 후에 "언제부터 아프세요?", "어떨 때 아프세요?", "어떤 식으로 아프세요?"라고 질문을 추가하면 "3일 전부터요", "입을 벌릴 때 주로 아파요", "욱신거리듯이 아파요"라고 더 구체적인 답을 얻어낼 수 있고, 이를 종합하여 환자의 주소를 '3일 전부터 우측 턱관절에서 입을 벌릴 때 욱신거리는 통증'과 같이 더욱 구체적이고 정확한 표현으로서 기록할 수 있다. 다만 주소를 너무 장황하게 기록하면 한눈에 파악되지 않기 때문에 중요한 사항을 중심으로 가급적 간결하게 기록하는 것 또한 중요하다.

2) 현증(Present illness)

주소 및 그와 관련된 증상이 발생했을 때부터 현시점까지의 시간적인 설명이다. 현증에 포함되어야 할 사항은 주소와 관련된 증상의 상태, 발생시간, 진행경로, 악화 및 완화 조건, 기타 연관 증상이며 가급적 구체적으로 기록되어야 한다.

이 과정에서 환자의 주소와 관련될 수 있는 단서를 이끌어 낼 필요가 있는데 이 과정에서 구강질환에 관한 많은 기본지식을 필요로 한다. 대부분의 경우 검사자는 세심한 문진만으로도 도중에 어떠한 질환을 염두에 두어야 할지 충분히 유추할 수 있기도 하다.

3) 기왕력(Anamnesis)

(1) 치과병력

병력조사를 통해 환자가 최근 정기적인 치과진료를 받았는지 여부, 구강위생관리 수준, 최근에 받은 치과치료 시의 문제 여부, 국소마취 후의 문제 여부, 발치 및 외과적 시술 경험 여부와 그 문제 여부를 다루어야 한다. 그뿐만 아니라 과거의 치과치료에 대한 만족도 및 불만도, 치과치료에 대한 환자의 태도 및 지식 등을 파악해야 하는데 이를 통해 가령 이전의 치과치료에 불만이 많은 경우라면 더욱 충분한 설명과 이해를 바탕으로 진단과 치료를 진행하는 것이 바람직하다는 판단을 할 수 있다.

한편, 이전 치료에 문제가 있었다면 이에 대한 더욱 자세한 분석이 필요한데 가령 이전에 국소마취 후에 의식을 일시적으로 잃은 적이 있다면 그 원인이 과도한 긴장에 의한 실신인지, 아니면 마취제에 대한 알레르기반응인지, 또는 전신 질환과 관련된 반응인지를 구체적으로 파악해야만 이에 대해 대비할 수 있다.

(2) 전신병력

증상의 발생 및 진행과 관련이 있거나 치료 시에 주의해야 하거나 예후에 영향을 미치는 전신 상태에 대한 정보를 얻는 과정으로서, 전신병력을 효율적으로 파악하기 위해 보통은 미리 작성된 설문지를 작성하도록 한 후 이를 참고하여 추가적인 질문을 통해 더 구체적으로 확인하는 과정을 거치게 된다. 이 과정에서 치과위생사는 환자가 직접 전신 건강 설문지를 작성할 수 있도록 돕고 환자의 서명을 받도록 한다.

주로 확인해야 하는 전신병력은 다음과 같다.

① 전신질환 및 관련 복용 약제 파악
② 수술 및 입원 내력
③ 약물 및 마취에 대한 이상반응 유무
④ 가임기 여성의 경우 임신 여부 등

4) 기타

(1) 가족력

주로 유전 때문에 발생할 수 있는 질환이 의심될 때, 가족 간의 감염 때문에 발생할 수 있는 질환이 의심될 때에는 가계 내의 질환 정보를 파악하는 것이 매우 중요하다.

(2) 사회력

사회 · 경제적인 현황이 질환 발생에 영향을 미치거나 치료계획 수립에 고려되어야 할 수도 있으므로 사회력 또한 적절하게 파악할 필요가 있다. 다만 지나치게 과도한 사회력의 수집은 환자를 언짢게 하거나 불필요한 오해를 일으킬 수 있으므로 민감한 사안에 대한 정보가 필요할 때는 반드시 사전에 목적과 그 필요성에 대해 환자에게 충분히 설명해야 한다. 또한 특정 질환과 관련될 수 있는 직업적 문제 또는 습관적인 문제(과도한 음주와 흡연, 저작습관 및 식습관, 구강악습관 등)가 있는 경우에도 이를 기록한 후 진단과 치료에 고려해야 한다.

2 임상검진

구강 및 안면부에 대한 검진으로 가급적 밝은 조명 아래에서 시야가 확보된 상태에서 시작한다. 또한 음식물 잔사나 의치에 의해 구강 내 구조물이 가려지는 것을 방지하기 위해 구강 검사 전에는 칫솔질을 하고 의치를 착용하지 않은 상태에서 검사를 시작해야 한다. 검사는 구강 연조직에 대한 검사와 구강 경조직에 대한 검사로 나뉜다.

1) 구강 연조직 검진

구순 및 순측 점막, 협부 및 협측 점막, 구강저, 설복면 및 설배면, 구개부, 치은을 포함하여 검사한다. 이때 피부와 점막의 병소를 검사하는 데 있어 가장 기본적인 검사는 눈으로 병소의 위치, 크기, 색깔, 형태, 표면 및 변연의 양상, 삼출액이나 출혈 여부를 관찰하여 기록하는 시진이다. 또한 촉진을 통해 비정상 병소의 동요도, 경도, 파동성 유무 및 통증 유무도 추가로 기록한다. 때로는 구강 내 임상사진을 남겨두는 것이 글로써 일일이 다 표현하지 못한 특성을 잘 남길 수 있는 유익한 방법이 되기도 한다.

2) 구강 경조직 검진

주로 치아와 치주조직에 대한 검사와 악골에 대한 검사로 구성된다.

(1) 치아

특히 주소와 관련될 수 있는 부위의 치아에 대해서는 시진, 타진, 촉진, 청진 등의 다양한 검사를 우선적으로 시행하되 전반적인 치아 상태를 검진하기 위해 구강 내 모든 치아에 대해 다음과 같은 상태를 중심으로 확인한다.

① 치아의 크기, 형태, 수, 색조
② 치아의 우식, 파절, 마모, 교모, 침식, 착색, 동요도
③ 교합 양상

(2) 악골

치조골을 포함하여 상악골과 하악골의 형태, 병변 등에 대해 구강 내에서 시행한 평가를 포함한다.

3) 두경부 검진

두경부에서는 다음과 같은 항목을 검진해야 한다.

(1) 두개안면부

안면 및 구강저 부위의 림프절 비대나 경결감, 두개안면부의 형태이상 및 좌우비대칭, 발육이상, 상 · 하악골의 상대적인 위치 등을 확인한다.

(2) 경부

경부림프절의 비대나 경결감, 이하선 및 악하선의 비대, 갑상선의 비대 등을 확인한다.

(3) 악골(턱관절 포함) 및 저작근

하악의 기능(개폐구, 측방 및 전방운동의 정도와 상태, 관절잡음 여부 및 특성)을 포함하며 촉진 등을 이용하여 좌우대칭 여부, 악골 변형 여부나 압통 여부 등을 확인한다.

3 기타 검사

병력 청취와 임상검사 소견만으로도 어느 정도 진단을 내릴 수 있으나 더 정확한 진단명을 파악하려면 각종 검사기구나 장비, 시설을 이용한 추가적인 검사가 필요하다. 이처럼 추가적으로 시행되는 검사를 진단보조검사라고 한다. 흔히 활용되는 검사법은 다음과 같다.

1) 진단영상검사

주로 방사선이나 자기공명이나 핵동위원소 등을 이용하여 겉으로 보이지 않는 내부 구조물의 상태를 관찰하기 위한 목적으로 시행된다. 이때 관찰하고자 하는 구조물의 종류와 위치에 따라서 선택해야 하는 영상검사법이 달라지는데, 주로 치아나 악골과 같이 경조직을 관찰하고자 할 때는 일차적으로 방사선검사가 사용되며 종양과 같이 연조직의 이상 여부를 관찰하고자 할 때는 전산화단층촬영(computed tomography, CT), 턱관절의 관절원판이나 뇌조직의 이상 여부를 관찰하고자 할 때는 자기공명영상(magnetic resonance imaging, MRI)이 주로 사용된다.

그러나 대체로 동일한 병소에 대해 2가지 이상의 서로 다른 영상검사를 시행하여 상호보완적으로 파악하기도 한다.

(1) 치과적 진단영상검사(영상치의학검사)

구내촬영검사, 구외촬영검사, 기타 검사(콘빔 CT, 타액선조영술 등)가 있다(그림 1-1).

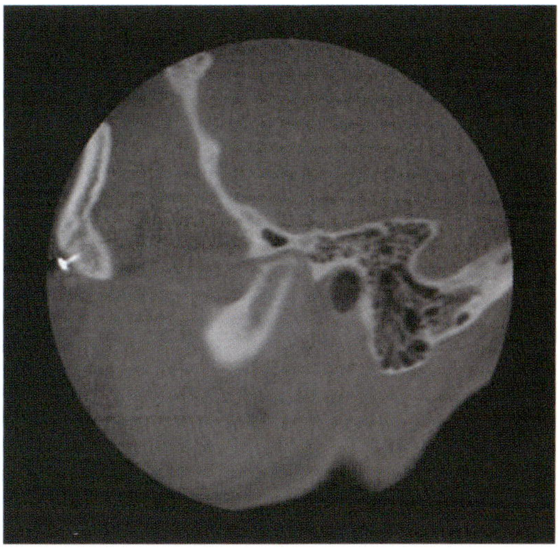

그림 1-1 턱관절 부위의 콘빔 CT 영상

(2) 의과적 진단영상검사

① 영상의학검사 : 흉부방사선검사, 전산화단층촬영(CT), 자기공명영상(MRI), 초음파검사, 혈관조영술 등이 있다(그림 1-2).

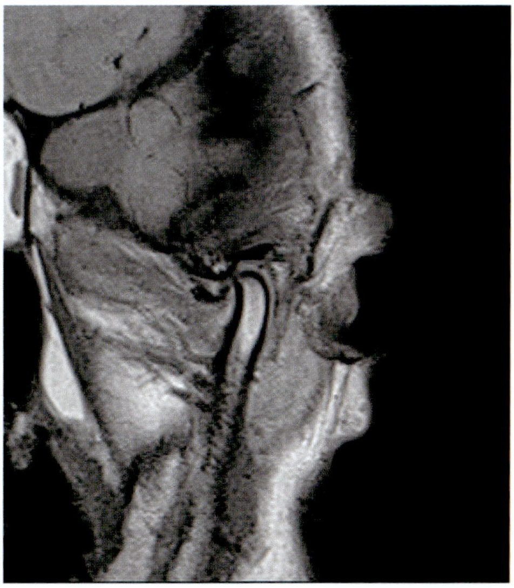

그림 1-2 턱관절 부위의 자기공명영상

② 핵의학검사 : 골스캔, 타액선스캔 등이 있다(그림 1-3, 1-4).

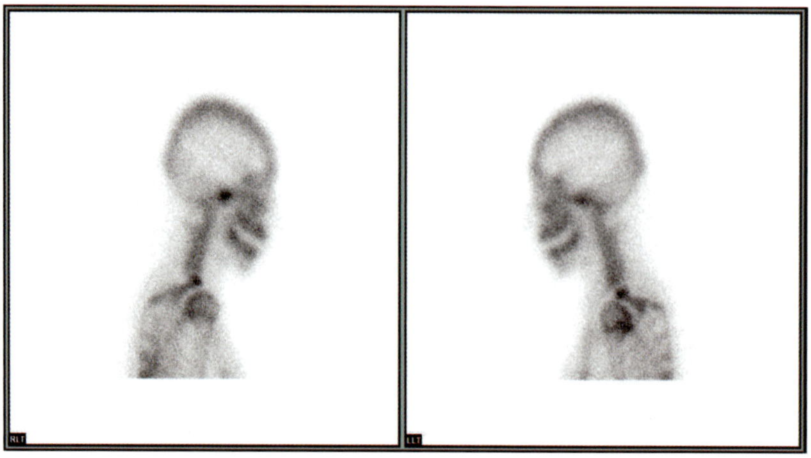

그림 1-3 골스캔

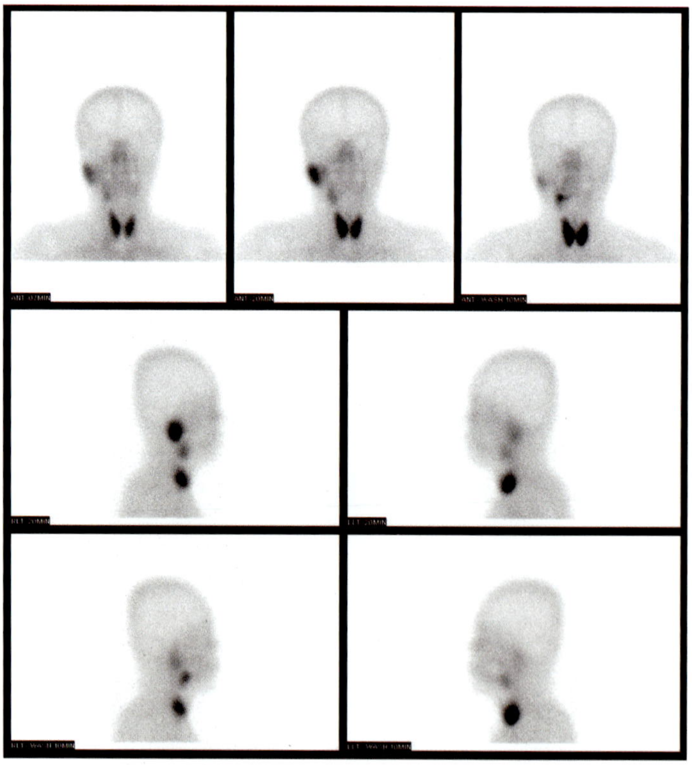

그림 1-4 타액선스캔

2) 진단의학검사

(1) 혈액검사

혈액에 대한 검사는 매우 다양한 항목으로 구성되어 있으며 이들 항목마다 그 의미가 각각 다르다. 따라서 각 검사항목에서 결과 수치의 이상이 의미하는 질환은 다양하게 있으며 이러한 결과 수치의 이상이 앞서 행한 병력 및 검진 결과와 부합될 수 있는지를 확인해야 한다.

① **일반 혈액검사** : 혈액을 구성하는 적혈구, 백혈구, 혈소판 등 혈구세포의 상태와 기타 이학적인 양상을 확인하는 검사이다. 적혈구의 수와 용적, 혈색소의 양, 백혈구의 수와 종류별 조성, 혈소판의 수, 각종 혈구의 질적인 변화를 포함한다. 특히 빈혈이나 백혈병, 혈소판감소증과 같은 질환의 일차적인 진단에 유용하게 활용된다.

② **지혈검사(출혈검사)** : 출혈시간, 응고시간, 모세혈관 저항 등을 검사하여 출혈장애를 일으키는 질환이나 상태 유무를 확인한다. 특히 출혈을 동반하는 치과진료에 앞서 출혈경향 여부를 평가하는 데에 필요하다.

③ **혈액화학 및 전해질검사** : 다양한 혈장성분을 정량적으로 측정하는 것으로 혈청단백질, 전해질, 혈당, 요소, 질소, 지질, 혈청 내 효소, 호르몬의 변화를 확인할 수 있다. 특별히 간기능 또는 신장기능과 관련된 중요 항목들을 묶어서 각각 간기능검사, 신장기능검사라고 한다. 이들 검사에서 이상 항목이 나타나는 경우 간질환이나 신장질환을 의심할 수 있으므로 내과에 의뢰하여 더 정확하게 진단을 받을 수 있도록 해야 한다. 간이 혈당측정기를 구비하면 당뇨병이 의심되는 환자나 당뇨병으로 진단받은 환자의 현재 혈당상태를 간편하게 바로 확인할 수 있어 도움이 될 수 있다(그림 1-5).

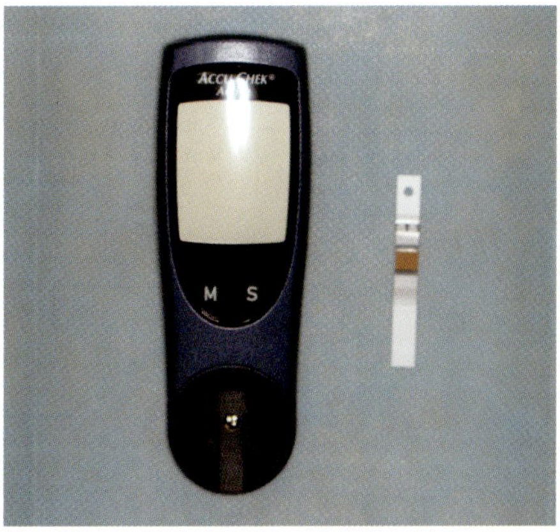

그림 1-5 간이 혈당측정기와 측정용 스트립

④ **혈청면역학적 검사** : 다양한 종류의 세균 및 바이러스에 대한 항원항체검사를 시행하는 것으로서 간염, AIDS, 단순포진이나 대상포진 등과 같은 바이러스성 질환, 매독과 같은 세균성 질환, 류마티스관절염이나 쇼그렌증후군과 같은 류마티스성 질환의 진단 및 평가에 유용하게 이용될 수 있다.

(2) 소변검사

소변을 분석하여 신장기능 이상을 비롯한 관련 질환을 확인하는 검사법으로, 대표적으로 소변의 침전물(백혈구, 적혈구, 상피세포, 세균, 원주 등의 유무와 그 수)을 현미경으로 검사하는 현미경 검사와 얇은 플라스틱 판 위에 10가지 색의 화학반응 시약을 붙여놓고 소변을 적셨을 때 색깔의 변화를 관찰하여 소변의 비중, 산도, 요당, 요단백질, 백혈구 및 적혈구 유무 등을 확인하는 요스틱(시험지) 검사가 있다(그림 1-6).

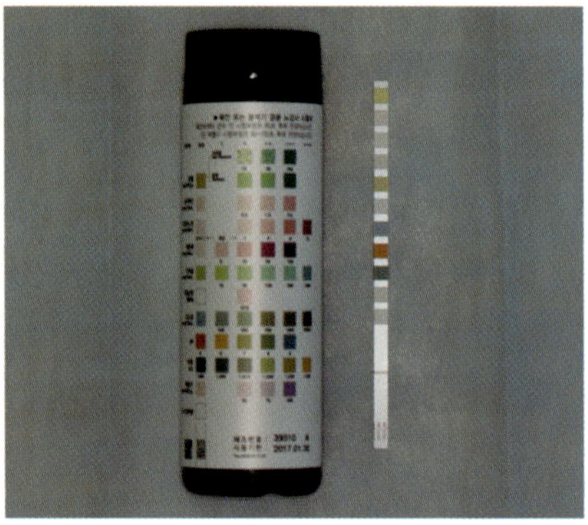

그림 1-6 **요스틱 및 검사 색상표**

(3) 미생물검사

세균, 바이러스, 진균의 유무 및 종류에 대한 검사, 항생제 내성 검사 등이 여기에 해당되며 감염 질환이 의심될 때나 효과적인 항생제를 선택할 때 시행된다.

3) 진단병리검사

(1) 박리세포학적 검사

검사 대상 부위의 표층에서 세포를 긁어모아서 슬라이드 위에 도말한 후 악성도 등의 세포 특성을 파악하는 검사로, 구강 내 점막에서도 칸디다증, 편평태선, 기타 백색 병소

진단에 사용될 수 있다. 간편하고 출혈이나 통증을 일으키지 않는다는 장점은 있으나 표층부 병소에만 적용 가능하며 확진이 어렵다는 한계가 있다.

(2) 생체조직검사

질환이 의심되는 병소의 일부 또는 전부를 채취하여 슬라이드 위에 박편을 붙이고 염색하여 현미경으로 조직의 특성을 파악하는 검사이다.

생체조직검사는 질환 여부 및 감별이 어려운 경우에 가장 결정적인 진단정보를 제공해 준다. 그렇지만 생체조직검사 결과 역시 임상검진, 영상검사, 임상병리검사 결과와 함께 참고하여 진단을 고려해야 한다.

한편 조직채취법(생검)의 종류에는 병소 전체를 제거하면서 채취하는 절제법과 병소 일부를 채취하는 절개법, 크기가 크면서 매우 깊은 곳에 위치한 병소에 주삿바늘을 이용하여 내부의 내용물과 세포성분을 흡인하여 채취하는 흡인법, 비교적인 굵은 주삿바늘을 이용하여 체액을 뽑아내어 검사하는 천자법 외에도 착공법, 소파법 등과 같은 다양한 방법이 있다.

4) 기타

저작계 기능과 관련된 검사와 치아 및 치열과 관련된 특수 검사가 있다.

① 교합분석검사
② 하악운동궤적검사
③ 저작근 근전도검사
④ 교정분석검사
⑤ 치수생활력검사–전기치수검사(electric pulp test), 온도검사(thermal pulp test)(그림 1–7, 1–8)
⑥ 치아–치열–악궁 모형검사

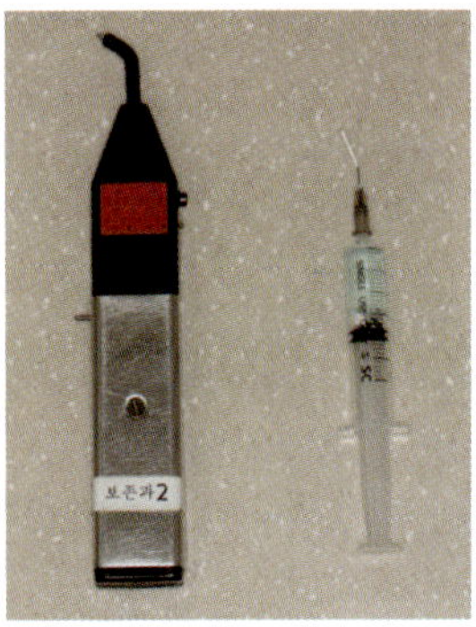

그림 1–7 **전기치수검사기와 도포용 겔**

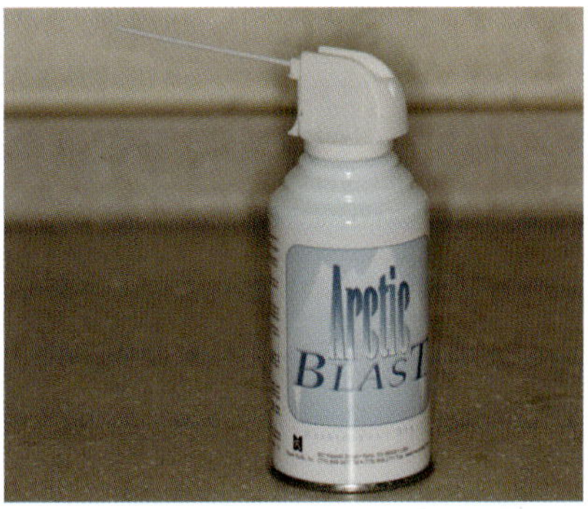

그림 1–8 **치아 냉자극 검사를 위한 스프레이**

5 전신상태에 대한 검진

1 전신상태 관찰

환자에 대한 주의 깊은 관찰을 통해 모습, 행동, 의식, 움직임, 호흡, 안색, 의사전달 등에서 부자연스럽거나 이상한 점이 없는지 확인하는 단계로, 관찰을 통해서 전신상태에 대해 유추할 수 있는 가장 중요한 첫 번째 단계라 할 수 있다. 필요시에는 키와 몸무게도 확인해야 한다.

2 활력징후 검사

환자의 현재 전신상태를 가장 기본적으로 검사할 수 있는 정보로서 체온, 맥박, 호흡, 혈압 측정치를 중심으로 파악할 수 있다. 이 4가지 항목은 측정 시점이나 부위에 따라 변할 수 있으므로 정확한 측정방법과 함께 변동요인을 잘 파악해야 정확하게 활력징후를 평가할 수 있다.

1) 체온

과거에는 수은체온계를 이용했으나 최근에는 빠르고 편리한 전자식 체온계를 주로 이용하고 있는 추세이다(그림 1-9).

정상 성인의 경우 평균 체온은 구강(혀 아래 지점)을 기준으로 36.8℃±0.4℃이다. 한편, 측정하는 부위에 따라 체온이 달라지는데 직장에서는 구강보다 0.4℃ 높고 고막(비보정 방식)에서는 직장보다 0.8℃ 낮은 경향을 보인다. 하지만 이러한 관계가 항상 절대적인 것은 아니라는 사실에 주의해야 한다. 하루 중에는 이른 아침(새벽 6시경)에 약간 낮고 저녁 무렵(오후 4~6시)에 약간 상승하며 그 밖에도 임신, 배란 및 생리기간, 스트레스, 운동이나 활동에 의해 생리적으로 체온이 올라갈 수 있다. 따라서 체온이 상승된 경우 먼저 이러한 상태가 아닌지에 대한 확인이 필요하다.

한편, 질환에 의해 체온이 정상 범위를 벗어나는 상태에는 주로 갑상선기능항진증, 감염, 염증성 질환, 외상, 출혈 등과 같은 다양한 원인이 있다. 만약 38℃가 넘으면 발열(fever) 상태이며, 만약 40℃가 넘으면 치과치료 전 반드시 내과 의사에게 의뢰해야 한다. 또한 체온의 감소는 갑상선기능저하증, 만성 소모성 질환, 빈혈, 알코올중독, 바이러스 질환 등에서 나타날 수 있다.

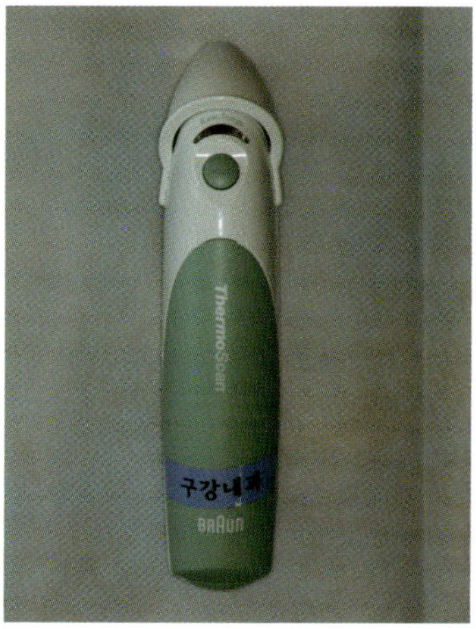

그림 1-9 적외선 고막 체온계

2) 맥박

주로 심박동수를 파악하기 위하여 측정되며 필요시 맥박의 강도, 리듬 등도 같이 평가해야 한다. 박동이 촉진될 수 있는 동맥 부위라면 어디라도 가능하나 주로 요골동맥, 경동맥, 상완동맥에서 1분간 측정한다. 촉진은 손가락 두 개를 이용하여 측정하고 이때 살짝 압력을 가하면 맥박을 더 잘 느낄 수 있다.

분당 박동수로 표기되며 소아에서는 박동수 90~100회 정도인데 반해 성인의 정상범위는 60~100회/분으로 연령 증가에 따라 감소한다. 성인에서는 분당 100회 초과 시 빈맥(tachycardia), 60회 미만 시 서맥(bradycardia)으로 간주한다.

맥박수는 스트레스나 공포, 걱정, 분노 등의 감정상태, 임신, 음주와 흡연, 활동량 증가 등의 일상적인 상태에서 증가할 수 있다. 아울러 발열상태에서는 맥박수가 증가하고 약물에 의해 증가(예 : 에피네프린)하거나 감소(예 : 디지탈리스)할 수 있다.

특히 치과방문에 대한 불안이나 스트레스 혹은 급하게 치과로 걸어온 경우에는 맥박수가 증가할 수 있으므로 이때에는 수 분간 휴식을 취한 후 다시 측정할 필요가 있으며 정상범위 내로 돌아왔을 때 치료를 시작하는 것이 바람직하다. 만약 재측정했을 때도 여전히 맥박수가 비정상적이거나 불규칙한 리듬을 보이면 내과 의사에게 자문을 구할 필요가 있다.

3) 호흡

정상 성인은 휴식기 동안에 12~20회/분의 호흡수를 나타내며 소아(3~6세경)는 20~30

회/분을 나타낸다. 대체로 성인의 경우 4회 맥박당 1회의 호흡 비율을 보인다. 따라서 맥박에 영향을 미치는 인자는 대부분 호흡에도 영향을 미칠 수 있으므로 이를 고려할 필요가 있다. 12회 미만은 서호흡, 20회 초과 시에는 빈호흡으로 간주한다.

4) 혈압

고혈압은 국내 60세 이상의 남녀에서 유병률이 50% 이상이라고 보고될 만큼 매우 흔한 심혈관계 질환이다. 과거에는 수은혈압계를 사용했으나 최근 개원가에서는 대부분 전자식 혈압계가 사용되고 있다(그림 1-10).

혈압은 수축기(systolic)혈압과 확장기(diastolic)혈압을 나누어 표기하며 성인의 휴식 시 수축기혈압과 확장기혈압 모두 120mmHg과 80mmHg 미만일 때 '정상 혈압'으로 정의된다. 수축기혈압이 140mmHg 이상 또는 확장기혈압이 90mmHg 이상일 때를 고혈압으로 진단한다. 하지만 연령이 증가할수록 혈압은 다소 증가하는 경향이 있다. 나이에 따른 이러한 혈압 증가는 혈관벽의 탄력성 감소와 연관이 있다. 또한 성별에 따라서는 사춘기 이후 여성의 혈압이 대체로 남성보다 낮았다가 폐경기 이후가 되면 오히려 높아진다. 따라서 혈압에 대한 해석은 나이와 성별을 감안해야 한다.

맥박 및 호흡과 마찬가지로 혈압도 여러 가지 요인에 의해 생리적으로 변화할 수 있는데 기상 직후에는 혈압이 낮고 분노, 공포, 흥분, 운동에 의해 혈압이 증가한다. 또한 방금 전에 식사를 한 경우나 통증, 카페인 섭취, 흡연, 방광 팽창(소변을 참고 있는 상태) 시에도 혈압이 증가한다. 따라서 정확한 혈압 측정을 위해서는 표 1-1과 같은 방법과 지침에 따라 측정해야 한다.

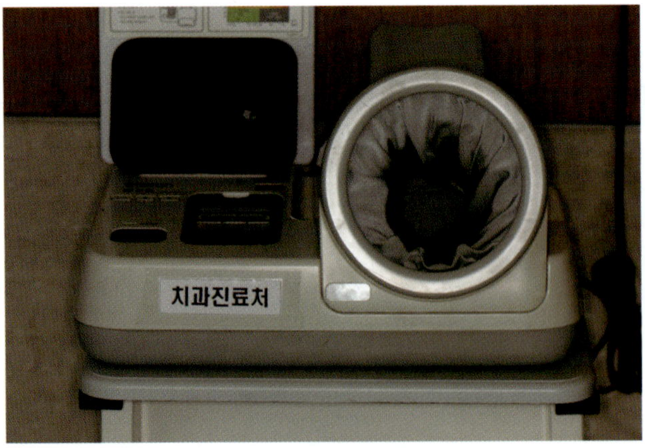

그림 1-10 전자식 혈압측정기

표 1-1 올바른 혈압 측정 방법

• **혈압 측정 전 최소 5분 동안 안정하며 조용한 환경에서 측정한다.**
• **혈압 측정 30분 이내에는 흡연, 알코올, 카페인을 섭취해서는 안 된다.**
• **1~2분 간격을 두고 적어도 2번 이상 혈압을 측정한다.**
• 커프 내 공기주머니의 길이는 상완 둘레의 80~100% 이상을 감을 수 있고 너비는 상완 둘레의 40%가 되어야 한다(성인에서의 표준 크기는 너비 13cm, 길이 22~24cm).
• **상완을 심장 높이에 위치시키고 커프 아래에 3cm의 공간을 확보하여 커프를 감는다.**
• 빠른 속도로 압력을 올리고 맥박소실지점에서 30mmHg 더 올린다.
• 상완동맥에 청진기의 벨부분을 밀착시키고 박동당 2mmHg 속도로 천천히 감압한다.
• 코로트코프음(Korotkoff sound)의 I (처음 2개의 음 중 첫 번째 음이 들리는 지점)와 V(최종 음이 들리는 지점)를 각각 수축기 및 확장기혈압으로 한다.
• 임신, 동맥정맥션트, 만성 대동맥판폐쇄부전의 경우에는 코로트코프음 VI를 확장기혈압으로 한다.
• **처음에는 양팔에서 혈압을 측정한 뒤, 혈압 수치가 더 높은 팔을 다시 측정한다.**
• 다리의 맥박이 약한 경우 말초혈관 질환을 배제하기 위해 다리의 혈압을 측정한다.
• **부정맥이 있는 경우에 맥박에 따라 혈압이 변하므로 3번 이상 측정하여 평균을 구한다.**
• **고령자, 당뇨병 환자와 기립성 저혈압이 의심되는 환자는 일어선 후 1분과 3분에 혈압을 측정한다.**

※ 굵은 글씨는 전자혈압계 사용 시의 관련 사항이다. (출처 : 2013년『고혈압 진료지침』대한고혈압학회)

5) 뇌신경기능검사

총 12쌍으로 이루어져 있는 뇌신경은 대부분 구강악안면 영역에 분포해 있으며 구강악안면 영역의 기능과 밀접한 관련이 있다. 뇌신경마다 감각, 운동, 부교감신경으로서의 고유한 기능과 역할을 가지고 있는데 이러한 기능과 역할이 정상적으로 이루어지고 있는지를 확인하는 것이 뇌신경기능검사이다. 뇌신경순으로 다음과 같은 구체적인 검사항목이 있다(**표 1-2**).

표 1-2 뇌신경의 기능 및 검사법

뇌신경	기능 및 역할	검사법의 예
Ⅰ. 후각신경(olfactory nerve)	감각(후각)	후각 검사
Ⅱ. 시각신경(optic nerve)	감각(시각)	시력/시야 검사, 동공수축반사
Ⅲ. 동안신경(oculomotor nerve)	운동(안구의 움직임) 부교감(동공 크기 조절)	안구운동검사(상, 하, 내측), 동공수축반사
Ⅳ. 활차신경(trochlear nerve)	운동(안구의 움직임)	안구운동검사(하방 및 내측)
Ⅴ. 삼차신경(trigeminal nerve)	감각(안면, 두피, 각막, 구강, 뇌경막 등의 감각) 운동(저작근 운동 및 고막의 긴장도 조절)	안면부 감각검사, 각막 반사, 개폐구 및 이악물기 검사, 하악의 불수의적 폐구 검사
Ⅵ. 외전신경(abducens nerve)	운동(안구)	안구운동검사(외측)
Ⅶ. 안면신경(facial nerve)	감각(혀의 전방부 미각) 운동(안면표정근, 소골의 긴장) 부교감(타액 및 누액 분비)	미각검사(혀의 전방 2/3), 얼굴표정검사(찡그리기, 미소, 볼부풀리기 등)
Ⅷ. 전정와우신경 (vestibulocochlear nerve)	감각(청각 및 머리의 균형 및 고유감각기)	청력검사
Ⅸ. 설인신경 (glossopharyngeal nerve)	감각(중이 및 이관의 감각, 혀의 후방부 미각, 경동맥의 압력/화학감각)	미각검사(혀의 후방 1/3)
Ⅹ. 미주신경(vagus nerve)	감각(인후부, 식도, 외이도의 감각, 경동맥의 압력/화학감각) 운동(연구개, 인후부, 상부 식도) 부교감(호흡, 심혈관, 위장관 기능)	인두구토반사, 구개반사
Ⅺ. 부신경(accessory nerve)	운동(머리와 어깨의 운동)	머리/어깨의 운동검사(어깨 움츠리기, 머리 돌리기 등)
Ⅻ. 설하신경 (hypoglossal nerve)	운동(혀)	혀의 운동검사(혀 내밀기, 좌우로 움직이기 등)

Review Test

01. 다음 중 확진에 해당되는 것은?

① 최종진단 ② 개별진단
③ 임상진단 ④ 감별진단

02. 다음 중 현증(present illness)에 포함되지 않는 것은?

① 진행경로 ② 발생시간
③ 증상의 상태 ④ 치료유무

03. 다음 중 기왕력(anamnesis)의 조사요건이 아닌 것은?

① 전신질환 및 관련 복용 약제 파악
② 국소마취 후의 문제여부
③ 현시점까지의 시간적인 설명
④ 수술 및 입원 내력

04. 다음 중 가족력이 있는지 확인하여야 하는 질환으로 가장 적절한 것은?

① 빈혈 ② 폐결핵
③ 치경부마모증 ④ 악관절 장애

05. 성인의 1분간 맥박수는 얼마인가?

① 60회 미만 ② 60~100회
③ 90~100회 ④ 100~120회

06. 방사선, 자기공명, 핵동위원소 등으로 내부 구조물의 상태를 관찰하는 검사법은?

① 진단의학검사
② 진단영상검사
③ 진단병리검사
④ 뇌신경기능검사

07. 혈액검사는 다음 중 어디에 해당되는 검사인가?

① 진단의학검사
② 진단영상검사
③ 진단병리검사
④ 뇌신경기능검사

정답 01. ① 02. ④ 03. ③ 04. ② 05. ② 06. ② 07. ①

Chapter

2 의무기록, 자문과 의뢰

1 의무기록

진단 및 치료 과정에서 작성되는 환자와 관련된 모든 개인 자료 및 기록을 의무기록이라고 할 수 있으며 의무기록은 의료법에 의해 기록 및 보관되어야 한다. 그뿐만 아니라 의무기록의 열람 및 시본 교부에 대해서는 엄격하고 적법하게 시행해야 한다.

1 정의 및 의미

진단과 치료를 위해 의료기관이 환자로부터 수집한 모든 관련 사항 및 의료기관이 환자에게 제공한 모든 검사와 치료행위 및 그 결과와 반응에 관한 사항을 포함한다.

의무기록은 의료진에게 지속적인 치료를 위해 정보를 제공할 수 있으며 다른 의료진 간의 상호이해와 의사소통을 가능케 한다. 그뿐만 아니라 치의학 연구 및 교육에 필요한 임상자료로서 활용되고 진료비 산정의 근거 자료가 되기도 한다. 또한 의료분쟁이 발생한 경우 법적 판단의 근거로서 활용된다.

2 종류

다음과 같은 문서와 자료가 의무기록에 포함된다.

- 환자명부
- 처방전
- 검사소견기록
- 간호기록부
- 진단서 등의 부본
- 진료기록부
- 수술기록
- 방사선사진 및 그 소견서
- 조산기록부

3 관련 의료법

(1) 의료법 제21조(기록 열람 등)

① 의료인이나 의료기관 종사자는 환자가 아닌 다른 사람에게 환자에 관한 기록을 열람하게 하거나 그 사본을 내주는 등 내용을 확인할 수 있게 하여서는 아니 된다.

② 제1항에도 불구하고 의료인이나 의료기관 종사자는 다음 각 호의 어느 하나에 해당하면 그 기록을 열람하게 하거나 그 사본을 교부하는 등 그 내용을 확인할 수 있게 하여야 한다. 다만, 의사 · 치과의사 또는 한의사가 환자의 진료를 위하여 불가피하다고 인정한 경우에는 그러하지 아니하다.

1. 환자의 배우자, 직계존속 · 비속 또는 배우자의 직계존속이 환자 본인의 동의서와 친족관계임을 나타내는 증명서 등을 첨부하는 등 보건복지부령으로 정하는 요건을 갖추어 요청한 경우
2. 환자가 지정하는 대리인이 환자 본인의 동의서와 대리권이 있음을 증명하는 서류를 첨부하는 등 보건복지부령으로 정하는 요건을 갖추어 요청한 경우
3. 환자가 사망하거나 의식이 없는 등 환자의 동의를 받을 수 없어 환자의 배우자, 직계존속 · 비속 또는 배우자의 직계존속이 친족관계임을 나타내는 증명서 등을 첨부하는 등 보건복지부령으로 정하는 요건을 갖추어 요청한 경우
4. 「국민건강보험법」 제14조, 제47조, 제48조 및 제63조에 따라 급여비용 심사 · 지급 · 대상 여부 확인 · 사후관리 및 요양급여의 적정성 평가 · 가감지급 등을 위하여 국민건강보험공단 또는 건강보험심사평가원에 제공하는 경우
5. 「의료급여법」 제5조, 제11조, 제11조의3 및 제33조에 따라 의료급여 수급권자 확인, 급여비용의 심사 · 지급, 사후관리 등 의료급여 업무를 위하여 보장기관(시 · 군 · 구), 국민건강보험공단, 건강보험심사평가원에 제공하는 경우
6. 「형사소송법」 제106조, 제215조 또는 제218조에 따른 경우
7. 「민사소송법」 제347조에 따라 문서제출을 명한 경우
8. 「산업재해보상보험법」 제118조에 따라 근로복지공단이 보험급여를 받는 근로자를 진료한 산재보험 의료기관(의사를 포함한다)에 대하여 그 근로자의 진료에 관한 보고 또는 서류 등 제출을 요구하거나 조사하는 경우
9. 「자동차손해배상 보장법」 제12조 제2항 및 제14조에 따라 의료기관으로부터 자동차보험진료수가를 청구받은 보험회사 등이 그 의료기관에 대하여 관계 진료기록의 열람을 청구한 경우
10. 「병역법」 제11조의2에 따라 지방병무청장이 징병검사와 관련하여 질병 또는 심신장애의 확인을 위하여 필요하다고 인정하여 의료기관의 장에게 징병검사 대상자의 진료기록 · 치료 관련 기록의 제출을 요구한 경우

11. 「학교안전사고 예방 및 보상에 관한 법률」 제42조에 따라 공제회가 공제급여의 지급 여부를 결정하기 위하여 필요하다고 인정하여 「국민건강보험법」 제42조에 따른 요양기관에 대하여 관계 진료기록의 열람 또는 필요한 자료의 제출을 요청하는 경우
12. 「고엽제후유의증 환자지원 등에 관한 법률」 제7조 제3항에 따라 의료기관의 장이 진료기록 및 임상소견서를 보훈병원장에게 보내는 경우
13. 「의료사고 피해구제 및 의료분쟁 조정 등에 관한 법률」 제28조 제3항에 따른 경우
14. 「국민연금법」 제123조에 따라 국민연금공단이 부양가족연금, 장애연금 및 유족연금 급여의 지급심사와 관련하여 가입자 또는 가입자였던 사람을 진료한 의료기관에 해당 진료에 관한 사항의 열람 또는 사본 교부를 요청하는 경우

③ 의료인은 다른 의료인으로부터 제22조 또는 제23조에 따른 진료기록의 내용 확인이나 환자의 진료경과에 대한 소견 등을 송부할 것을 요청받은 경우에는 해당 환자나 환자 보호자의 동의를 받아 송부하여야 한다. 다만, 해당 환자의 의식이 없거나 응급환자인 경우 또는 환자의 보호자가 없어 동의를 받을 수 없는 경우에는 환자나 환자 보호자의 동의 없이 송부할 수 있다.

④ 진료기록을 보관하고 있는 의료기관이나 진료기록이 이관된 보건소에 근무하는 의사 · 치과의사 또는 한의사는 자신이 직접 진료하지 아니한 환자의 과거 진료 내용의 확인 요청을 받은 경우에는 진료기록을 근거로 하여 사실을 확인하여 줄 수 있다.

⑤ 의료인은 응급환자를 다른 의료기관에 이송하는 경우에는 지체 없이 내원 당시 작성된 진료기록의 사본 등을 이송하여야 한다.

(2) 의료법 제22조(진료기록부 등)

① 의료인은 각각 진료기록부, 조산기록부, 간호기록부, 그 밖의 진료에 관한 기록(이하 "진료기록부 등"이라 한다)을 갖추어 두고 환자의 주된 증상, 진단 및 치료 내용 등 보건복지부령으로 정하는 의료행위에 관한 사항과 의견을 상세히 기록하고 서명하여야 한다.

② 의료인이나 의료기관 개설자는 진료기록부 등[제23조 제1항에 따른 전자의무기록을 포함한다. 이하 제40조 제2항에서 같다]을 보건복지부령으로 정하는 바에 따라 보존하여야 한다.

③ 의료인은 진료기록부 등을 거짓으로 작성하거나 고의로 사실과 다르게 추가기재 · 수정하여서는 아니 된다.

(3) 의료법 제23조(전자의무기록)

① 의료인이나 의료기관 개설자는 제22조의 규정에도 불구하고 진료기록부 등을 「전자서명법」에 따른 전자서명이 기재된 전자문서(이하 "전자의무기록"이라 한다)로 작성·보관할 수 있다.

② 의료인이나 의료기관 개설자는 보건복지부령으로 정하는 바에 따라 전자의무기록을 안전하게 관리·보존하는 데에 필요한 시설과 장비를 갖추어야 한다.

③ 누구든지 정당한 사유 없이 전자의무기록에 저장된 개인정보를 탐지하거나 누출·변조 또는 훼손하여서는 아니 된다.

(4) 의료법 시행규칙 제15조(진료에 관한 기록의 보존)

① 의료기관의 개설자 또는 관리자는 진료에 관한 기록을 다음 각 호에 정하는 기간 동안 보존하여야 한다. 다만, 계속적인 진료를 위하여 필요한 경우에는 1회에 한정하여 다음 각 호에 정하는 기간의 범위에서 그 기간을 연장하여 보존할 수 있다.

1. 환자 명부 : 5년
2. 진료기록부 : 10년
3. 처방전 : 2년
4. 수술기록 : 10년
5. 검사소견기록 : 5년
6. 방사선사진 및 그 소견서 : 5년
7. 간호기록부 : 5년
8. 조산기록부: 5년
9. 진단서 등의 부본(진단서·사망진단서 및 시체검안서 등을 따로 구분하여 보존할 것) : 3년

② 제1항의 진료에 관한 기록은 마이크로필름이나 광디스크 등(이하 이 조에서 "필름"이라 한다)에 원본대로 수록하여 보존할 수 있다.

③ 제2항에 따른 방법으로 진료에 관한 기록을 보존하는 경우에는 필름 촬영 책임자가 필름의 표지에 촬영 일시와 본인의 성명을 적고, 서명 또는 날인하여야 한다.

(5) 의료법 시행규칙 제16조(전자의무기록의 관리·보존에 필요한 장비)

법 제23조 제2항에 따라 의료인이나 의료기관의 개설자가 전자의무기록을 안전하게 관리·보존하기 위하여 갖추어야 할 장비는 다음 각 호와 같다.

1. 전자의무기록의 생성과 전자서명을 검증할 수 있는 장비

2. 전자서명이 있은 후 전자의무기록의 변경 여부를 확인할 수 있는 장비
3. 네트워크에 연결되지 아니한 백업저장시스템

4 진료기록부의 일반적인 구성

(1) 환자의 기본 인적사항

환자의 이름, 성별, 나이, 주소, 연락처, 직업, 보험(건강보험, 산재보험, 자동차보험 등) 관련

(2) 주소와 병력

환자가 내원하게 된 주 불편감 및 그 경과, 과거의 치과병력, 전신병력, 가족력, 사회력

(3) 임상검진 및 기타 진단보조검사

구강 연 · 경조식 섬신, 두경부 김진, 진단보조검사 관련 기록

(4) 경과기록

환자의 증상, 검진 및 검사 결과, 그에 따른 검사 및 처치사항을 내원 시마다 기록

(5) 기타

설문지, 동의서, 기타 검사 결과 출력물 등을 부착 혹은 기록

5 의무기록 관련 고려사항

① 모든 기록에는 날짜와 작성한 의료진의 서명 혹은 날인이 필요하다.
② 모든 기록은 변조를 막기 위해 잉크로 기록해야 한다.
③ 잘못 기록된 내용을 정정하고자 할 때는 그 내용 위에 선을 긋고 그 위에 혹은 뒤에 새로 작성한다. 그 후 정정한 사람의 이름과 날짜를 기록해야 한다.
④ 모든 기록에는 환자의 이름, 성별, 나이, 병록번호를 기입하여 개인을 식별할 수 있어야 한다.

6 진료기록부 및 전신건강 설문지

의료기관마다 그 형태가 다를 수 있으나 필수사항은 반드시 포함하면서 진료환경 및 필요에 따라 일부 수정해서 최적화된 형태를 갖추는 것이 바람직하다(부록 1-1, 1-2, 1-3).

2 자문과 의뢰

환자가 가진 문제와 상태가 간단하지 않을 때 다른 의료인 및 의료기관의 도움을 받아야 하는 경우가 생길 수 있으며 이때 적절한 자문과 의뢰를 실시해야 한다. 서면, 전화 또는 직접 대화를 통해 할 수 있으나 응급을 요하는 경우를 제외하고는 가급적 서면을 이용하여 자문하는 것이 기록을 명확히 남길 수 있다는 점에서 더욱 바람직하다.

1 자문

다른 의료인이나 의료기관에 환자의 진단, 치료상 필요한 특정 정보를 구하는 것을 말한다.

2 의뢰

더 전문적인 진료를 위해서 또는 환자의 요구나 특별한 상황으로 인해 다른 의료인이나 의료기관에 진료의 일부 또는 전체를 위임하는 것을 말한다.

부록 1-1 **진료기록부 예시**

DEPARTMENT OF ORAL MEDICINE

병록번호		초진 연월일		치과의사	
성 명	(남 , 여)	주민등록번호			
주 소		전 화		직 업	

주소

소개 치과의사 ____________

(포괄치료, 단순치료, 단순진찰, 응급)

Rt. Upper Lt.

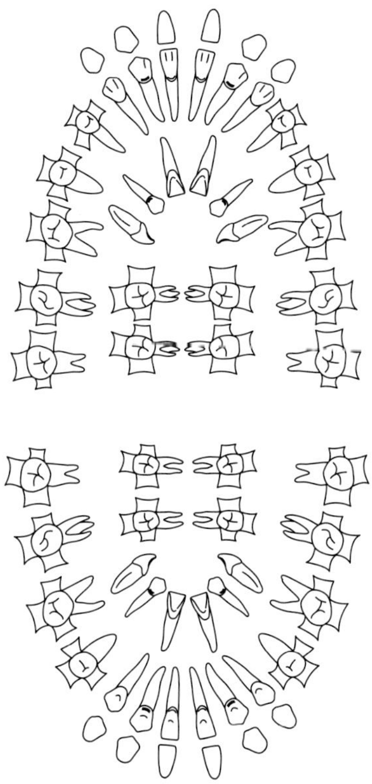

Rt. Lower Lt.

현증

치과 병력

전신 병력

사회 병력

임상 진단

1. ______________________________

2. ______________________________

3. ______________________________

A 아말감　C 복합레진　Cem 시멘트

GI 금인레이　PFM 금속도재 전장관

SSC 기성금속관　GC 금전장관

FB 가공의치　PD 국소의치

FD 총의치　= 결손, 발치, 탈락

l 미맹출　+ 매복

Fx 파절　△ 맹출 중

○○○ DENTAL HOSPITAL

부록 1-1 진료기록부 예시 (계속)

치과방사선검사

<table>
<tr>
<td>
구외방사선사진

□ 파노라마방사선사진
□ 워터쓰방사선사진
□ 후전방두부방사선사진
□ 측방두부규격방사선사진
□ 후전방두부규격방사선사진
□ 역타운방사선사진
□ 경두개방사선사진
□ 이하두정방사선사진
□ 타액선조영술
□ 흉부방사선사진
□ 초음파촬영술
□ 전산화단층촬영술
□ 자기공명영상
□ 골스캔
□ 타액선스캔
□ ______________________
</td>
<td>
구내방사선사진

8 7 6 5 4 3 2 1 | 1 2 3 4 5 6 7 8
8 7 6 5 4 3 2 1 | 1 2 3 4 5 6 7 8

E D C B A | A B C D E
E D C B A | A B C D E

교합방사선사진

상악 : □ 전방부 □ 우측 □ 좌측
하악 : □ 전방부 □ 우측 □ 좌측
□ 일반 □ 절단면

교익방사선사진

8 7 6 5 4 ——— 4 5 6 7 8
</td>
</tr>
</table>

진단의학/진단병리검사

<table>
<tr>
<td></td>
<td>
□ 임상 사진
□ 스터디 모델
□ 자문
____
____
</td>
</tr>
</table>

최종 진단

1. ______________________________ (　　　　)
2. ______________________________ (　　　　)
3. ______________________________ (　　　　)
4. ______________________________ (　　　　)
5. ______________________________ (　　　　)

부록 1-1 **진료기록부 예시** (계속)

구강 내 병소

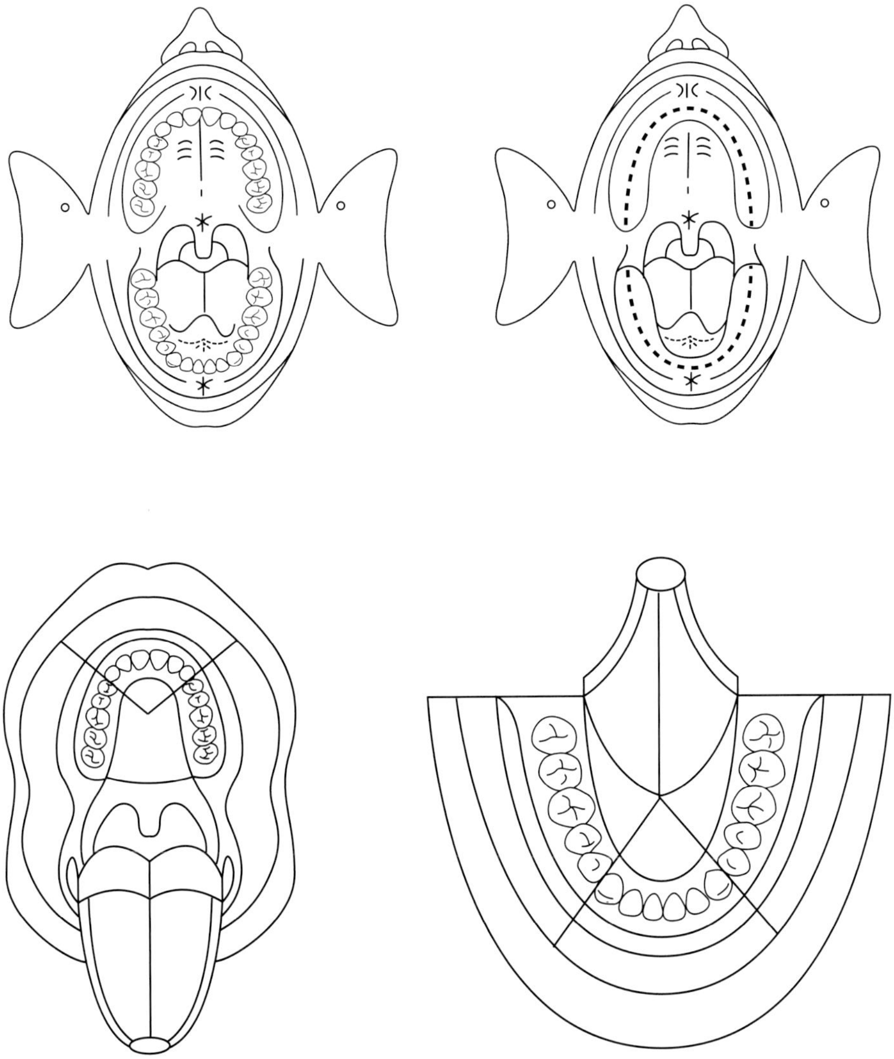

부록 1-1 진료기록부 예시 (계속)

구강 외 병소

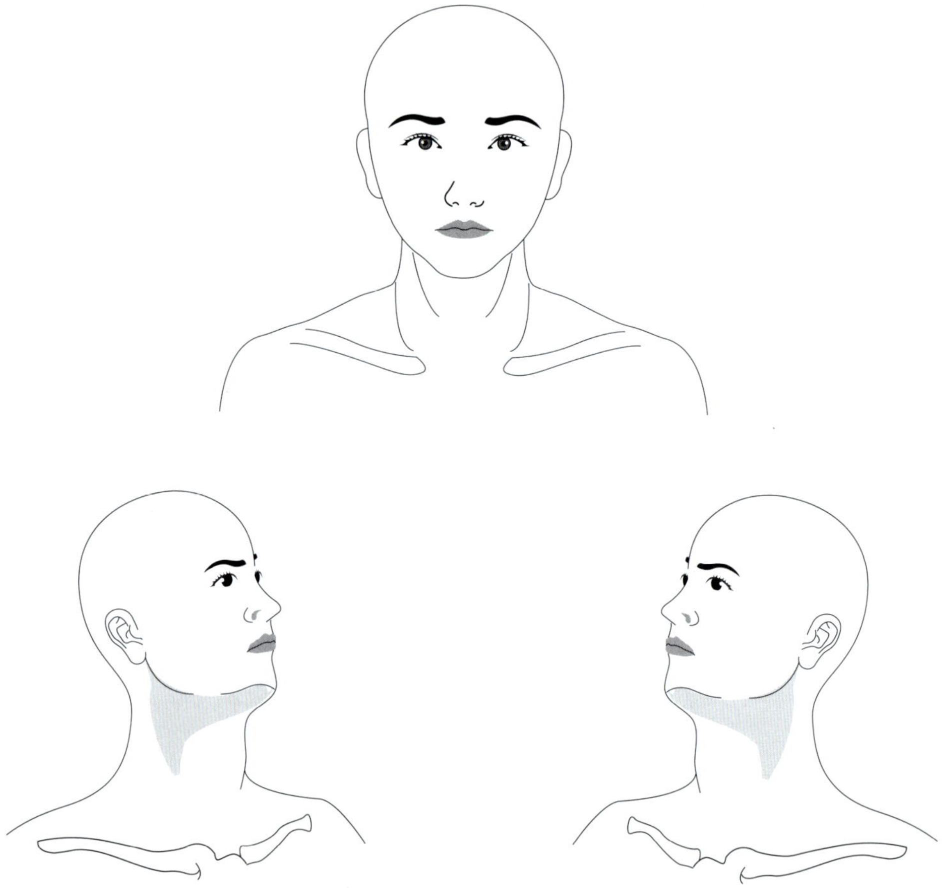

부록 1-2 **경과기록지 예시**

경 과 기 록(PROGRESS NOTE)

일자	문제점, 진단/부위	경과기록(SOAP)	서명

부록 1-3 전신건강 설문지 예시

전신건강상태 평가를 위한 설문지

BP		BT		PR		ASA

본 설문지는 귀하가 지닌 전신적 문제 요인을 파악하여 정확한 진단을 내리고 귀하에게 최선의 치과 치료를 제공하기 위하여 사용될 것입니다. 정확하게 답해 주시기 바랍니다.

1. 당신은 병원에 입원하거나 수술한 적이 있으십니까? (예, 아니오)
2. 현재 당신은 의사에게 진료를 받거나 약을 복용하고 계십니까? (예, 아니오)
3. 당신은 수술 및 상처를 입고 지혈이 안 되어 고생하신 적이 있습니까? (예, 아니오)
4. 과거 치과치료 도중에 심각한 문제가 야기된 적이 있습니까? (예, 아니오)
5. 현재 임신 중입니까? (여성의 경우) (예, 아니오)
6. 다음 중 과거에 앓았거나 현재 앓고 있는 질병이 있으면 표시하여 주십시오.

① 심장질환	② 당뇨병	③ 간염
④ 신장질환	⑤ 고혈압	⑥ 천식
⑦ 류마티스	⑧ 위궤양	⑨ 결핵
⑩ 성병	⑪ 알레르기	⑫ 관절염
⑬ 뇌졸중	⑭ 기타 ( )	

감사합니다.

환자 서명 ____________

치과의사 서명 ____________

Review Test

01. 진단 및 치료 과정에서 작성되는 환자와 관련된 자료 및 기록을 무엇이라고 하는가?

① 진료기록부 ② 의무기록부
③ 환자명부 ④ 간호기록부

02. 다음 의무기록에 관련된 설명 중 옳지 않은 것은?

① 진단과 치료를 위해 의료기관이 환자로부터 수집한 모든 관련사항을 포함한다.
② 의료기관이 환자에게 제공한 특수 검사와 치료행위를 포함한다.
③ 의료분쟁 시 법적 판단 근거로 활용할 수 없다.
④ 의료진에게 지속적인 치료를 위해 다른 의료진 간의 의사소통을 가능케 한다.

03. 의료법 제21조에 의거해서 기록 열람이 가능하지 않은 경우는?

① 환자의 배우자, 직계존속이 환자 동의서 없이 요청한 경우
② 지방병무청장이 징병검사 대상자의 진료기록을 요구한 경우
③ 환자 사망 후 환자의 배우자, 직계존속이 보건복지부령의 요건을 갖추어 요구한 경우
④ 자동차보험진료비를 청구 받은 보험회사가 열람을 청구한 경우

04. 의료법 시행규칙 제15조에 의거해서 진료에 관한 기록의 보존기간으로 맞는 것은?

① 환자명부 : 10년

② 진료기록부 : 10년

③ 처방전 : 5년

④ 수술기록 : 5년

05. 진료기록부의 작성사항이 아닌 것은?

① 경과기록

② 주소와 병력

③ 환자의 기본 인적사항

④ 경력

정답 01. ② 02. ③ 03. ① 04. ② 05. ④

PART 02

전신질환과 치과치료

Chapter

3 호흡기계 질환

호흡기계 질환 가운데 흔한 폐질환으로서 공기흐름이 제한되는 만성 폐쇄성 폐질환과 천식, 그리고 폐에서 가장 많이 발생하는 전염성 질환 가운데 하나인 결핵에 대해서 살펴보기로 한다.

1 만성 폐쇄성 폐질환 Chronic obstructive pulmonary disease, COPD

회복될 수 없는 기도 폐색으로 인하여 폐의 기능이 서서히 저하되는 질병으로 공기흐름이 만성적으로 제한되는데, 여기에는 폐기종(pulmonary emphysema), 만성 기관지염(chronic bronchitis), 그리고 말초 소기도질환(small airway disease) 등이 있다.

폐기종은 해부학적으로 폐포(허파꽈리)가 파괴 및 확장되는 특징을 보이고, 만성 기관지염은 임상적으로 만성 기침, 객담 배출을 동반하며, 말초 소기도질환은 세기관지(small bronchiole)가 좁아진 상태를 말한다.

1 위험인자

위험인자는 흡연으로, 흡연율과 만성 폐쇄성 폐질환 발병과의 인과관계는 확실하게 밝혀져 있다.

2 병리

흡연에 노출되면 중심 기도, 말초기관지 및 폐포강(허파꽈리공간)이 영향을 받게 된다. 각각의 상대적인 영향 정도는 사람마다 다르지만, 보통 초기 단계에는 말초기관지 폐쇄가 주로 나타나고 후기 단계에는 가스가 교환되는 폐포강의 파괴가 나타나는 폐기종이 주로 나타난다.

담배연기에 장기간 노출되면 염증세포들이 폐에 모이게 되고 염증세포에서 나온 단백질 분해효소가 이에 대한 억제제보다 더 많이 분비된다. 이로 인해 폐세포의 재생과정이 정상적으로 이루어지지 못하게 되면서 폐포가 파괴되어 넓어지거나 폐기종이 된다.

3 임상증상

① 기침, 객담, 운동성 호흡곤란이 가장 특징적인 증상이다.
② 팔을 이용하는 작업, 특히 어깨와 그 이상의 부위를 이용한 작업에 무엇보다 어려움을 많이 겪게 된다.

4 치과치료 시의 주의사항

① 만성 폐쇄성 폐질환을 앓고 있는 대부분의 환자는 흡연 병력이 있으므로 치과의사는 환자들이 금연하도록 권장해야 하며 적극적인 금연치료를 해야 한다.
② 환자의 호흡이 불안정하면 내과의의 자문을 구한 뒤 치과치료를 해야 하며, 환자의 호흡이 안정적이라면 더 이상의 호흡 억제를 피하는 방향으로 이루어져야 한다. 치료 중 맥박산소측정기(pulse oximeter)를 이용한 모니터링이 추천된다.
③ 심장질환 유무를 확인하고 심장질환이 있다면 적절한 예방조치를 취한다.
④ 곧게 선 자세(upright position)에서 치료한다.
⑤ 통상적인 국소마취를 시행한다.
⑥ 질환이 심하면 러버댐(rubber dam) 사용을 피한다.
⑦ 만성 폐쇄성 폐질환과 폐기종이 심각한 경우 아산화질소 흡입진정은 피한다.
⑧ 만일 스테로이드(steroid)를 복용하는 환자에게 침습적 시술이 계획되었다면 부가적 스테로이드 투여가 필요할 수 있다.
⑨ 외래 환자에게는 전신마취를 하지 않는다.

2 천식 Asthma

다양한 자극에 대한 기관지 반응의 증가를 특징으로 하며, 기도의 가역적인 과민반응이 반복적으로 발생해 호흡곤란, 기침 및 천명을 일으킨다. 급성 악화와 무증상 기간이 산발적으로 나타나는 일종의 발작적 질환이다.

3

1 분류

천식은 알레르기천식과 비알레르기천식으로 나뉜다.

(1) 알레르기천식(Allergic asthma)

비염, 두드러기, 습진과 같은 알레르기 질환과 관련되어 나타나는 것으로, 아토피는 천식을 발병시키는 가장 큰 단일 위험인자이다.

(2) 비알레르기천식(Nonallergic asthma)

알레르기질환에 대한 개인병력 혹은 가족력도 없고 피부반응도 음성이어서 면역학적 기전에 대한 근거만으로는 분류할 수 없는 천식 환자가 여기에 해당한다.

2 원인

천식은 기도에 아급성 염증상태가 지속되면 발생한다. 무증상인 경우에도 기도에는 염증세포가 증가되어 있다.

천식 체질의 공통적인 특징은 기도의 비특이적 과민성이다.

천식을 유발할 수 있는 자극에는 알레르기 유발 물질(알레르겐, allergen), 약물(아스피린, 베타차단제, 아황산염 등), 환경(대기오염원, 기후조건 등), 직업력(다양한 유형의 산업과정에서 사용되고 있는 많은 종류의 화합물), 감염, 운동, 심리적 스트레스 등이 있다.

3 임상증상

호흡곤란, 기침, 천명의 3대 증상이 있는데 천명은 반드시 나타난다.

급성 발작의 경우 주로 밤에 나타나며 발작 끝에는 걸쭉하고 끈끈한 점액을 동반한 젖은 기침이 동반된다.

4 구강합병증

① 스테로이드(steroid)를 장기간 고용량 또는 빈번하게 흡입하는 환자에게서 구강칸디다증이 많이 발생한다(그림 3-1).

② 구강칸디다증이 발생하면 흡입제의 적절한 사용과 구강 헹굼의 필요성을 교육하고 항진균제인 니스타틴, 플루코나졸을 처방한다(p.225 참조).

③ 호흡곤란 시 사용하는 흡입제(베타2작용제, beta2-agonist)는 타액의 양을 20~35%까지 줄이고 치면세균막의 pH를 감소시킨다.

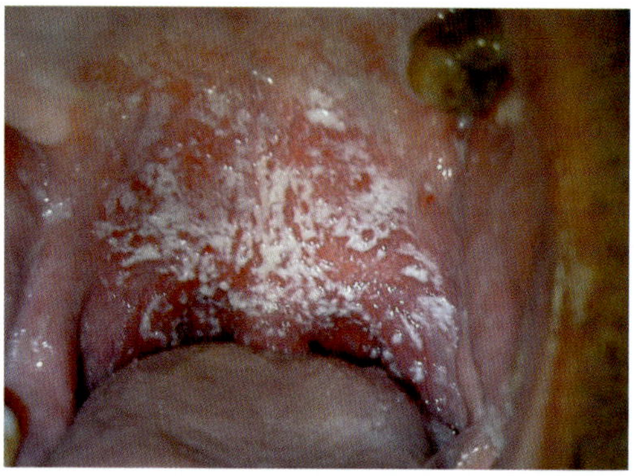

그림 3-1 구강칸디다증

5 치과치료 시의 주의사항

① 치료 전 내과의에게 자문을 구한다.

② 천식 발작에 대비하여 환자가 사용하는 흡입제(기관지확장제)를 가져오도록 한다.

③ 스트레스는 천식 발작을 유발하는 요인이므로, 가능한 한 편안한 환경에서 진료가 이루어질 수 있도록 해야 한다.

④ 천식 병력이 있는 환자에게 아스피린 또는 비스테로이드 항염증제(NSAIDs)는 기관지 수축으로 인한 천식발작을 유발할 수 있어 사용하지 않는다. 또한 항히스타민제는 건

조감 때문에 조심해서 사용하여야 한다. 기관지수축으로 인한 천식 발작을 유발할 수 있다.

⑤ 치료 중 급성 천식 발작이 일어난 경우 즉시 치료를 중단하고, 곧게 선 자세로 환자를 일으켜 세운 다음 속효성 기관지확장제를 투여하여 상황을 지켜보며 산소를 공급한다.

⑥ 발작이 지속되면 0.3~0.5mL 용량의 1:1,000 에피네프린(epinephrine)을 피하주사하고 응급의료를 요청한다.

3

Memo

에피네프린작용제(교감신경작용제)

에피네프린수용체에 직접 작용하여 교감신경이 흥분한 것과 같은 작용을 나타낸다. 심정지 시의 보조제로, 기관지천식 발작의 완화, 아나필락시스 쇼크 등에 다양하게 사용된다.

3 결핵 Tuberculosis

호기성, 비운동성, 항산성의 결핵균(*Mycobacterium tuberculosis*)에 의한 만성 세균감염으로, 산소가 많은 곳에서 생존력이 강하므로 폐에서 감염이 가장 많이 일어난다. 폐에서 배출된 점액이나 타액이 공기감염으로 전파된다. 대부분은 기침을 통해서 감염되며, 재채기나 대화 중에도 감염된다.

결핵균에 감염된 후 발병으로 진행될 위험성은 개개인의 선천면역과 비면역적 방어기전, 그리고 세포매개면역의 기능 정도와 같은 내인성 인자에 달려 있다.

1 분류

(1) 일차 결핵(Primary tuberculosis)

감염되면서 바로 발병으로 진행되는 경우를 일차 결핵이라고 하는데 4세 미만의 소아나 면역력이 저하된 경우에 흔히 발생한다. 중증이나 전신성으로 발전할 수 있지만 보통 전염성은 없다. 일차 감염에서 자연치유되는 경우도 있는데 이때 균은 체내에 잠복하게 된다.

(2) 이차 결핵(Secondary tuberculosis)

체내에 잠복해 있던 균이 수년에서 수십 년 후 세포면역이 저하되면 내인성 재발에 의해 다시 발병을 일으키는데 이것을 이차 결핵 또는 일차 후 결핵이라고 하며, 일차 결핵에 비해 전염력이 강하다.

2 원인

폐에서 배출된 점액이나 타액이 기침이나 재채기를 통해 공기에 전파됨으로써 감염된다.

3 임상증상

(1) 초기

보통은 증상이 없지만, 일단 증상이 나타나면 기침이 2주 이상 지속된다. 대개 비특이적으로 나른함, 불쾌감, 식욕감퇴, 체중감소 그리고 발열이 나타난다. 저녁 또는 한밤중에 체온이 상승하며 땀을 많이 흘리게 된다.

(2) 후기

체중감소, 지속적인 기침, 가슴통증, 객혈, 호흡곤란 등이 나타난다.

(3) 구강 내 병소

결핵의 이차적인 감염 형태로 결핵 환자가 가래를 뱉다가 균이 구강조직에 감염됨으로써 발생한다. 깊고 불규칙한 궤양이 설배면에 생기고, 경부림프절과 악하림프절이 결핵에 감염될 수 있는데, 감염되면 이곳이 비대해지고 통증이 나타나며 농양이 형성되어 배농될 수 있다(그림 3-2).

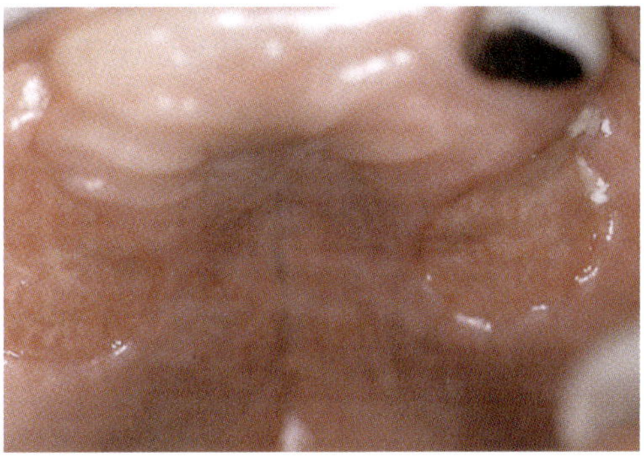

그림 3-2 결핵 환자의 구강

4 치과치료 시의 주의사항

(1) 활동성 결핵 환자

① 치료 전에 반드시 내과 의사의 자문을 구한다.

② 응급치료만 하고 적절한 격리, 멸균(장갑, 마스크, 가운), 특수 환기장치가 필요하며, 치료 시 저속의 핸드피스 사용과 에어로졸 발생을 최소로 한다.

③ 6세 이하(내과 의사에게 상태를 확인한 후 비전염성인 경우)는 정상 환자처럼 치료가 가능하다.

(2) 결핵의 과거력이 있는 환자

① 결핵의 과거력이 있는 환자는 치과치료를 고려하기 전에 세밀한 검사를 통해 전염 상태를 조사해야 한다.

② 치료 시간의 적정성에 의문이 생기거나 회복 이후 적절한 의학적 평가의 부족, 재발의 징후 및 증상이 의심되는 경우에는 치료를 연기하고 내과 의사에게 자문을 의뢰해야 한다.

③ 환자 상태가 임상적으로 활동성 질환이 없다면 정상 환자처럼 치료가 가능하다.

Review Test

01. 다음 중 만성 폐쇄성 폐질환이 아닌 것은?

① 결핵

② 폐기종

③ 말소 소기도질환

④ 만성 기관지염

02. 만성 폐쇄성 폐질환 환자의 치과치료 시 주의사항으로 옳은 것은?

① 러버댐 사용이 권장된다.

② 유니트체어는 supine position으로 한다.

③ 국소마취는 되도록 전달마취로 하는 것이 좋다.

④ 스테로이드 복용환자는 부가적인 스테로이드 투여가 필요할 수 있다.

03. 다음 중 천식 환자에게 투여할 수 있는 약제는?

① 아스피린

② 항히스타민

③ 아세트아미노펜

④ 비스테로이드 항염증제

04. 활동성 결핵환자 치과치료 시 주의사항으로 옳지 않은 것은?

① 특수환기장치가 필요하지는 않다.

② 6세 이하는 정상환자처럼 진료할 수 있다.

③ 치료 전에 반드시 내과의사의 진찰을 받는다.

④ 응급치료만 하는 것이 좋다.

05. 결핵 환자에서 나타나는 증상이 아닌 것은?

① 설배면 궤양

② 경부림프절의 비대

③ 호흡곤란

④ 천명

정답 01. ① 02. ④ 03. ③ 04. ① 05. ④

Chapter 4 심혈관계 질환

심혈관계 질환은 우리나라 주요 사망원인 중 하나로, 질병의 조기발견과 예방, 재발 방지가 중요하다. 고혈압을 포함한 다양한 심혈관계 질환의 특징에 대해 알아보고 치과치료와 관련하여 심혈관계 질환 환자에게 발생할 수 있는 심각한 합병증인 감염성 심내막염의 예방법을 살펴보기로 한다.

1 고혈압 Hypertension

고혈압은 동맥압이 비정상적으로 높은 상태를 말한다. 고혈압이 있어도 오랫동안 증상을 느끼지 못하는 경우가 많지만 결국 신장이나 심장, 뇌, 눈과 같은 신체의 주요 기관이 손상되어 생명을 위협할 수 있다.

성인의 '수축기혈압이 140mmHg 이상이거나 확장기혈압이 90mmHg 이상인 경우'를 고혈압으로 정의한다. 정상인 혈압과 고혈압 사이를 의미하는 고혈압 전단계(prehypertension)는 질환은 아니지만 고혈압으로 진행될 위험이 높기 때문에 미리 혈압을 관리하여 심근경색증이나 심장마비 등의 심혈관질환 발생빈도를 감소시켜야 한다.

고혈압은 혈압의 상승 정도에 따라 1기와 2기로 구분하는데 2기 고혈압 환자 중에서도 180/110mmHg 이상이면 즉각적인 평가와 치료가 필요한 심각한 상태이다(표 4-1).

표 4-1 성인의 혈압 분류

분류		혈압(mmHg)	치과치료
정상		수축기혈압이 120 미만이고 확장기혈압이 80 미만	통상적인 치과치료 가능
고혈압 전단계		수축기혈압이 120~139이거나 확장기혈압이 80~89	통상적인 치과치료 가능
고혈압	1기	수축기혈압이 140~159이거나 확장기혈압이 90~99	통상적인 치과치료 가능
	2기	수축기혈압이 160 이상이거나 확장기혈압이 100 이상	치과치료가 가능하지만 시술 중 계속 혈압을 확인해야 하고, 혈압이 180/110 이상인 경우는 통상적인 치과치료를 연기해야 한다.

1 원인 및 분류

고혈압은 원인에 따라 뚜렷한 원인을 알 수 없는 본태성 고혈압과 원인이 확실한 이차성 고혈압으로 나뉘는데 고혈압 환자의 약 90%는 본태성 고혈압이다.

이차성 고혈압의 원인은 수면무호흡, 약물, 만성 신장질환, 쿠싱증후군(Cushing syndrome), 장기간의 스테로이드 치료 등이며, 비만, 알코올 남용, 나트륨 과다섭취, 운동부족 등도 이차성 고혈압의 기여요인이다.

2 임상증상

① 단지 혈압만 증가되어 있는 상태로 수년간 증상 없이 지낼 수도 있다.

② 초기 증상으로 혈압 증가, 망막동맥의 협착이나 경화, 두통, 어지럼증, 이명 등이 나타나며, 고혈압이 진행되면 망막동맥의 파열이나 출혈, 유두울혈, 좌심실비대, 단백뇨, 허혈성 심부전, 협심증, 신부전, 치매, 뇌병증과 같은 심각한 증상이 나타난다.

3 치료

(1) 고혈압 전단계

대개 약물치료 없이 생활습관 개선에 중점을 둔다. 즉, 체중감소, 콜레스테롤이나 포화지방, 나트륨 섭취의 감소, 운동, 과일이나 야채 섭취 등이 권장된다.

(2) 고혈압

생활습관 개선과 더불어 약물치료를 시행한다. 현재 고혈압 치료에 가장 많이 사용되는 약물은 이뇨제, 앤지오텐신전환효소억제제[angiotensin converting enzyme(ACE) inhibitor], 베타차단제, 칼슘길항제 등이 있다.

혈압이 180/110mmHg 이상이면 심각한 상태로서 뇌출혈, 급성 심근경색증, 심부전 등으로 이어질 수 있으므로 즉시 혈압을 낮추어야 하며 중환자실 입원이 필요한 응급상태이다.

4 구강합병증

① 고혈압 자체로 인한 구강합병증은 거의 없으나 심한 고혈압 환자는 과도한 출혈을 보이는 경우가 간혹 있을 수 있다.
② 항고혈압제 부작용으로 구강건조증(그림 4-1), 구강작열감증후군, 태선모양(lichenoid)반응, 호중구감소증, 치은증식(그림 4-2) 등이 발생할 수 있다.

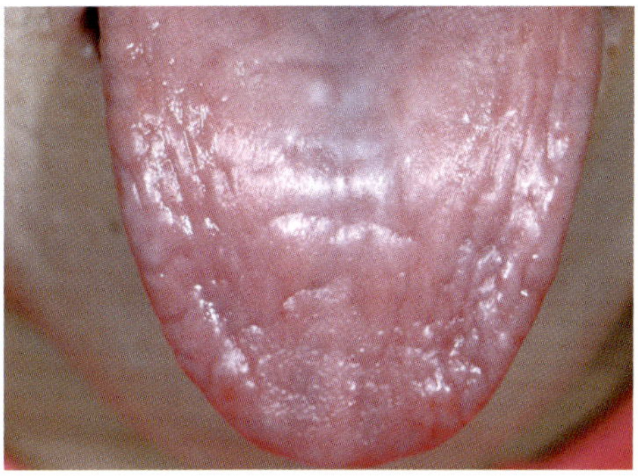

그림 4-1 구강건조증

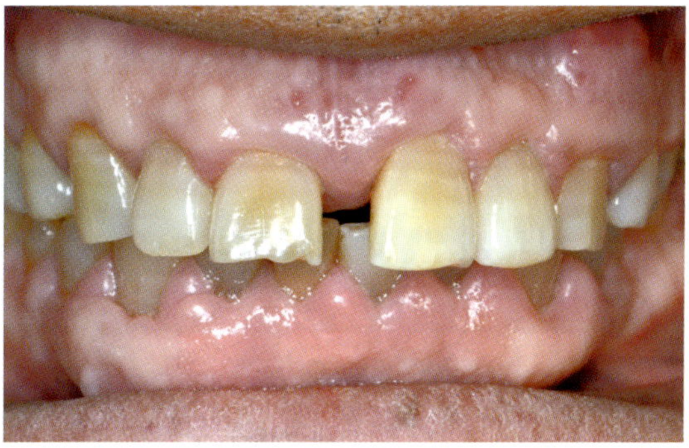

그림 4-2 항고혈압제(니페디핀) 복용으로 인한 치은증식

5 치과치료 시의 주의사항

(1) 고혈압 병력 확인

① 고혈압 여부, 항고혈압제 복용 여부와 조절 여부를 확인한다.
② 초진을 포함하여 모든 치과치료 전에 혈압을 측정한다.
③ 조절되지 않는(180/110mmHg 이상) 중증 고혈압 환자의 일상적인 치과치료는 연기하고 즉시 내과 의사에게 자문을 의뢰한다.

④ 180/110mmHg보다 낮은 고혈압 환자는 통상적인 치과치료가 모두 가능하지만, 2기 고혈압 환자의 경우에는 치료 중 수시로 혈압을 확인할 수 있도록 혈압계를 계속 장착해 두도록 권장하며 179/109mmHg보다 높아지면 치료를 중단하고 내과 의사에게 자문을 의뢰해야 한다.

(2) 스트레스와 불안 경감

① 치과치료는 스트레스와 불안을 야기하여 혈압 상승으로 이어질 수 있으므로 환자와 의료진 사이의 신뢰관계를 형성하여 환자의 스트레스와 불안을 줄여주는 것이 중요하다.

② 치료시간은 늦은 오전에 짧게 하는 것이 좋다.

(3) 혈관수축제 사용에 주의

① 국소마취 시 1:10만 에피네프린이 함유된 2% 리도카인 카트리지 2개까지는 큰 위험 없이 고혈압 환자에게 사용할 수 있다.

※ 혈관수축제(에피네프린 등)는 국소마취제의 효과를 강화시키고 마취 지속시간을 증가시키며 국소지혈에 도움이 된다.

② 보철치료 시 에피네프린이 함유된 치은압배사(gingival retraction cord)에는 고농도의 에피네프린이 들어 있어 위험하므로 사용해선 안 되며, 도포용 혈관수축제도 국소지혈에 사용하면 안 된다.

③ 기립성 저혈압에 주의해야 하며 치과의자에서 일어날 때 시간차를 두고 움직여야 한다.

2 감염성 심내막염 Infective endocarditis

감염성 심내막염은 심장의 내막이나 판막에 미생물이 감염되어 염증을 일으킨 상태로, 심장의 결손부위에 흔히 발생한다.

치료가 어렵고 사망할 수도 있으므로 사전 예방이 가장 중요하다. 이를 위해 균혈증을 일으킬 수 있는 치과치료 전에 항생제를 예방적으로 투여하도록 권장하고 있다.

1 원인

바이러스나 진균에 감염되어 발생하는 경우도 있지만 대부분 연쇄상구균이나 포도상구균과 같은 세균 감염이 원인이므로 흔히 '세균성 심내막염(bacterial endocarditis)'이라고 불린다.

2 임상증상

(1) 급성 심내막염(Acute endocarditis)

고열과 심장 손상을 유발하며 치료하지 않으면 심장마비로 사망할 수 있다.

(2) 아급성 심내막염(Subacute endocarditis)

서서히 진행하여 쇠약감과 무력감, 발열, 식욕부진, 체중감소, 심장잡음, 관상동맥색전증, 심부전, 농양, 전신색전증, 뇌출혈, 신부전, 비장비대와 같은 다양한 증상을 나타낸다. 말초 증상으로는 피부와 점막의 점상출혈과 손톱 아래쪽의 선상출혈이 있다.

3 치료

대부분의 경우 항생제와 외과적 치료를 함께 시행하는 것이 효과적이다.

표 4-2 감염성 심내막염 발생 가능성이 높은 위험군

고위험군	중간 위험군
• 인공심장판막 • 감염성 심내막염의 병력 • 복잡한 청색성 선천성 심장질환 　단심실 　대혈관전위 　팔로네징후	• 교정되지 않은 기타 선천성 심장기형 • 류마티스성 심장질환 • 비대성 심근병변 • 판막성 역류가 있는 승모판탈출증

4

표 4-3 예방적 항생제 투여와 치과치료

예방적 항생제 투여가 권장되는 치과치료	예방적 항생제 투여가 권장되지 않는 치과치료
• 발치 • 치주수술, 스케일링, 치근활택, 치주낭탐침 • 임플란트 매식 • 탈락치아 재식 • 치근단을 넘어가는 근관치료나 수술 • 교정용 밴드의 첫 장착	• 수복치료 • 국소마취 주사(감염 조직을 통과하지 않는 경우) • 근관치료, 포스트 • 러버댐 • 봉합사 제거 • 가철성 보철이나 교정장치의 장착 • 인상채득 • 불소치료 • 구강방사선 사진 촬영 • 유치 발치

표 4-4 치과치료와 관련된 심내막염 예방을 위한 미국심장협회의 표준권고처방(1997년)

	성인	소아
• 페니실린 알레르기가 없는 경우		
경구투여	아목시실린 2g을 시술 1시간 전 투여	50mg/kg을 시술 1시간 전 투여
경구투여 불가능 시	아목시실린 2g을 시술 1시간 전 정맥 또는 근육에 주사	50mg/kg을 시술 1시간 전 정맥 또는 근육에 주사
• 페니실린 알레르기가 있는 경우		
경구투여	다음 중 선택 : 1. 클린다마이신 600mg을 시술 1시간 전 투여 2. 세팔렉신 2g을 시술 1시간 전 투여 3. 아지스로마이신 또는 클래리스로마이신 500mg을 시술 1시간 전 투여	다음 중 선택 : 1. 20mg/kg을 시술 1시간 전 투여 2. 50mg/kg을 시술 1시간 전 투여 3. 15mg/kg을 시술 1시간 전 투여
경구투여 불가능 시	클린다마이신 600mg을 시술 30분 전 정맥주사	20mg/kg을 시술 30분 전 정맥주사

※ 소아 용량은 체중 kg당 권고 용량을 계산하는데 성인 용량을 초과하지 않도록 한다.

4 치과치료 시의 주의사항

표 4-2와 같은 심내막염 발생 위험이 높은 심장질환과 심내막염 예방을 위해 항생제 투여가 권장되는 치과치료를 **표 4-3**에 정리하였다. 또 치과치료와 관련하여 심내막염 예방을 위한 항생제 투여 시 미국심장협회의 표준권고처방은 **표 4-4**와 같다.

① 치료 전 내과의의 자문을 구한다.

② 감염성 심내막염 고위험 환자의 경우 치은조직이나 치근단 주위를 조작하거나 구강점막에 천공이 발생하는 등 일과성 균혈증을 야기하는 치과치료 시 예방적 항생제를 투여해야 한다.

③ 항생제 복용으로 인해 부작용(알레르기, 중복감염, 내성균 출현 등)이 발생할 위험이 있으므로 환자의 상태와 치과치료의 종류를 고려해서 결정해야 한다.

3 선천성 심장질환 Congenital heart disease

선천성 심장질환은 출생 시부터 심장이나 주요 혈관에 이상을 나타내는 질환으로, 출생 인구의 약 1%에서 발생하는 것으로 추정된다.

1 분류

① **심방중격결손**(atrial septal defect) : 좌우 심방을 나누는 중격에 구멍이 뚫린 것으로 성인에게서 가장 흔히 발견된다.

② **심실중격결손**(ventricular septal defect) : 심실을 나누는 중격에 구멍이 뚫린 흔한 심장기형이다(그림 4-3B).

③ **동맥관개존증**(patent ductus arteriosus) : 출생하면서 닫혀야 할 태아의 동맥관이 계속 개방된 상태로 존재한다. 즉 혈액이 대동맥에서 폐동맥으로 흐르게 되어 폐를 지나는 혈류량이 증가한다.

④ **대동맥협착증**(aortic stenosis) : 좌심실에서 나와 대동맥으로 들어가는 혈류가 차단되어 심실비대를 초래한다.

⑤ **폐동맥협착증**(pulmonary stenosis) : 우심실에서 폐동맥으로 들어가는 정맥혈이 차단되어 우심실비대와 이에 따른 심부전이 발생할 수 있다.

⑥ **대혈관전위**(transposition of the great arteries) : 대동맥과 폐동맥의 위치가 서로 바뀐 경우로 대동맥이 우심실에서 나오고 폐동맥이 좌심실에서 나온다.

⑦ **팔로네징후**(Fallot's tetralogy) : 폐동맥협착증, 심실중격결손, 대동맥유출구 우측 편위, 우심실비대를 특징으로 하는 심각한 선천성 심장질환으로 청색증과 호흡곤란이 심하다(그림 4-3C).

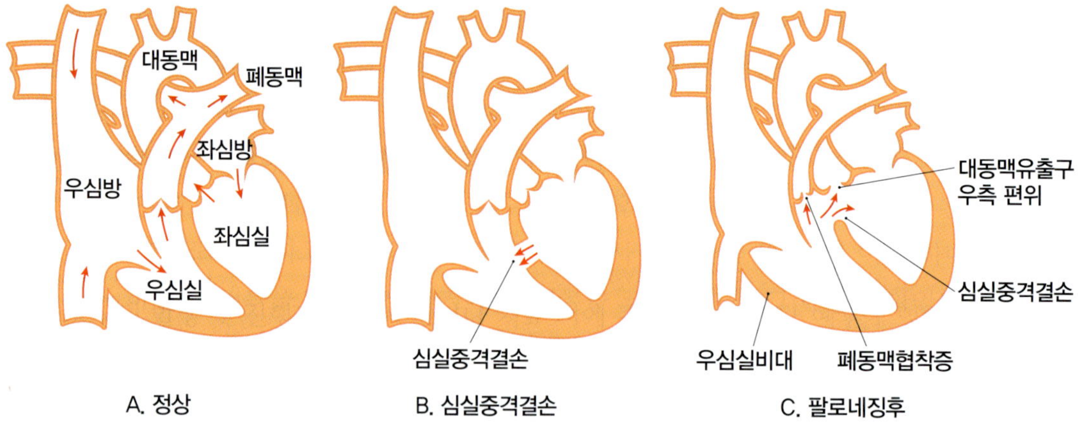

그림 4-3 심실중격결손과 팔로네징후

2 원인

선천성 심장질환의 원인은 유전, 환경, 염색체 이상, 임신 초기 모체의 바이러스 감염(풍진바이러스, 멈프스바이러스, 거대세포바이러스), 담배, 알코올, 약물 등이다.

3 임상증상

진찰과정에서 발견될 정도로 경미한 경우도 있지만 아주 심하면 청색증을 보이며 성장이 중지되고 생명을 잃을 수도 있다.

그 외의 주요 증상은 호흡곤란, 심잡음, 손 · 발가락의 곤봉화, 울혈성 심부전 등이다.

4 치료

대개 외과적 수술로 교정한다.

5 치과치료 시의 주의사항

① 치과치료 전 복용 약물과 현 상태에 대해 주치의에게 자문을 구해야 한다.

② 감염성 심내막염의 예방이 가장 중요하다(**표 4-4** 참조).

③ 대혈관전위나 팔로네징후는 예방적 항생제 사용이 권장되는 고위험군이다.

④ 교정되지 않은 기타 선천성 심장기형도 대개 중간 위험군에 속하므로 예방적 항생제 사용이 권장된다.

⑤ 외과적 시술전 항응고제 복용으로 과다출혈의 위험이 있으므로 지혈검사가 필요하다.

4 류마티스성 심장질환 Rheumatic heart disease

1 원인

류마티스성 심장질환은 급성 류마티스열(acute rheumatic fever)의 주요 합병증으로서 판막손상을 일으키기 때문에 감염성 심내막염이 발생할 가능성이 크다.

급성 류마티스열의 정확한 병리기전은 알려지지 않았지만, 연쇄상구균의 상기도 감염(인두염) 후에 발생하는 비정상적인 면역반응으로 인한 자가면역질환으로 본다.

2 임상증상

류마티스열은 심장, 관절, 중추신경계, 피부 등 여러 신체조직을 침범할 수 있는데, 이 중 가장 심각한 증상은 심장염으로, 심장판막에 영구적인 손상을 일으켜서 이를 '류마티스성 심장질환'이라고 한다. 대개 승모판이 손상된다.

3 치료

류마티스열의 과거병력이 있는 환자는 연쇄상구균 인두염에 다시 걸릴 가능성이 높기 때문에 재발 방지를 위해 장기간에 걸쳐 항생제 치료를 하는 경우가 있다.

4 치과치료 시의 주의사항

① 류마티스성 심장질환 환자는 감염성 심내막염에 걸릴 위험이 크기 때문에 예방적 항생제 투여를 한다.

② 급성 류마티스열의 병력은 있어도 심장질환이 없는 환자는 예방적 항생제가 필요 없으며, 환자가 자신의 심장질환 이환 여부를 모르는 경우 내과 의사의 자문을 구해야 한다.

5 관상동맥질환 Coronary heart disease

1 원인

관상동맥질환의 원인은 죽상경화증(atherosclerosis)이며, 죽상경화증은 혈관 내막에 지방과 세포 덩어리가 생겨 혈관이 좁아져 혈류의 흐름과 산소공급이 감소되는 것을 말한다(그림 4-4). 혈관의 일부에서만 국소적으로 발생한다.

혈류의 흐름이 감소되거나 차단되므로 허혈성 심장질환(ischemic heart disease)이라고도 한다. 죽상경화증은 관상동맥질환뿐만 아니라 뇌혈관질환과 말초동맥질환의 가장 흔한 원인이다.

관상동맥질환의 위험요인에는 성별(남성), 나이(고령), 가족력, 고지혈증, 고혈압, 흡연, 운동부족, 비만, 인슐린저항과 당뇨병, 스트레스 등이 포함된다.

2 임상증상

관상동맥질환은 무증상에서부터 협심증(안정협심증, 불안정협심증)이나 심근경색증에 이르기까지 다양하게 나타나며, 대표적인 증상은 쥐어짜는 듯한 가슴통증과 호흡곤란이다.

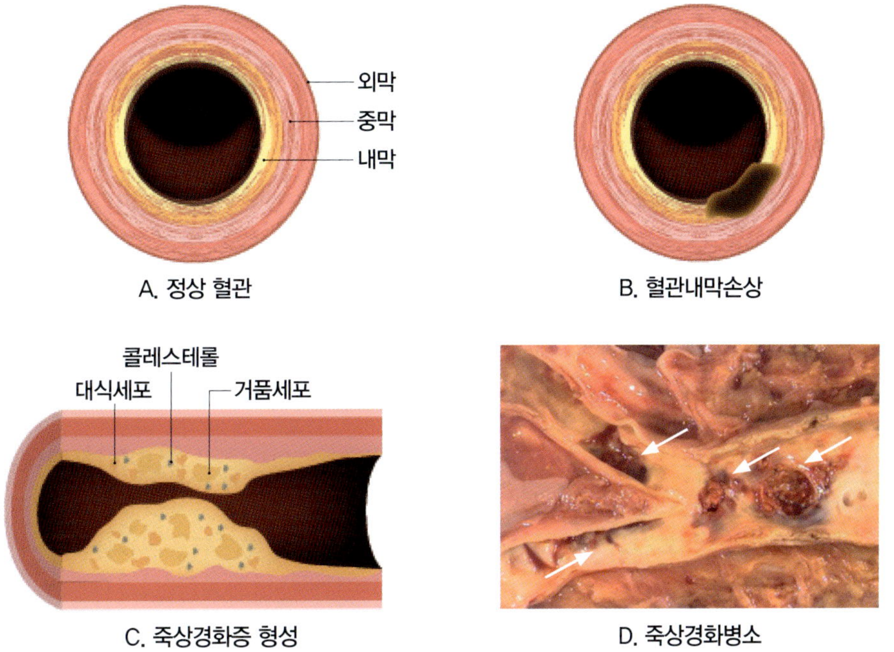

그림 4-4 죽상경화증의 발생기전

(1) 안정협심증(Stable angina)

묵직하거나 조이고 쥐어짜는 듯한 가슴통증이 2~5분간 지속되며 좌측 어깨와 팔로 퍼진다. 대개 신체활동이나 스트레스에 의해 나타나며 쉬면 회복된다. 호흡곤란, 실신 등이 나타날 수 있다.

(2) 불안정협심증(Unstable angina)

쉬고 있는 상태에서도 통증이 나타날 정도의 심한 협심증으로, 증상의 빈도와 정도가 점점 악화된다. 1개월 내에 새로 생긴 협심증이나 급성 심근경색증 발생 후 4주 이내에 새로 생긴 협심증은 불안정협심증이다.

(3) 심근경색증(Myocardial infarction)

통증은 협심증과 비슷하지만 대개는 더 심하고 15분 이상 더 오래 지속된다.

가슴부분이나 명치부위 중앙의 통증이 팔, 배, 등, 아래턱과 목 쪽으로 퍼지기도 한다. 전신무력감, 발한, 구토, 메스꺼움, 극심한 가슴통증이 동반될 수 있다.

3 치료

(1) 협심증

생활방식의 개선과 위험요인을 감소시키고 고혈압, 당뇨병과 같은 동반 질환을 치료한다. 심근허혈의 범위와 정도, 환자 상태에 따라 다르지만 대개 약물치료와 혈관재개통수술을 시행한다.

① 약물치료

질산염, 베타차단제, 항혈소판제(아스피린 등), 앤지오텐신전환효소억제제 등을 사용해서 치료한다.

② 혈관재개통수술

경피적 관상동맥확장성형술 또는 스텐트 삽입, 관상동맥우회로 이식술을 시행한다.

(2) 심근경색증

응급상황이므로 가능한 한 빨리 입원시켜 경색 부위를 줄여서 치명적인 부정맥으로 인한 사망을 방지해야 한다. 혈전용해제 요법, 조기 혈관재개통수술이 시행되며 보조적으로 항혈소판제, 베타차단제, 앤지오텐신전환효소억제제 등을 사용한다.

4 치과치료 시의 주의사항

① 불안정협심증 환자나 심근경색증이 발생한 후 6개월 동안은 일상적인 치과치료는 연기한다.
② 국소마취 시 혈관수축제가 없는 국소마취제를 사용하거나, 꼭 필요하다면 중등도 위험이 있는 경우 0.036mg의 에피네프린(1:10만 에피네프린을 함유한 카트리지 2개)까지는 사용할 수 있다.
③ 에피네프린이 함유된 치은압배사의 사용은 금기이다.
④ 관상동맥질환 환자들은 항혈소판제나 항응고제를 매일 복용하기 때문에 출혈 가능성이 있으므로 주의가 필요하다. 치료 전 반드시 내과의에게 자문을 통해 치료계획을 수립한다.
⑤ 협심증 환자는 반드시 니트로글리세린을 가지고 다녀야하며, 응급 상황시 설하로 투여하면 1~2분 만에 호전된다.

⑥ 만약 환자가 협심증 증상이 나타나고 15분 후에도 통증이 계속되면 심근경색을 의심하고 담당의사에게 연락을 하거나 즉시 응급실로 이송하여야 한다.

6 심부전 Heart failure

심부전은 심장의 펌프기능이 제대로 작동하지 않는 것을 의미하며 심혈관계 질환의 말기에 나타나는 복합 증상이다. 흔히 울혈성 심부전(congestive heart failure)이라고도 한다.

심장이 펌프기능을 제대로 못하면 수축기에 심실이 충분히 비워지지 않고 확장기에 심실이 완전히 채워지지 않는다. 그 결과 심장박출량이 감소되면 신체조직으로 전달되는 혈액량이 부족해지거나 혈액이 축적되어 전신에 울혈이 발생한다.

치료받지 않거나 잘 조절되지 않는 심부전 환자는 치과치료 중에 심정지, 뇌졸중, 심근경색증과 같은 합병증이 발생할 위험이 높기 때문에 치과치료 시 주의가 필요하다.

1 원인

심부전은 보통 좌심부전으로 시작되며 고혈압이나 심근병증과 같은 질환이 원인이다. 좌심실의 기능이상은 폐혈관의 울혈을 일으켜 호흡곤란으로 이어진다. 폐혈관의 울혈과 고혈압은 압력을 증가시켜 우심실의 과부하를 야기하여 우심부전으로 이어져 전신적인 정맥울혈과 말초부종이 발생한다. 우심부전만 발생하는 경우는 드물며 가장 흔한 원인은 폐기종이다.

2 임상증상

심부전의 증상과 징후는 폐부종, 호흡곤란, 폐혈관울혈 등이다. 호흡곤란 증상으로는 좌위호흡(누운 자세에서 호흡곤란이 심해짐), 발작성 야간호흡곤란(잠든 지 1~3시간 후에 나타나는 심각한 호흡곤란)이 대표적이며 심한 심부전에서는 체인-스토크스호흡(Cheyne-Stokes respiration; 과호흡과 무호흡이 주기적으로 반복)이 나타나기도 한다.

3 치료

① 내재된 원인 질병(고혈압, 관상동맥질환 등)을 치료하거나 조절한다.
② 금연, 나트륨섭취 제한, 체중조절, 운동 등 생활습관을 개선한다.
③ 약물치료에는 앤지오텐신전환효소억제제, 이뇨제, 디지탈리스배당체(디곡신, digoxin)를 사용한다.

4 치과치료 시의 주의사항

① 심부전 때문에 신체활동의 제한이 거의 없는 상태라면 대부분의 치과치료가 가능하다.
- 치과치료 전 주치의의 자문이 필요하다.
- 스트레스가 없는 상태에서 짧게 치료하는 것이 좋다.

② 디지탈리스배당체 복용 환자에게 에피네프린을 사용할 경우 부정맥 발생 위험이 증가하기 때문에 피하도록 하고, 꼭 필요한 경우에는 주의하여 사용한다.
- 대개 1:10만 에피네프린이 포함된 2% 리도카인 카트리지 2개까지는 사용이 가능하다.
- 에피네프린이 함유된 치은압배사의 사용은 피한다.
- 신체활동의 제한이 현저한 심부전 환자에게는 혈관수축제 사용을 피해야 한다.

③ 외과적 시술이 계획된 경우 사전에 내과의와 상의한다.

7 부정맥 Arrhythmia

부정맥은 '심장박동의 이상'을 의미하는 흔한 증상으로서, 심장의 리듬, 박동수, 심전도 형태 이상이 여기에 포함된다.

1 원인

심장의 전기적 신호의 발생과 전달에 이상이 생김으로써 규칙적인 수축이 계속되지 않고 심장박동이 불규칙해진다.

2 임상증상

무증상인 경우도 있지만, 심계항진(두근거림), 어지럼증, 호흡곤란, 실신 등의 증상이 가장 흔하게 나타난다. 부정맥의 징후로서 맥박이 비정상으로 빠르거나(빈맥) 느리거나(서맥) 혹은 불규칙하게 나타난다.

3 치료

약물, 심장율동전환, 인공심박동기(pacemaker), 삽입형 제세동기, 전극도자절제술, 수술 등의 방법으로 치료한다. 인공심박동기는 심장전도계에 생긴 이상을 치료하기 위해 작은 전기임펄스를 발생시켜 심장에 부착된 전극에 전달한다.

4

4 치과치료 시의 주의사항

① 대부분의 부정맥 환자는 치과치료에 큰 문제가 없지만, 일부의 환사는 위험할 수 있으므로 주의한다. 증상이 심하면 내과 주치의의 자문을 구한 뒤 치과치료를 한다.

② 치과치료로 인한 스트레스는 부정맥 위험을 증가시키므로 스트레스와 불안을 줄여야 한다.

③ 과도한 양의 에피네프린 주사는 위험한 부정맥을 유발할 수 있다.

- 혈관수축제가 없는 국소마취제를 사용하는 것이 좋다.
- 혈관수축제가 꼭 필요하면 경도나 중등도 위험군은 1:10만 에피네프린이 포함된 리도카인 카트리지 2개까지는 가능하다.
- 디지탈리스 복용 환자는 혈관수축제의 사용을 가능하면 피해야 한다.
- 에피네프린이 함유된 치은압배사의 사용은 피한다.

④ 항응고제를 복용 중이면 출혈 증가 위험이 있으므로 출혈을 일으키는 치과치료 시 내과 주치의에게 자문을 의뢰한다.

⑤ 인공심박동기의 장착 여부를 환자에게 확인해야 한다.

심박동기에 전자파 장애를 줄 수 있는 전기소작술 기구, 초음파 세척기, 광중합기(배터리 충전식), 초음파스케일러, 전기치수검사기 등의 장비를 환자나 환자 주위에서 사용하면 안 된다.

Review Test

01. 고혈압 환자의 치과치료에 관하여 옳지 않은 것은?

① 치은압배사 사용은 권장되지 않는다.
② 치료시간은 늦은 오전에 짧게 진료한다.
③ 진정제 투여는 위험하므로 주의하여야 한다.
④ 기립성 저혈압에 주의하여야 한다.

02. 성인의 정상 혈압수치는?

① 수축기혈압 120 미만이고 확장기혈압 80 미만
② 수축기혈압 120 미만이거나 확장기혈압 80 미만
③ 수축기혈압 130 미만이고 확장기혈압 90 미만
④ 수축기혈압 130 미만이거나 확장기혈압 90 미만

03. 다음 중 감염성 심내막염에 대한 설명으로 옳지 않은 것은?

① 심장내막에 미생물이 감염되어 염증을 일으킨 상태이다.
② 균혈증을 일으킬 수 있는 치과치료 전에 항생제를 투여하여 예방하는 것이 중요하다.
③ 급성 심내막염은 심장 손상을 유발하며 뇌경색으로 사망할 수 있다.
④ 쇠약감, 무력감, 식욕부진, 체중감소, 전신색전증 등의 증상이 나타난다.

04. 다음 선천성 심장질환 중에서 가장 빈도가 높은 것은?

① 심방중격결손(atrial septal defect)

② 심실중격결손(aentricular septal defect)

③ 대동맥협착증(aortic stenosis)

④ 팔로네증후(Fallot's tetralogy)

05. 다음 중 청색증과 호흡곤란이 심하게 나타나는 선천성 심장질환은?

① 심방중격결손(atrial septal defect)

② 심실중격결손(ventricular septal defect)

③ 대동맥협착증(aortic stenosis)

④ 팔로네증후(Fallot's tetralogy)

06. (　) 안에 들어갈 가장 적절한 병명은?

선천성 심장질환 환자의 치과치료 시 (　　　　　　)의 예방이 가장 중요하다.

① 감염성 심내막염　　② 협심증

③ 심부전　　④ 부정맥

07 관상동맥질환의 위험요인으로 옳은 것은?

㉠ 당뇨병　㉡ 고지혈증　㉢ 흡연　㉣ 스트레스

① ㉠, ㉡, ㉢, ㉣　　② ㉡, ㉢, ㉣

③ ㉠, ㉡, ㉢　　④ ㉡, ㉢

08. 니트로글리세린에 의해서 급격히 증상이 호전되는 심혈관질환은?

① 심근경색 ② 울혈성 심부전

③ 부정맥 ④ 협심증

09. 다음 중 협심증의 주된 원인은?

① 관상동맥의 죽상경화증

② 바이러스 감염

③ 선천성 심장질환

④ 스트레스

10. 부정맥 환자의 치과치료 시 주의사항이 <u>아닌</u> 것은?

① 니트로글리세린을 가지고 오게 한다

② 혈관수축제가 없는 국소마취제를 사용하는 것이 좋다.

③ 인공심박동기의 장착 여부를 확인한다.

④ 스트레스와 불안을 줄여야 한다.

정답 01. ③ 02. ① 03. ③ 04. ② 05. ④ 06. ① 07. ① 08. ④ 09. ① 10. ①

Chapter 5 혈액 및 출혈성 질환

혈액질환은 혈액세포의 비정상적인 형성, 파괴 또는 구조나 기능이상으로 인해 발생한다. 대표적 질환인 빈혈, 백혈병, 림프계 종양, 출혈 및 응고장애에 대해서 살펴보기로 한다.

1 혈액의 생성기전

혈액은 유형 성분인 혈구와 액체 성분인 혈장으로 구성되어 있는데, 혈구는 적혈구, 백혈구, 혈소판으로 구성되며 전체 혈액량의 45%를 차지한다. 혈장은 담황색을 띠는 액체로 90%가 물이며 그 외에 알부민, 응고인자 등의 혈장단백을 비롯해 전해질, 글루코오스, 아미노산, 지질, 비타민, 노폐물 등이 함유되어 있으며 전체 혈액량의 55%를 차지한다.

혈구세포들은 줄기세포라고 하는 초기 세포에 의해 생성되는데 줄기세포는 골수 안에 존재한다(그림 5-1). 조혈인자(erythropoietin)는 다른 성장인자와 달리 신장에서 95%가 만들어지고 나머지 5%는 간에서 만들어지며, 산소요구량이 증가하면 조혈작용이 자극을 받는다.

적혈구는 산소를 운반하는 중요한 기능을 하며, 백혈구는 탐식, 식균기능을 한다. 백혈구는 형태학적으로 크게 과립구, 단핵구, 림프구 3가지로 분류되며, 과립구는 호중구, 호산구, 호염기구 3가지로 분류된다. 혈소판은 혈액의 응고나 지혈작용에 관여한다.

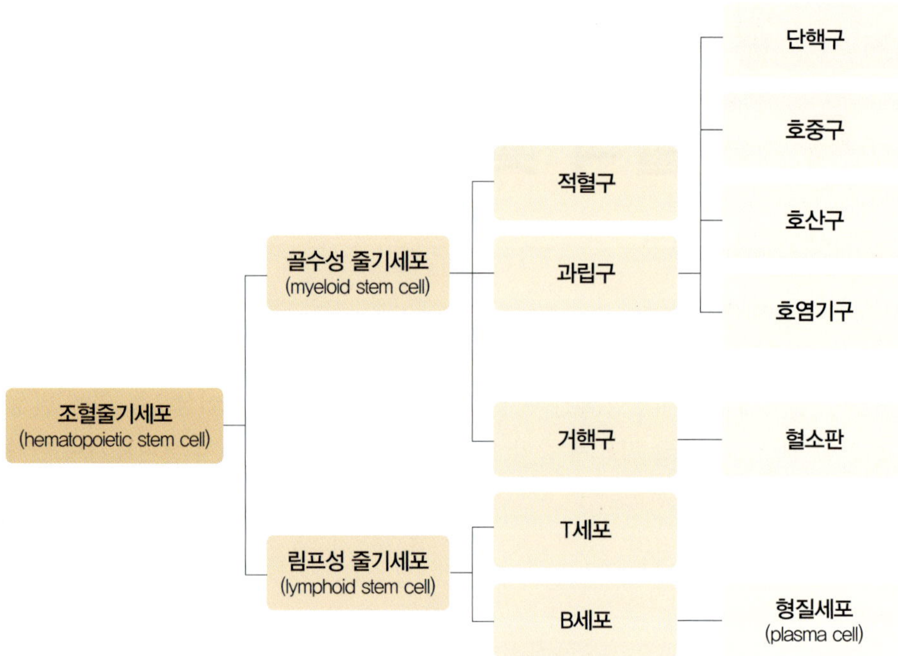

그림 5-1 혈구세포의 생성단계

2 빈혈 Anemia

적혈구의 가장 중요한 기능은 산소를 운반하는 것이며, 그 기능을 담당하는 것이 혈색소(hemoglobin)이다. 빈혈은 말초혈액 중에 혈색소의 농도가 감소된 상태를 말하는 것으로 적혈구 수가 감소되어 있음을 뜻한다. 검진상 우연히 발견되는 경우가 많으므로 면밀한 병력 청취와 진찰이 필요하다. 또한 약제나 알코올 섭취 내력과 함께 빈혈의 가족력 유무를 항상 확인하는 것이 좋다.

> 빈혈(anemia) = 혈색소농도 감소 = 적혈구수 감소

1 원인 및 분류

빈혈은 적혈구 생성 감소, 순환적혈구 파괴율 증가, 혈액소실 등에 의해 발생한다. 각 원인에 따라 다음과 같이 분류할 수 있다.

① **적혈구 생성 감소** : 철결핍성 빈혈, 악성 빈혈, 엽산결핍성 빈혈, 재생불량성 빈혈
② **순환적혈구 파괴율 증가** : 용혈성 빈혈(겸상적혈구빈혈, 글루코오스-6-인산탈수소효소 결핍증)
③ **혈액소실** : 외상, 만성적인 위장관 출혈, 산부인과적 원인에 의한 빈혈

2 임상증상

자각증상으로는 전신권태감, 현기증, 심계항진, 빈발성 호흡, 이명, 두통 등이 나타난다. 타각적인 소견으로는 피부, 점막의 창백(안검결막과 손톱), 빈맥, 심장확대, 부종 등이 나타나고, 구강 내 소견으로는 설유두 소실과 구강점막의 위축과 창백, 혀작열감, 미각상실 등이 나타난다(그림 5-2).

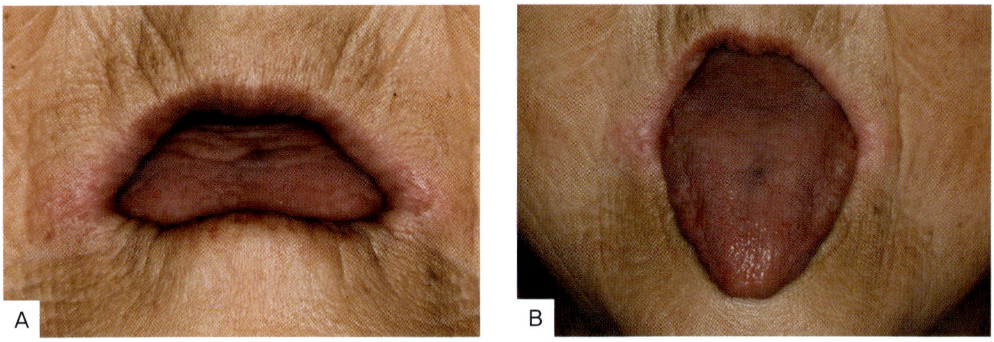

A. 구각구순염 B. 설유두 위축

그림 5-2 **철결핍성 빈혈의 구강 내 소견**

3 주요 빈혈

1) 철결핍성 빈혈(Iron deficiency anemia)

(1) 원인

임상에서 가장 많이 접할 수 있는 빈혈로, 중요한 원인은 체내로 들어오는 철이 감소

하거나 또는 체내에서 밖으로 나가는 철이 증가하는 것이다(표 5-1). 특히 중년 남성이나 폐경 후의 여성에게서 철결핍성 빈혈이 나타나면 위장관을 포함한 전신에 악성종양의 존재를 의심할 필요가 있어 반드시 의학적 평가를 의뢰해야 한다.

표 5-1 철결핍성 빈혈의 원인

원인	유발 요인
철의 섭취 부족	과도한 다이어트 위, 소장 절제 무산증(anacidity) 소화불량증후군
철의 수요 증가	성장기 임신
철의 배설 증가	생리과다 위장관의 출혈(암이나 궤양) 구충병(Hookworm disease)

(2) 임상증상

빈혈의 구강증상으로는 화끈거리는 구강통증, 설유두의 위축으로 인한 붉고 매끄러운 혀가 관찰되며 연하곤란, 구강 및 인두암 발생빈도 증가가 특징인 플러머-빈슨증후군(Plummer-Vinson syndrome)이 일부에서 발생하기도 한다(그림 5-3).

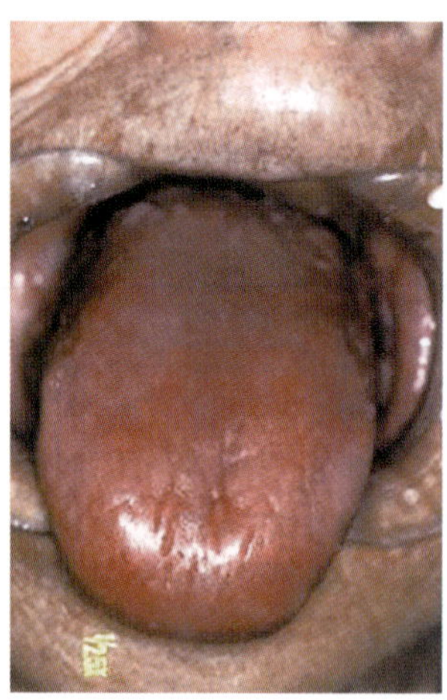

그림 5-3 플러머-빈슨증후군 환자의 설염

(3) 치료

원인 질환을 정확히 밝혀내고 이를 치료하는 것이 가장 중요하다. 치료법에는 경구용 철분제 투여, 정맥을 통한 철분주사제 투여, 수혈 및 식이요법 등이 있다. 식이요법만으로는 한계가 있기 때문에 반드시 약물치료를 같이 병행하여야 한다.

2) 거대적혈모구성 빈혈(Megaloblastic anemia)

(1) 원인

DNA 합성과 혈구생성의 필수 공동인자인 비타민 B_{12}나 엽산이 결핍됨으로써 조혈계의 DNA 합성에 장애가 일어나 세포분열에 큰 문제가 발생한다. 적혈구계뿐만 아니라 과립구계 세포나 거대핵세포도 영향을 받고, 세포회전이 빠른 소화관점막과 피부도 영향을 받는 전신적인 질환이다.

비타민 B_{12}는 육류, 달걀, 유제품에 존재하는 필수영양소로, 대부분 비타민 B_{12}의 흡수장애로 인해 비타민 B_{12} 결핍성 빈혈(B_{12} deficiency anemia)이 발생한다. 비타민 B_{12} 흡수장애의 원인에는 악성빈혈, 위절제술, 알코올중독증, 세균, 약세 등이 있다. 악성빈혈(pernicious anemia)은 비타민 B_{12} 결핍의 가장 흔한 원인이며 위점막의 위축이나 위벽세포의 자가면역성 파괴 결과 비타민 B_{12} 흡수에 필수적인 내인자가 결여되어 발생한다.

(2) 임상증상

임상적으로는 구각구순염, 설염 및 설유두의 위축을 보이며, 비타민 B_{12} 결핍성 빈혈의 경우에는 쇠약, 현기증 등의 빈혈증상과 사지의 저림감, 이상감각, 허약, 운동실조 등 신경학적 증상이 함께 나타나는 것이 특징이다.

(3) 치료

비타민 B_{12} 결핍성 빈혈의 치료에는 비타민 B_{12}를 근육주사를 통해 투여(비경구투여)하며 근육주사가 금기증일 때만 경구투여를 한다. 엽산결핍성 빈혈의 경우에는 엽산제제를 경구투여한다.

5

3) 용혈성 빈혈(Hemolytic anemia)

(1) 원인 및 분류

순환적혈구 파괴율 증가가 그 원인으로 적혈구 내적요인(주로 유전적 원인인 경우가 많다)과 적혈구 외적요인이 있다.

① 적혈구 내적요인

- **비정상적인 형태의 적혈구** : 유전성 구상적혈구증, 유전성 타원적혈구증
- **적혈구효소결핍** : 인산포도당이성화효소 결핍성 빈혈
- **비정상적인 혈색소** : 겸상적혈구성 빈혈, 지중해빈혈

② 적혈구 외적요인

- 비장기능 항진증
- 자가면역성 용혈성 빈혈
- 수혈반응

(2) 임상증상

적혈구 파괴로 인해 황달이 발생하는데 공막에서 가장 잘 관찰되며 피부, 연구개, 구강저 조직에서도 볼 수 있다.

또한 조혈기능이 증가하고 골수가 비대해지면서 치과방사선사진에서는 골소주가 넓어지면서 골소주의 수가 감소되어 전반적인 골다공증이 관찰된다. 치조백선은 보다 치밀하고 명확해지며 부분적인 경화를 보이기도 한다.

(3) 치료

병의 원인에 따라 치료는 달라지는데 항체형성에 의한 면역성 용혈성 빈혈은 스테로이드 치료를 시행하며 적혈구 모양 이상으로 인해 비장에서 용혈이 일어나는 경우에는 비장적출술을 시행한다. 효소장애나 약물이 원인인 경우에는 원인 약물을 피하고 대증요법을 시행한다.

4) 재생불량성 빈혈(Aplastic anemia)

(1) 원인 및 분류

원인이 분명치 않은 일차성과 화학물질, 약제(항암제, 벤졸, 클로람페니콜), 방사선치료, 간염바이러스 등에 의해서 발생되는 이차성으로 나눌 수 있다.

① 일차성 재생불량성 빈혈 : 원인이 분명치 않다

② 이차성 재생불량성 빈혈 : 화학물질 화학요법제(항암제, 벤졸, 클로람페니콜), 방사선치료, 간염바이러스 등에 의한 골수억제와 관련하여 발생한다.

(2) 임상증상

적혈구 감소에 의한 빈혈증상, 백혈구 감소에 의한 감염성 증가, 혈소판 감소에 의한 출혈경향의 증가가 임상증상으로서 나타난다.

구강 내 소견으로는 점상출혈, 반상출혈, 괴사성 치은구내염, 치은출혈, 치은증식 등이 있다.

(3) 치료

유일한 치료는 골수이식이다.

4 치과치료 시의 주의사항

① 빈혈의 임상증상이 구강 내로 나타날 수 있으므로 빈혈이 의심되는 환자의 경우 혈액검사를 통해 빈혈의 종류와 정도를 파악하고 필요한 경우 내과의사에게 자문을 구해야 한다. 철결핍성 빈혈의 경우 치과 진료는 크게 문제가 없다.

② 빈혈 환자의 치과치료 시 주의할 점은 출혈과 감염이다. 심한 빈혈이 있거나 만성적인 빈혈 환자는 치과치료 과정에서 출혈이 증가하거나 상처치유가 안 될 가능성이 있기 때문에 관혈적 술식을 시행해서는 안 된다.

③ 재생불량성 빈혈의 경우 혈소판감소증으로 인한 출혈경향 때문에 근육주사나 신경전달마취는 피해야 하며 치주인대마취는 안전하게 시행할 수 있다.

④ 용혈성 빈혈과 재생불량성 빈혈의 경우 구강에서 시작된 국소감염이 질환의 위기상황을 만들 수 있기 때문에 치면세균막의 조절과 함께 구강감염원의 조기 제거가 필요하다.

5

3 백혈병 Leukemia

백혈병이란 조혈모세포에 유전자 이상이 생겨 분화능력을 잃은 비정상적인 백혈병세포가 증식하는 질환이다. 골수계 세포가 증식하면 골수성 백혈병, 림프계 세포가 증식하면 림프성 백혈병이라고 한다.

비정상적인 백혈병세포가 말초혈액 속에 나타나는데 무제한적인 증식으로 인해 정상적인 조혈조직이 압박을 받아 조혈기능이 현저하게 저하된다. 이로 인해 범혈구 감소가 발생하여 빈혈, 발열, 출혈경향 등 백혈병의 중요한 증상이 나타나게 된다. 시간이 지나면서 백혈병세포들은 다른 신체장기에 침윤하는데 주로 피부, 점막, 중추신경계, 고환 등에 특이적으로 침윤한다.

1 분류

백혈병은 조혈계 종양, 림프계 종양의 하나로 어떠한 세포가 증식하는가에 따라 **표 5-2**와 같이 분류할 수 있다.

표 5-2 백혈병의 분류

골수계 종양	림프계 종양
• 급성 골수성 백혈병 • 골수증식성 질환 • 골수형성이상증후군 • 골수형성이상 골수증식성 질환	• B세포종양 • T세포종양 • NK세포종양 • 호지킨림프종

(1) 골수계 종양(Myeloid neoplasm)

조혈모세포에 유전자 변이가 일어나 골수계 세포가 종양성 증식이나 형태이상을 나타내는 질환을 말한다. 일반적으로 예후가 좋지 않으며 백혈병으로 이행하는 경우 대부분 급성 골수성 백혈병이 된다.

골수증식성 질환은 성숙한 골수세포계 세포(분화장애가 없는 세포)가 골수에서 비정상적으로 증식하는 것을 말하는데 만성 골수성 백혈병이 대표적이다. 만성 골수성 백혈병은 만성기 → 가속기 → 급성기로 진행되며, 95%는 급성기에 사망한다. 자각증상이 없는 경우가 많아 건강진단 시에 발견되는 경우가 종종 있다. 임상증상으로는 피로감, 현기증, 체중감소, 비장비대에 의한 복부팽만감 등이 있다.

(2) 림프계 종양(Lymphoid neoplasm)

림프계 세포인 B세포, T세포, NK세포에 생긴 유전자 변이로 인해 종양성 증식을 일으켜 백혈병이나 악성림프종 등 다양한 병태가 나타나는 질환이다.

2 원인

유전, 방사선 피폭, 화학물질과 기타 직업성 노출 및 약제에 의해 발생한다.

3 임상증상

보통 빈혈, 발열, 출혈경향이 나타나며, 구강에는 다음과 같은 증상이 나타난다(그림 5-4).

① 빈혈과 혈소판감소증에 의한 점막의 창백, 점상출혈, 반상출혈, 치은출혈
② 경부림프절증
③ 미성숙 백혈구의 침윤과 염증으로 인한 치은비대
④ 구강감염 및 구강궤양

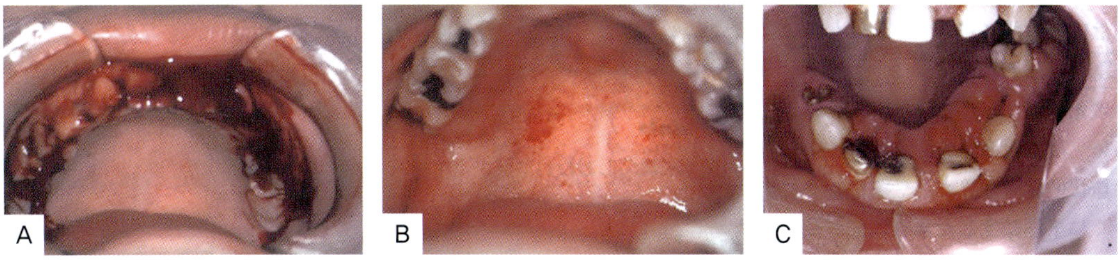

A. 치은출혈 B. 점상출혈 C. 치은비대

그림 5-4 급성 백혈병 환자의 구강증상

4 구강합병증

의과적 처지 중에 있는 환자의 경우 점막염, 호중구감소증, 감염, 과다출혈, 이식편대숙주병, 그리고 성장과 발달장애를 포함한 다양한 구강합병증이 나타날 수 있다.

① **점막염**(Mucositis) : 조혈모세포는 빠르게 성장하는 세포들이므로 항암화학요법에 영향을 많이 받게 된다. 특히 젊은 사람의 경우 비각화 부위의 점막염 유병률이 높다. 광범위한 궤양이 발생하며, 이차감염이 발생하게 되는 경우 전신감염의 원인이 될 수 있다. 따라서 구강위생을 철저히 유지해야 한다. 통증 조절을 위해 도포마취제와 경구진통제를 사용할 수 있으며 클로르헥시딘 양치액 사용을 권장한다(그림 5-5).

② **이식편대숙주병**(Graft-versus-host disease, GVHD) : 조혈모세포를 이식받은 환자에게서 흔히 나타나며, 심한 경우 치명적일 수 있다. 면역적으로 활성화된 공여자의 T세포가 숙주의 조직적합성 항원에 대하여 반응하는 경우에 발생한다.
피부와 점막의 태선모양 변화와 비후, 관절염, 구강건조증, 안구건조증, 점막염 및 연하곤란 등이 발생한다(그림 5-6).

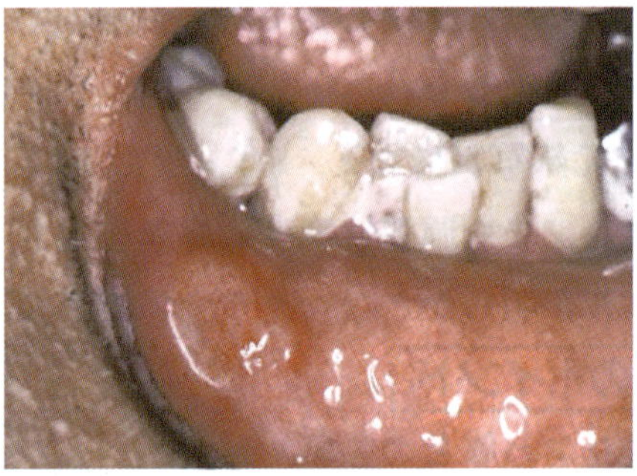

그림 5-5 **점막염**

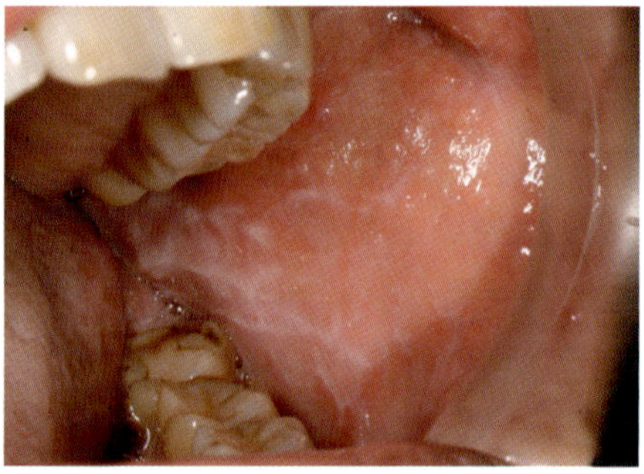

그림 5-6 **이식편대숙주병(GVHD) 환자의 구강 내 소견**

5 치과치료 시의 주의사항

① 치료 전 내과의의 자문을 의뢰한다.
② 질병이 급성기일 때는 모든 치과치료를 금한다.
③ 관해기에 있는 환자는 특별한 주의만 한다면 대부분의 치과치료를 할 수 있다.
④ 감염, 출혈, 치유지연 등의 문제점이 발생할 수 있음을 유의한다.
⑤ 모든 치과치료 시 감염을 방지하기 위해 예방적 항생제 투여가 필요하다.

⑥ 백혈병으로 진단되어 암 치료가 계획된 환자는 심각한 구강감염을 예방하기 위해 감염 위험을 제거하고 방사선치료나 화학요법으로 인한 합병증을 관리한다.

- 치면세균막 제거의 중요성을 강조하는 구강위생관리교육을 철저히 한다.
- 가능한 화학요법을 시작하기 전에 우식과 감염을 제거해야 하고 급성 질환부터 먼저 치료해야 한다.
- 방사선치료나 화학요법 시작 전에 최소 10~14일의 간격(3주가 바람직)을 두고 발치를 계획한다.
- 불소겔의 사용으로 치아우식을 예방하고 구강위생을 관리한다.
- 타액선을 보호한다.

5

4 출혈성 질환 Bleeding disorders

지혈에 관여하는 혈관, 혈소판, 혈액응고인자 등의 기능에 이상이 생긴 상태를 말한다. 출혈이 발생하게 되면 우리 몸에서는 지혈기전이 작동하게 되는데 1차적으로 혈관의 상처난 곳에 혈소판이 모여 그 상처를 덮음으로써 출혈을 막게 되고(1차 지혈), 혈소판에 의한 덮개를 견고히 하여 완전히 지혈하는 과정을 거치게 된다(2차 지혈). 2차 지혈을 응고라고 하며 여기에는 응고인자와 섬유소(fibrin)가 관여한다.

치과에서의 수많은 치료과정은 출혈을 수반하게 되어 출혈성 질환을 가진 환자들은 출혈성 문제를 일으킬 가능성이 높다. 따라서 시술 전에 철저한 병력조사를 하여 미리 조치하면 치과 시술에 수반되는 위험성을 줄일 수 있다.

1 원인

출혈성 질환에는 비혈소판감소성 자반증, 혈소판감소성 자반증, 응고장애 등이 있다. 각 질환의 원인은 **표 5-3**과 같다.

표 5-3 출혈성 질환의 원인

비혈소판감소성 자반증	혈소판감소성 자반증	응고장애
혈관벽 변성 괴혈병 감염 화학물질 알레르기 유전성 출혈모세혈관확장증	원발성 원인 불명	선천성 – A형 혈우병 – B형 혈우병
혈소판 기능장애 약물(아스피린, NSAIDs, 알코올, β–락탐 계열 항생제) 자가면역질환 요독증 선천성 – 폰빌레브란트병(Von Willebrand disease)	속발성 화학물질 방사선조사 전신질환(특히, 백혈병) 골조직으로 전이된 악성종양 비장비대 약물[알코올, 티아지드 계열 이뇨제, 에스트로겐, 금염(gold salts)] 혈관염 인공심장판막 바이러스 또는 세균 감염	후천성 간질환 비타민 K 결핍 – 담즙관 폐쇄 – 흡수 불량 – 광범위항생제 과다 사용 항응고제 – 헤파린 – 쿠마린 범발성 혈관내응고증 원발성 섬유소용해증

Tip

출혈과 관련된 병력조사

기본적인 병력청취 시에는 다음 항목을 반드시 확인하여 출혈 문제가 일어날 수 있는지 식별할 수 있도록 한다.

① 친척 중에서 출혈 문제를 가진 사람이 있는지의 여부
② 외상 또는 수술 후 심한 출혈이 있었는지의 여부
③ 지혈이나 만성 통증을 예방하기 위한 약제 복용 여부
(헤파린이나 쿠마린과 같은 항응고제나 아스피린이나 아스피린 계통 약물의 복용 여부를 반드시 조사한다.)
④ 현재 및 과거의 전신질환에 관한 병력
⑤ 빈번한 출혈의 존재 유무

Tip

출혈과 관련된 진단의학검사

① 혈소판 수(Platelet count, PC)

1차 지혈의 중요한 인자인 혈소판 수를 검사하는 것으로, 혈소판감소성 자반증으로 인한 출혈이 의심될 때 사용한다.
정상적인 혈소판 수는 약 150,000~400,000/μL이며, 임상적으로 수술 시에 출혈 문제가 되는 경우는 50,000/μL 이하인 경우이다.

② 활성화부분트롬보플라스틴시간(Activated partial thromboplastin time, APTT)

응고기전의 내인성 경로(제8, 9, 11, 12인자)와 공통 경로(제1, 2, 5, 10인자)를 검사할 때 사용한다.
이 검사는 손상부위의 혈관 내 혈액이 응고능력을 지니고 있는지를 알려준다.

③ 프로트롬빈시간(Prothrombin time, PT)

응고기전의 외인성 경로(제7인자)와 공통 경로를 검사할 때 사용한다. 응고인자 제2, 7, 10인자는 비타민 K에 의존하는 인자로, 쿠마린과 같은 약제에 의해 그 농도가 감소한다. 따라서 프로트롬빈시간은 쿠마린 복용 환자에게서 약제의 영향을 알아보는 검사법으로, 간질환이 의심되는 경우 간에서의 단백질 합성 대사과정을 측정하는 검사법으로 사용될 수 있다. 일반적으로 프로트롬빈시간이 15초를 초과하면 비정상 또는 지연으로 판정한다. 프로트롬빈시간의 수치를 표시할 때는 시간 단위보다 INR(international normalized ratio)을 선호하는데, 정상인의 값은 1이다.

5

2 임상증상

출혈성 질환의 구강 내 임상증상으로서 치은 및 점막부위에 점상출혈, 반상출혈(그림 5-7), 혈종(그림 5-8) 등이 형성될 수 있다.

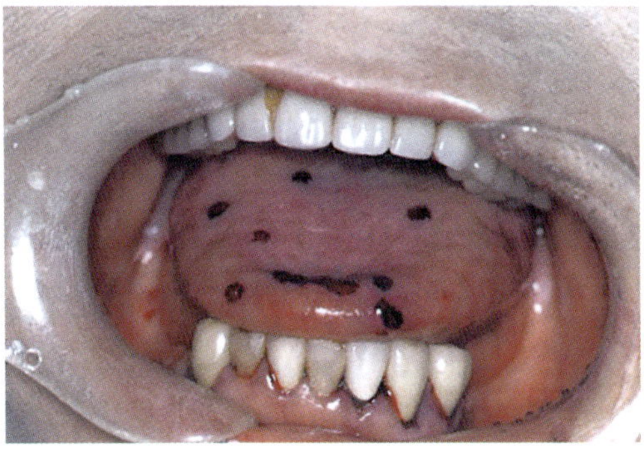

그림 5-7 설배면에 다발한 반상출혈

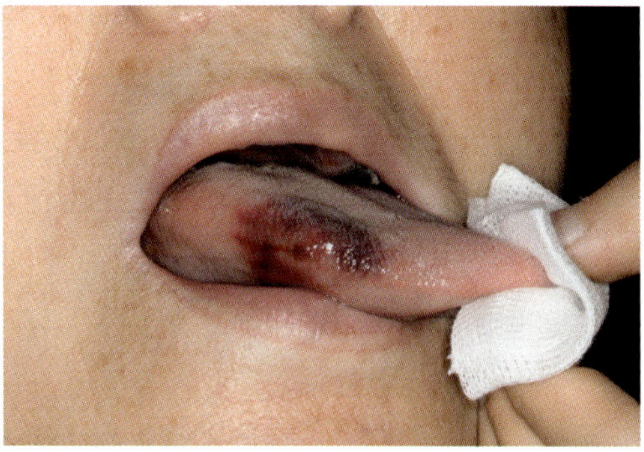

그림 5-8 설측면에 형성된 혈종

3 치과치료 시의 주의사항

(1) 일반적인 사항

① 혈액내과 전문의에게 자문을 의뢰한다.

② 외과수술 시에는 예방적 항생제를 투여한다(표 4-3 참조).

③ 국소적 지혈법으로 과도한 출혈을 조절할 준비가 되어 있지 않는 한 외과적 시술은 피해야 한다.

④ 구강위생의 증진과 보존적인 치주치료를 통해 잠재적으로 출혈 가능성을 높일 수 있는 치면세균막 및 치석을 제거하는 것이 바람직하다.

⑤ 마취는 가급적이면 침윤마취나 치주인대마취를 시행한다.

⑥ 아스피린 및 NSAIDs 계열 약제는 출혈경향을 증가시키므로 아세트아미노펜을 처방한다.

(2) 헤파린이나 쿠마린을 복용 중인 항응고 치료 환자

① 혈액내과 전문의에게 자문을 의뢰한다.

② 의과적 자문을 구하지 않고 적절한 항응고 상태가 유지되지 못한다면 어떠한 치과치료도 시행해서는 안 된다.

③ 외과적 처치 후 24~48시간 동안 창상의 치유 정도, 감염 여부, 출혈 유무에 대한 상황을 확인한다.

(3) 항혈소판제를 복용 중인 환자

① 내과의에게 자문을 의뢰한다.

② 항혈소판제 중 아스피린은 심근경색증을 포함한 심혈관계 질환이나 뇌졸중을 예방하기 위해 만성적으로 투여되고 있다. 아스피린은 비가역적으로 혈소판 내의 사이클로옥시게나제(cyclooxygenase)를 불활성화시켜 트롬복산 A_2(TXA_2; 혈소판응집 촉진, 방출 유발, 혈관수축)의 생산을 억제해 비가역적으로 혈소판의 응집을 감소시킨다. 아스피린을 복용 중인 환자의 경우, 필요시 항혈소판제의 약효가 완전히 사라질 때까지 약 7일간 투여를 중지한 후에 외과적 시술을 시행해야 한다.

Review Test

01. 산소를 운반하는 중요한 기능을 하는 혈구세포는?

① 혈소판 ② 호중구 ③ 적혈구 ④ 단핵구

02. 다음 중 순환 적혈구의 과도한 파괴로 인한 빈혈은?

① 철결핍성 빈혈
② 재생불량성 빈혈
③ 거대적혈모구성 빈혈
④ 용혈성 빈혈

03. 점상출혈(Petechia) 현상 및 괴사성 치은구내염을 일으키는 빈혈은?

① 철결핍성 빈혈
② 재생불량성 빈혈
③ 거대적혈모구성 빈혈
④ 용혈성 빈혈

04. 다음 중 철결핍성 빈혈의 구강 내 소견으로 볼 수 없는 것은?

① 설유두 소실
② 구강 감염 및 궤양
③ 창백한 구강점막
④ 혀 작열감

5

05. 빈혈 환자의 치과치료 시 가장 주의해야 할 점은?

① 출혈과 감염 ② 구강궤양
③ 치아우식발생 ④ 구강통증

06. 출혈경향을 보이고, 치은비대, 경부림프절종 등의 증상을 보이는 질환은?

① 철결핍성 빈혈 ② 재생불량성 빈혈
③ 림프계 종양 ④ 백혈병

07. 백혈병의 원인과 거리가 먼 것은?

① 화학물질 ② 유전
③ 방사선 피폭 ④ 영양결핍

08. 다음 중 출혈과 관련된 진단의학검사와 거리가 먼 것은?

① 혈소판 수
② 백혈구 수
③ 프로트롬빈시간
④ 활성화 부분트롬보플라스틴 시간

정답 01. ③ 02. ④ 03. ② 04. ② 05. ① 06. ④ 07. ④ 08. ②

Chapter 6 내분비계 질환

당뇨병, 부신기능부전, 갑상선질환 등과 주요 내분비질환은 아니지만 태아와 산모에게 미치는 영향 때문에 치과치료 시 주의가 필요한 임신에 대해서 살펴보기로 한다.

1 당뇨병 Diabetes mellitus

당뇨병은 고혈당증을 특징으로 하는 대사질환이다. 인체는 포도당을 에너지로 사용하기 위해 인슐린이 필요한데 여러 원인에 의해 인슐린이 부족하거나 성능이 저하되면 체내에 흡수된 포도당이 이용되지 못하고 혈액 중에 넘치게 되는데 이것을 고혈당증(hyperglycemia)이라고 한다.

고혈당증은 인슐린의 분비감소, 포도당 이용저하 및 포도당 생산증가 등이 복합적으로 작용하여 발생한다.

1 원인 및 분류

당뇨병은 1형과 2형, 기타 형태 및 임신성 당뇨병으로 분류된다(표 6-1). 그리고 비정상적인 혈당수치를 보이지만 당뇨병으로 진단할 정도로 높지 않을 때 당뇨병 전단계(prediabetes)라고 하며, 공복혈당장애 또는 내당능장애라고도 한다.

(1) 1형 당뇨병(Diabete mellitus type 1)

인슐린은 췌장의 베타세포에서 만들어지는데, 췌장의 베타세포가 유전, 환경, 면역 등의 요인에 의해 파괴되어 인슐린 생성이 절대적으로 부족한 상태가 되는 당뇨병이다.

표 6-1 당뇨병의 분류

분류	특징
1형 당뇨병	베타세포의 파괴로 인한 인슐린 생산의 절대적 부족을 초래한다. 자가면역으로 인해 발생하거나(면역매개성) 원인 불명(특발성)으로 발생한다.
2형 당뇨병	인슐린저항과 그로 인한 상대적 인슐린 부족으로 발생한다.
기타 형태의 당뇨병	베타세포의 기능이나 인슐린작용의 유전적 결함, 췌장질환, 내분비질환, 약물, 화학물질에 의해 발생한다.
임신성 당뇨병	임신 중에 나타나는 비정상적인 내당능이상

[미국당뇨병학회, 2011]

(2) 2형 당뇨병(Diabete mellitus type 2)

인슐린저항(insulin resistance)과 인슐린의 상대적 부족으로 나타나는 당뇨병이다. 인슐린저항이란 인슐린이 표적 조직의 수용체에 결합하지 못하여 포도당 이용에 장애가 생기는 것으로 인슐린수용체의 이상이나 인슐린수용체 항체 때문에 발생한다.

표 6-2 1형 및 2형 당뇨병의 비교

	1형	2형
빈도	5~10%	90~95%
발병연령	주로 소아	주로 중년(40세 이후)
체형	정상이거나 마른 체형	비만
가족력	20% 미만	60%
진행	갑자기 발병	서서히 진행
정도	아주 심함	경미
케톤산증	빈번	드묾
치료	인슐린	식이요법 경구혈당강하제 인슐린

(3) 기타 형태의 당뇨병

그 밖의 췌장질환, 내분비질환, 약물, 화학물질, 인슐린 또는 인슐린수용체 이상 등에 의해 유발되는 당뇨병이다.

(4) 임신성 당뇨병(Gestational diabetes)

임신부의 5~7%에서 발생하며 대부분 분만 후 정상으로 회복되지만 5~10년 이내에 당뇨병이 재발할 위험성이 높다. 대부분 임신 말기의 인슐린저항으로 인해 발생한다.

2 임상증상

① 인슐린 부족이나 작용 결함으로 인해 탄수화물, 지방, 단백질대사에 장애가 발생한다.

② 혈당이 높아지면 소변으로 당이 빠져나가게 되는데 이때 수분도 함께 나가서 소변량이 증가한다(**다뇨**).

③ 다뇨로 인해 탈수가 발생하고 갈증이 심해져(**다갈**) 음수 섭취가 증가하는데, 탈수가 심하면 혼수상태가 될 수 있다.

④ 섭취한 음식물(포도당)이 에너지로 이용되지 못하면 인체의 세포들은 아사상태에 빠진다. 당뇨병 환자들은 많이 먹지만(**다식**) 대개 체중이 감소한다. 이러한 상태가 계속되면 지방을 분해하여 에너지원으로 사용하기 때문에 대사성 산증(**케톤산증**)이 나타나며, 심한 경우 혼수나 사망으로 이어진다. 케톤산증은 주로 1형 당뇨병에서 발생한다(표 6-3).

⑤ 조절되지 않는 당뇨병 환자는 감염이 잘 되고 회복이 힘들다.

⑥ 혈관과 말초신경에 영향을 미쳐 합병증이 발생하는데, 미세혈관에 영향을 미치면(**미세혈관병증**) 망막혈관이 손상되어 백내장이 발생하고 실명 위험이 커진다. 신장혈관에 영향을 미치면 말기 신장질환(당뇨병성 신증) 발생 위험이 증가한다.

⑦ 큰 혈관에 합병증을 야기하면 죽상경화증이 광범위하고 심각하게 발생하여 족부궤양과 괴사, 고혈압, 신부전, 관상동맥질환, 심근경색증, 뇌졸중의 발생 위험을 증가시킨다.

⑧ 말초신경계가 손상되면(당뇨병성 신경병증) 근육약화, 근육경련, 통증, 마비, 감각이상 등이 발생할 수 있고 구강의 감각이상과 구강작열감이 야기된다.

⑨ 자율신경계 이상으로 인해 연하곤란, 발기부전, 방광기능이상 등이 발생할 수 있다.

표 6-3 당뇨병의 합병증

급성 합병증	케톤산증(1형 당뇨병), 비케톤성 고삼투상태(2형 당뇨병)
만성 합병증	• 미세혈관 합병증 : 눈의 망막병증, 백내장, 녹내장, 신증(콩팥증) • 큰 혈관 합병증 : 관상동맥질환, 말초혈관질환, 뇌혈관질환 • 신경병증 : 감각, 운동 및 자율신경의 신경병증

3 진단

(1) 혈당수치에 의한 진단

① 공복 시 혈당 : 126mg/dL 이상
② 경구포도당부하검사 2시간 후 혈당 : 200mg/dL 이상

(2) 당화혈색소에 의한 진단

적혈구 내 당화혈색소(glycohemoglobin, HbA1c)는 2~3개월 간의 혈당수치를 반영하기 때문에 장기간의 혈당조절 추이를 평가하는 데 유용하다. 이 방법은 혈색소에 부착되는 포도당의 양을 측정하는 것으로 고혈당이 있으면 증가한다.

정상인의 HbA1c 수치는 6% 이하이다.

4 치료

① 당뇨병은 완치할 수 없지만, 식이조절과 운동, 약물치료 등을 통해 철저하게 혈당관리를 하여 합병증을 줄여야 한다.
② 약물치료는 경구용 혈당강하제, 인슐린주사, 인슐린펌프(insulin pump)가 사용되며 이러한 치료가 실패하면 췌장이식을 고려해야 한다.
③ 1형 당뇨병은 식이요법, 운동과 함께 인슐린을 투여한다.
④ 2형 당뇨병은 식이요법 및 운동과 함께 혈당강하제를 투여하는데, 환자 상태에 따라 인슐린을 병용하거나 단독 사용하기도 한다.

5 치과치료 시의 주의사항

① 당뇨병 환자인지 확인하고 혈당조절 및 인슐린 투여 여부를 확인한다.
② 합병증이 없고 혈당조절이 잘 되는 1형 당뇨병 환자는 발열이나 부종을 동반한 구강감염이 없는 한 통상적인 치과치료가 가능하다.
③ 신장질환이나 심혈관질환 같은 합병증이 있으면 특별한 주의가 필요하며, 혈당조절이 안되고 장기간 병원에 가지 않는 등 관리가 되지 않는 당뇨병 환자는 치과치료 전에 내과에 의뢰하여 검사받게 하거나 자문을 구한다.
④ 인슐린 투여 환자는 저혈당 발생(인슐린쇼크) 위험이 있으므로 주의한다.

- 치과치료는 오전에 하는 것이 좋다.
- 인슐린 투여와 식사를 평소처럼 하고 치과에 오게 한다.
- 치료 중 저혈당 증상(배고픔, 기력저하, 빈맥, 발한, 저혈압, 저체온증)이 발생하면 즉시 알리게 하여 포도당(오렌지주스, 탄산음료 등)을 공급한다.

⑤ 구강영역의 합병증으로는 치주질환의 악화, 치주농양, 구강궤양, 구강칸디다증, 편평태선, 구강건조증, 구강작열감 등이 나타난다(그림 6-1, 6-2).

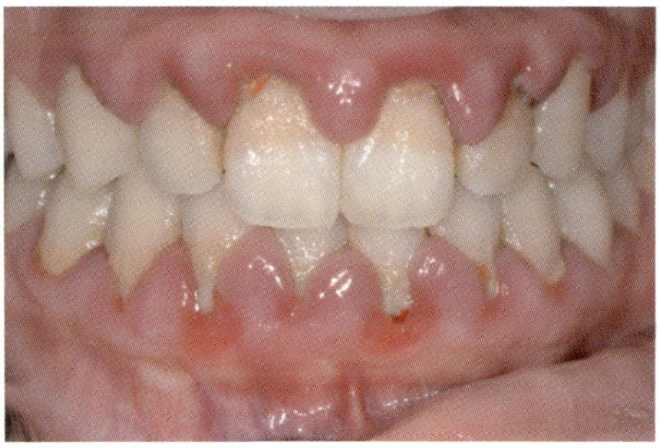

그림 6-1 치주염

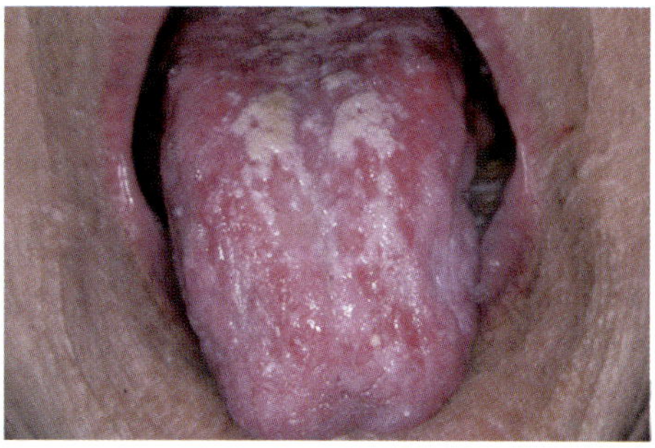

그림 6-2 구강칸디다증

2 부신기능항진과 부신기능부전 Adrenal hyperfunction and Adrenal insufficiency

부신은 신장 위쪽에 위치한 작은 내분비선으로 부신의 피질에서는 글루코코르티코이드(glucocorticoid), 염류코르티코이드(mineralocorticoid), 안드로겐(androgen)의 세 가지 부신스테로이드호르몬이 생산된다.

중요한 글루코코르티코이드인 **코티솔**(cortisol)은 신체적 및 정신적 스트레스에 대해 인체의 항상성을 유지하고 신진대사, 심혈관기능, 면역계에 중요한 생리작용을 한다. 코티솔의 분비는 시상하부–뇌하수체–부신축[hypothalamus–pituitary–adrenal(HPA) axis]을 통해 조절된다. 즉, 시상하부가 자극을 받으면 코르티코트로핀분비호르몬(corticotropin–releasing hormone, CRH)이 분비되어 뇌하수체에서 부신피질자극호르몬(adrenocorticotripic hormone, ACTH)을 생산하고, ACTH는 부신피질을 자극하여 코티솔을 생산하여 분비한다. 혈액 내 코티솔의 양이 많아지면 CRH와 ACTH의 생산을 억제하여 코티솔 생산을 억제하는 음성되먹임의 순환고리를 형성한다.

인체는 매일 20mg의 코티솔을 정상적으로 분비하지만 수술이나 외상, 질병, 발열, 저혈당, 불안과 같은 다양한 신체적, 정신적 스트레스를 받으면 코티솔의 분비가 증가한다.

부신의 장애는 관련 호르몬이 과잉 생산되는 부신기능항진과 생산이 부족해지는 부신기능부전으로 나뉜다.

1 부신기능항진

1) 쿠싱증후군의 원인 및 증상

쿠싱증후군(Cushing syndrome)은 내인성 또는 외인성 원인에 의한 글루코코르티코이드의 과잉 때문에 발생하는 대표적인 부신기능항진증이다. 체중증가(특히 중심성 비만), 달덩이 얼굴, 목뒤 지방축적(buffalo hump), 복부 줄무늬, 고혈압, 다모증, 여드름 등을 특징으로 하며 포도당불내성, 심부전, 골다공증, 골절, 치유지연, 정신적 문제(우울증, 불안장애, 정신병 등) 등이 동반될 수 있다. 외인성 쿠싱증후군의 가장 흔한 원인은 글루코코르티코이드의 장기 복용이며 이는 부신기능부전으로 이어질 수 있다.

2 부신기능부전

부신기능부전은 원발성과 이차성으로 나뉜다.

1) 원발성 부신기능부전(Primary adrenal insufficiency)

(1) 애디슨병의 원인 및 증상

부신피질의 파괴로 인해 모든 부신피질호르몬의 생산이 부족해짐으로써 발병하며, 대표적인 질환은 애디슨병(Addison's disease)이다.

가장 흔한 증상은 무력감, 피로, 피부와 점막의 과잉색소침착이다(그림 6-3).

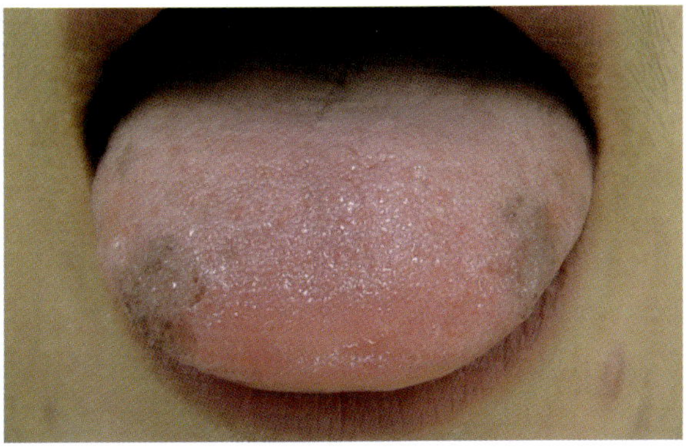

그림 6-3 애디슨병 환자에게서 흔히 관찰되는 과잉색소침착

2) 이차성 부신기능부전(Secondary adrenal insufficiency)

시상하부나 뇌하수체 질환을 유발하며, 외인성 코르티코스테로이드 복용 때문에 발생하는데 원발성보다 발생빈도가 높다. 예를 들어 코르티코스테로이드를 장기간 복용하면 뇌하수체와 시상하부에 대한 음성되먹임 때문에 ACTH가 감소하여 부신의 코티솔 생산이 억제되는 상태가 지속되어 부신이 기능부전상태에 빠진다. 그 결과 인체는 스트레스 상황에서 코티솔이 분비되지 않아 잘 대처하지 못하게 된다.

스테로이드 투여로 인한 부신기능부전증은 가역성이어서 투여를 중단하면 점차 정상 기능을 회복할 수 있는데, 회복에 걸리는 시간은 투여량과 투여기간에 따라 다르지만 대개 9개월~1년 정도이다.

드물지만 생명의 위험을 초래할 수 있는 부신위기(adrenal crisis)가 발생할 수 있으므로 주의가 필요하다. 증상으로는 발한, 저혈압, 약한 맥박, 청색증, 메스꺼움, 무력감, 두통, 탈수, 호흡곤란 등이 나타날 수 있고 즉시 치료하지 않으면 저체온증, 심각한 저혈압, 저혈당증, 혼미상태로 발전하여 사망할 수 있다.

6

3 치과치료 시의 주의사항

① 장기간 코르티코스테로이드를 복용한 환자는 합병증이 있는지 확인한다.
치과치료 전 미리 혈압, 혈당치를 포함한 다양한 합병증에 대한 평가가 필요하며, 합병증에는 고혈압, 당뇨병, 창상치유 지연, 골다공증, 소화성 궤양 등이 있다.

② 치과치료와 관련된 스트레스에 대비하여 코르티코스테로이드의 보충을 고려한다.

- 부신기능부전 상태에서는 인체가 스트레스에 대처하기 위한 코티솔을 생산하지 못하므로 치과치료와 관련하여 코르티코스테로이드의 보충(추가 투여)을 고려한다.
- 보통 코르티코스테로이드의 추가 투여 없이 통상적인 치과치료가 가능하지만, 스트레스가 많은 외과적 치료는 부신위기의 발생 위험이 크므로 치료 전 추가 투여를 고려해야 한다.

③ 창상치유가 지연되고 감염에 취약할 수 있다.

3 갑상선질환 Thyroid disease

갑상선(갑상샘)은 목 앞쪽, 갑상연골 바로 위에 위치하며 3가지 호르몬, 즉 티록신(thyroxine, T_4), 트리요오드티로닌(triiodothyronine, T_3), 칼시토닌(calcitonin)을 분비한다.

갑상선호르몬(대부분 T_3)은 조직의 성장과 성숙, 세포호흡, 에너지 소비에 관여하며, 태아 발생기에는 두뇌발달과 골격성숙에 중요한 역할을 한다. 칼시토닌(calcitonin)은 부갑상선호르몬, 비타민 D와 함께 혈중 칼슘과 인의 농도조절 및 골격 재형성에 관여한다.

갑상선에서 발생하는 대표적인 질환에는 갑상선기능항진증, 갑상선기능저하증 등이 있다.

1 분류

갑상선에 발생하는 대표적인 질환은 다음과 같다.

① 갑상선기능항진증

② 갑상선기능저하증

2 원인 및 임상증상

(1) 갑상선기능항진증(Hyperthyroidism)

혈액에 T_3, T_4가 과다하게 존재하는 것으로 갑상선중독증(thyrotoxicosis)이라고도 한다. 이소성 갑상선조직, 갑상선종, 아급성 갑상선염 및 갑상선호르몬의 섭취에 의해 발생하는데, 그레이브스병(Graves' disease)은 갑상선기능항진증의 대표적 질환으로서 자가면역질환이다(그림 6-4).

그레이브스병은 여성에게 많이 발생하고 사춘기, 임신, 폐경기에 주로 나타나는데 심한 싸움, 사별이나 이별 같은 정신적 스트레스 및 유전적 소인이 질병의 발현에 관여한다.

그레이브스병은 다음과 같은 증상을 나타낸다.

① 더위를 못 참고 신경질적이며 피로감, 체중감소가 나타난다.
② 얼굴이 붉어지고 땀이 많이 난다.
③ 환자의 절반은 눈꺼풀수축, 안구돌출, 눈 주위 부종 같은 특징적인 눈증상을 보인다.
④ 갑상선호르몬 과다분비로 인해 대사활동이 증가하여 혈류수요가 증가되면 심박출량과 심박동수가 증가한다.
⑤ 혈압이 상승하며 때로는 심계항진, 심부전이 나타나기도 한다.

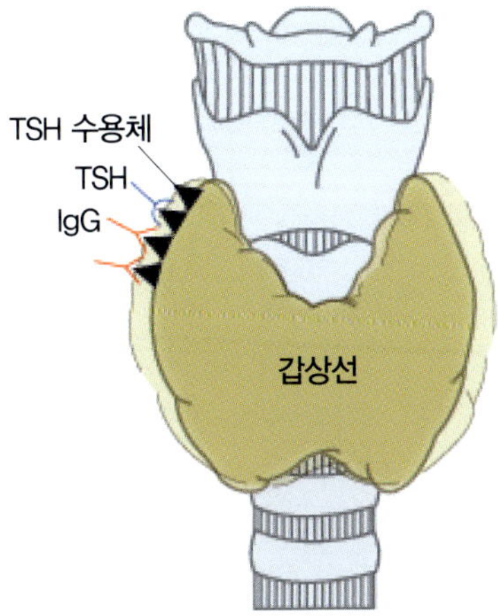

갑상선자극호르몬(thyroid stimulating hormone, TSH)이 갑상선세포 표면의 TSH 수용체에 결합하여 갑상선호르몬이 분비되는데 TSH 수용체항체가 TSH처럼 작용하여 호르몬의 과잉분비를 초래한다.

그림 6-4 그레이브스병의 발병기전

(2) 갑상선기능저하증(Hypothyroidism)

선천성 또는 후천성으로 발생하며 후천성은 갑상선과 뇌하수체의 기능부전이나 갑상선의 방사선치료, 외과적 제거, 과도한 항갑상선제 치료에 의해서도 발생할 수 있다.

갑상선기능저하증은 쉰목소리, 빈혈, 변비, 근무력, 체중증가 등의 증상과 함께 추위를 견디지 못한다. 성인의 경우 점액부종(myxedema), 소아의 경우 크레틴병(cretinism)이라 불린다. 신생아 크레틴병은 난장이증, 체중증가, 양안격리, 구순비대, 설비대, 골성장 지연, 치아맹출 지연, 부정교합 등의 특징을 보인다.

3 치료

(1) 갑상선기능항진증

호르몬 합성을 차단하는 항갑상선제[프로필타오우라실(prophylthiouracil), 카르비마졸(carbimazole), 메티마졸(methimazole)]를 사용하거나 수술(갑상선아전절제술) 또는 방사성요오드를 사용해서 치료한다.

(2) 갑상선기능저하증

합성 갑상선호르몬이나 동물에서 추출한 갑상선단백질(thyroprotein)을 투여하여 치료한다.

4 치과치료 시의 주의사항

(1) 갑상선기능항진증

① 조절이 잘 되는 환자는 통상적인 치과치료가 가능하다.
② 스트레스와 에피네프린에 매우 민감하여 혈관수축제의 사용을 피해야 하지만, 잘 조절되고 있는 환자에게는 정상 용량을 사용할 수 있다.
③ 조절이 잘 안 되는 환자들은 급성 갑상선기능항진증 증상인 중독위기를 일으킬 수 있다. 불안, 빈맥, 폐부종, 발한, 혼미 증상이 나타나며 혼수에 빠지고 사망에 이를 수 있으므로 즉시 의과적 응급처치가 필요하다.
④ 치조골의 골다공증, 치아우식증, 치주염이 발생하기 쉽다.
⑤ 치아와 악골의 발생이 빠르고 영구치의 조기맹출과 유치의 조기탈락이 흔히 나타난다.

(2) 갑상선기능저하증

① 경미한 증상을 가진 환자는 큰 위험 없이 치과치료가 가능하다.
② 조절이 안 되는 환자들은 점액부종혼수를 일으킬 수 있다.
③ 진정제에 매우 민감하다.
④ 크레틴병 환아는 구순비대, 설비대, 치아맹출 지연, 부정교합이 나타날 수 있다.

4 부갑상선질환 Parathyroid disease

부갑상선은 갑상선 뒤쪽에 존재하는 4개의 선조직으로서 부갑상선호르몬을 분비한다. 부갑상선호르몬은 혈중 칼슘과 인의 농도를 조절하여 골대사에 중요한 역할을 한다. 혈중 칼슘농도가 감소하면 부갑상선호르몬의 분비가 촉진되는데 다음과 같이 작용하여 혈중칼슘농도를 높인다.

① 골용해를 증가시켜 칼슘을 혈액으로 유리시킨다.
② 신장에서 칼슘의 배설을 감소시키고 인의 배설을 증가시킨다.
③ 비타민 D를 활성화하여 소장에서 칼슘 흡수를 촉진한다.

1 분류

부갑상선질환에는 부갑상선호르몬의 생산 증가로 발생하는 부갑상선기능항진증과 부갑상선호르몬의 작용 부족으로 발생하는 부갑상선기능저하증이 있다.

2 원인 및 임상증상

(1) 부갑상선기능항진증(Hyperparathyroidism)

부갑상선기능항진증은 부갑상선의 비대나 암, 선종에 의해 부갑상선호르몬이 과다 분비되어 발생하거나 만성 신부전에 의해 이차적으로 발생한다. 부갑상선호르몬이 과다 분비되면 고칼슘혈증이 초래되어 골흡수 증가, 골다공증, 골절, 부정맥, 신장결석, 고혈압 등이 발생한다(그림 6-5).

6

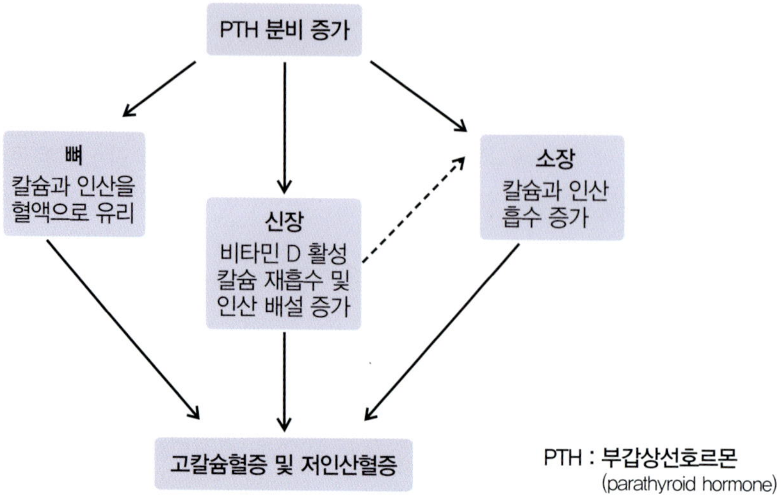

그림 6-5 부갑상선기능항진증의 기전

(2) 부갑상선기능저하증(Hypoparathyroidism)

부갑상선기능저하증이 발생하는 가장 흔한 원인은 갑상선절제술 중에 부갑상선이 부주의하게 함께 제거됨으로써 일어나는 부갑상선호르몬의 결핍이다. 주요 임상증상은 저칼슘혈증과 관련되며 강축증, 사지감각이상, 근허약증, 심계항진, 지능저하 등이 나타난다.

3 치과치료 시의 주의사항

① 신부전이나 부정맥이 없으면 치과치료를 할 수 있으나 내과 주치의에게 자문을 의뢰해야 한다.

② 부갑상선기능항진증은 악골에 영향을 주어 치조백선소실, 치아동요, 치조골의 간유리음영, 낭종성 병소 등이 나타난다(그림 6-6).

③ 부갑상선기능저하증의 경우 치아발생기에 저칼슘혈증이 있으면 치아의 법랑질발육부전을 보이며, 구치치근발생기에 저칼슘혈증이 있으면 무딘 치근을 형성한다.

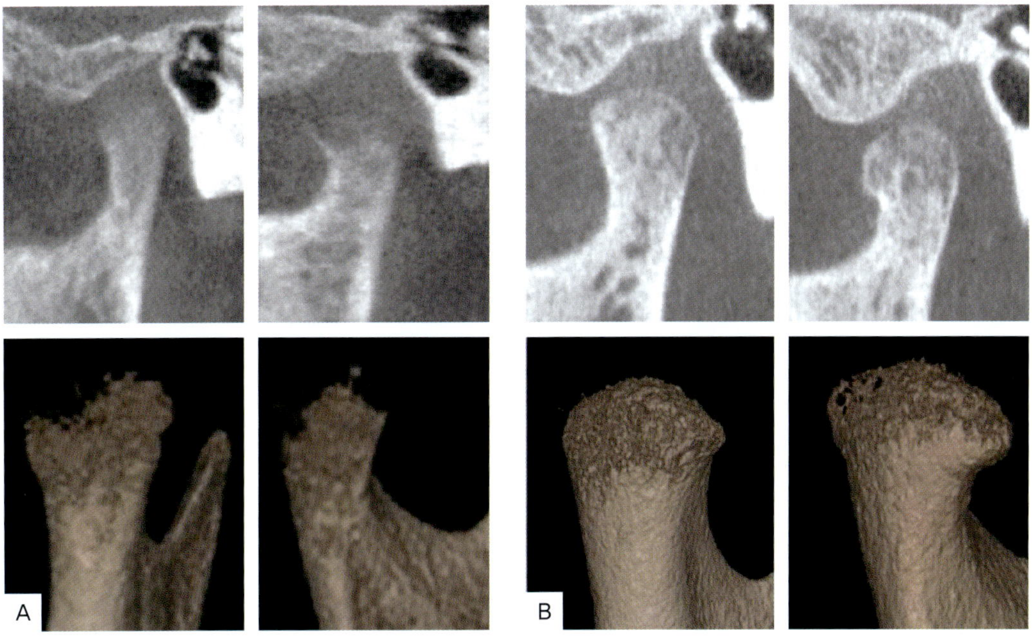

A. 이차성 부갑상선기능항진증으로 인한 하악과두의 심한 골흡수를 보여주는 CT 사진
B. 부갑상선절제술 후 하악과두가 재형성된 모습

그림 6-6 부갑상선기능항진증에서의 하악과두

5 임신과 수유 Pregnancy and breast feeding

임신은 질병이 아니지만 발육 중인 태아에게 유해한 영향을 미치면 안 되기 때문에 치과 치료 시에 고려해야 할 점이 많다. 특히 약물투여나 방사선사진 촬영 등에 주의가 필요하며, 출산 후 모유 수유를 한다면 영아에게 가해질 잠재적 영향도 고려해야 한다.

1 임신의 생리와 합병증

(1) 임신의 생리

정상적인 임신기간은 약 40주인데(표 6-4), 임신 초기는 태아의 장기와 기관이 형성되는 시기로 기형발생 위험이 크며 산모는 피로와 입덧 등의 증상을 보인다. 이 시기가 지나면 장기와 기관의 형성은 완료되고 성장과 발육이 이루어지므로 기형발생 위험은 줄어든다.

임신 후기에는 앙와위저혈압증후군(supine hypotension syndrome)이 나타나는데, 이는 누운 자세에서 자궁이 하대정맥(inferior vena cava)을 압박하여 심장으로 가는 정맥혈순환에 장애가 생겨서 발생한다. 급격한 혈압저하, 서맥, 발한, 오심, 호흡곤란이 발생할 수 있는데, 환자의 몸을 왼쪽으로 눕혀 자궁이 하대정맥을 압박하지 않도록 하면 혈압이 정상으로 회복된다. 이 현상은 태아의 무게가 증가하는 중기 후반 이후에 발생한다.

임신 중에는 혈류량 증가, 빈혈, 철결핍, 백혈구수 증가, 면역변화, 호흡수 증가 등의 다양한 생리적 변화가 발생한다.

(2) 임신 합병증

적절한 산전관리가 이루어지고 임산부가 건강하다면 합병증의 발생은 드물지만 감염, 염증반응 증가, 혈당이상, 고혈압 등의 합병증이 나타날 수 있으며, 이 경우 조기분만이나 출산 전후 사망률 및 선천성 이상의 발생 위험이 증가한다.

인슐린저항성으로 인해 일부 임산부에게서 임신성 당뇨병이 발생할 수 있다. 고혈압은 자간전증(preeclampsia; 고혈압, 단백뇨, 부종)을 유발할 수 있으며 발작이나 혼수가 발생하는 자간증(eclampsia)으로 진행될 수 있으므로 주의가 필요하다.

표 6-4 임신의 구분과 특징

분류	태아	모체
초기 (0~14주)	주요 기관의 발생시기로서 유산, 기형발생의 위험이 가장 높다.	피로, 입덧, 오심, 구토
중기 (15~28주)	성장과 발육의 시기로서 유치의 석회화가 시작된다.	편안함을 느끼며 비교적 안정적, 후반에는 앙와위저혈압증후군
후기 (29~40주)	성장과 발육이 계속되며 조산 위험에 주의해야 하는 시기	피로, 경미한 우울증, 불편감 증가, 앙와위저혈압증후군

2 구강합병증

① 임신성 치은염(pregnancy gingivitis)이 가장 흔하며 변연치은과 치간치은에서 발생하기 쉽다(그림 6-7). 구강위생관리가 중요하다.

② 화농성 육아종(pygogenic granuloma)은 치간유두 순측면에서 증식성 반응이 나타나는 것으로 임신성 종양으로도 불린다(그림 6-8). 구강위생관리가 잘 되면 대개 정상으로 돌아오지만 심한 경우에는 절제해야 한다.

③ 치아우식증, 치아상실, 치아동요도 증가 등은 임신과 관련성이 증명되지 않았다.

④ 입덧, 구역반사 증가로 인해 구취나 법랑질침식증이 생길 수 있다.

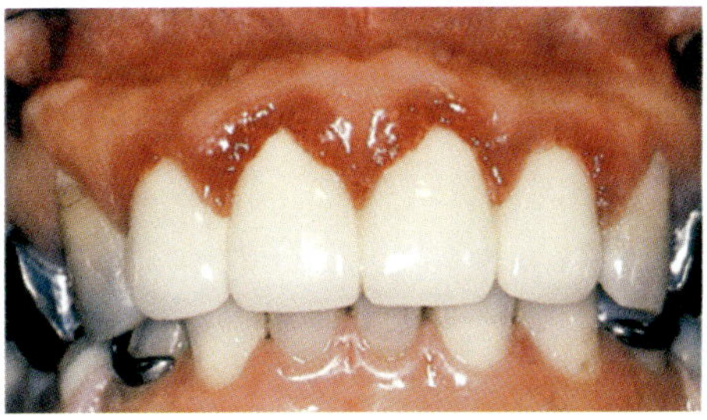

그림 6-7 임신성 치은염

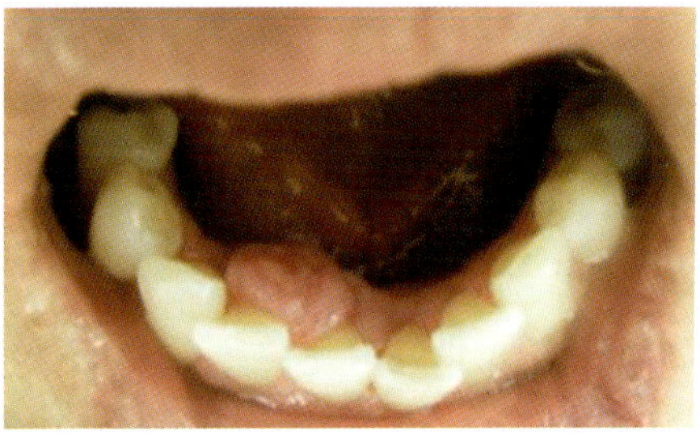

그림 6-8 설측 치간부에 발생한 화농성 육아종

3 치과치료 시의 주의사항

(1) 치료시기

임신 초기에는 태아에 대한 위험성 때문에 치면세균막 외의 급하지 않은 치과치료는 연기하는 것이 좋고, 임신 중기가 일상적인 치과치료를 하기에 가장 안전한 시기이다(표 6-5).

임신 후기의 초반은 안정된 시기이나 중반이 지나면 불편감이 증가하므로 급하지 않은 치과치료는 최대한 연기해야 한다. 임산부에게 치과치료 계획을 변경하게 할 필요는 없지만, 광범위한 수복이나 전악방사선사진, 큰 수술은 출산 이후로 연기하는 것이 좋다.

6

표 6-5 임신시기별 치과치료

임신 초기	임신 중기	임신 후기
• 치면세균막 조절 • 구강위생교육 • 스케일링, 치면세마, 치은소파술 • 통상적인 치과치료를 피하고 응급처치만 시행	• 치면세균막 조절 • 구강위생교육 • 스케일링, 치면세마, 치은소파술 • 통상적인 치과치료 가능	• 치면세균막 조절 • 구강위생교육 • 스케일링, 치면세마, 치은소파술 • 통상적인 치과치료 가능

(2) 치과방사선 촬영

임신기, 특히 임신 초기에는 발육 중인 태아가 방사선 손상에 민감하므로 가능한 한 피해야 한다. 치과방사선 촬영의 위험성은 무시할 만큼 작지만 임신 동안에는 촬영에 주의할 필요가 있으며 정확한 진단을 위해 필요한 경우 선택적으로 촬영해야 한다.

환자뿐만 아니라 임신한 치과종사자에 대한 방사선 노출의 위험도 고려해야 하는데, 전신노출에 대한 최대허용방사선량은 연간 0.005gray이다. 안전을 보장하기 위해 필름

배지를 착용해야 하고 방사선촬영 시에는 관구에서 1.8m 떨어져 있어야 하며, 가능한 방사선의 90~130° 사이에서 보호벽 뒤에 서 있어야 한다.

※ 방사선 노출을 최소로 하기 위한 방법

- 필요한 부위만 선택적으로 치근단사진촬영, 교익촬영
- 빠른 스피드필름(E, F 스피드필름)을 사용하거나 디지털방사선촬영
- 복부 보호를 위한 납앞치마(lead apron) 착용(그림 6-9)

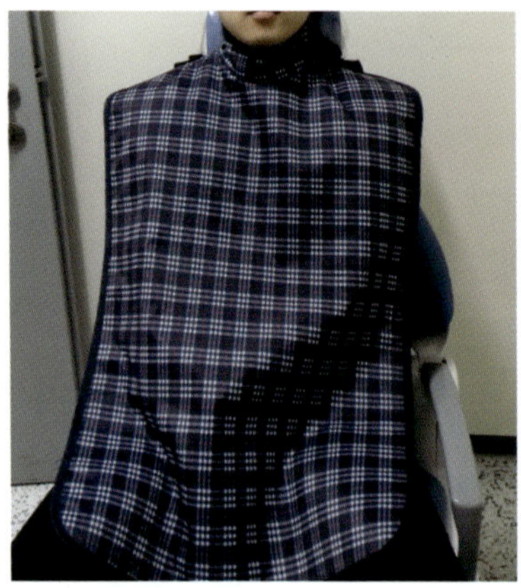

그림 6-9 임산부 보호를 위한 납앞치마 착용 모습

(3) 약물처방

태아는 간과 효소 시스템이 미성숙하여 약물대사능력이 부족하므로 가능한 한 약물 노출을 피해야 한다. 그러므로 임신기, 특히 임신 초기에는 약물을 복용하지 않는 것이 바람직하지만 어쩔 수 없이 약물 복용이 필요한 경우가 있으므로 미국 FDA에서 제시한 위험도 분류 등급을 참고하여 처방하게 된다(표 6-6). 다행히 치과에서 주로 사용하는 약물의 대부분은 비교적 안전하게 임신기에 처방할 수 있다(표 6-7).

수유 중 치과치료 시 약물처방이 필요할 수 있다. 복용한 약물이 모유를 통해 영아에게 영향을 미치는지를 판단해야 하는데, 모유로 배출되는 양이 모체가 복용한 양의 1~2% 미만이므로 대부분의 약물은 영아에게 영향이 없다. 다만 피해야 하는 일부 약물도 있으므로 주의해야 하며, 안전한 약물이라고 해도 수유 직후 약물을 복용하고 최소 4시간 이상 수유를 피하는 것이 좋다.

표 6-6 임신 중 약물의 위험도 분류기준(미국 FDA)

등급	기준
A	임신 여성 대상의 대조임상시험에서 태아에 대한 위험성이 확인되지 않았고 태아손상 가능성이 희박
B	동물실험에서 태아 위험성이 없었으나 임상시험은 시행되지 않았거나 동물실험에서 태아 위험성이 나타났지만 대조임상시험에서는 확인되지 않은 상태
C	동물실험에서 태아 위험성이 증명되었으나 대조임상시험이 시행되지 않았거나 동물실험이나 임상시험이 시행되지 않은 상태
D	태아 위험성이 증명되었으나 특정 상황에서 위험에도 불구하고 약물을 사용해야 함
X	태아기형과 위험성이 증명되어 임신 중인 여성에게 절대로 사용할 수 없음

표 6-7 임신 · 수유 중 약물투여

약물	FDA 위험도 분류	임신기 사용	수유기 사용
국소마취제			
리도카인	B	가능	가능
아티카인	C	주의해서 사용(태아 서맥)	가능
진통제			
아세트아미노펜	B	가능	가능
아스피린	C (임신 후기 : D)	주의해서 사용 후기는 금지(산후출혈, 동맥관수축)	금지
이부프로펜	B (임신 후기 : D)	주의해서 사용 후기는 금지(분만지연)	가능
나프록센	B (임신 후기 : D)	주의해서 사용 후기는 금지(분만지연)	가능
항생제			
페니실린	B	가능	가능
세팔로스포린	B	가능	가능
클린다마이신	B	가능	가능
아지스로마이신	B	가능	가능
테트라사이클린	D	금지(치아변색, 골형성 억제)	금지
클로르헥시딘	B	가능	가능
항바이러스제			
아시클로버	C	가능	가능
팜시클로버	B	가능	가능
항진균제			
플루코나졸	C	가능	가능
니스타틴	B/C	가능	가능
진정수면제			
벤조디아제핀 (디아제팜, 로라제팜)	D	금지(장기복용 시 구순구개열 발생 위험)	금지
아산화질소	분류 안 됨	중기나 후기에 30분 미만으로 사용	가능

Review Test

01. 고혈당증(hyperglycemia)의 발생원인이 <u>아닌</u> 것은?

① 인슐린 분비감소
② 인슐린 분비증가
③ 포도당 생산증가
④ 포도당 이용저하

02. 인슐린 생산 부족으로 생기는 당뇨병은?

① 제1형 당뇨 ② 제2형 당뇨
③ 제3형 당뇨 ④ 임신성 당뇨

03. 임신성 당뇨병(gestational diabetes)에 대한 설명으로 <u>틀린</u> 것은?

① 임산부의 5~7%에서 발생한다.
② 임신 말기에 인슐린저항으로 발생한다.
③ 5~10년 이내에 당뇨병이 재발할 위험이 높다.
④ 출산 후 정상으로 회복되지 않는다.

04. 글루코크르티코이드의 과잉으로 발병하는 질환은?

① 애디슨병(Addision's disease)
② 크레틴병(cretinism)
③ 쿠싱증후군(Cushing syndrome)
④ 그레이브스병(Graves's disease)

05. 다음 중 부신피질호르몬 부족으로 발생하는 질환은?

① 애디슨병(Addision's disease)

② 크레틴병(cretinism)

③ 쿠싱증후군(Cushing syndrome)

④ 그레이브스병(Graves's disease)

06. 부갑상선기능 저하로 생기는 증상이 아닌 것은?

① 사지감각 이상
② 지능저하
③ 심계항진
④ 치조골 소실

07. 유치의 조기탈락, 영구치의 조기맹출, 치조골의 다공증 등을 유발하는 질환은?

① 갑상선기능항진증

② 갑상선기능저하증

③ 부갑상선기능항진증

④ 부갑상선기능저하증

08. 그레이브스병(Graves' disease)의 발생원인은?

① 갑상선기능항진증

② 갑상선기능저하증

③ 부갑상선기능항진증

④ 부갑상선기능저하증

09. 다음 중 임신 · 수유 중 금지해야 할 약물은?

① 리도카인
② 클로르헥시딘
③ 벤조디아제핀
④ 페니실린

10. 임신 중 발생하는 구강합병증으로 옳은 것은?

① 치은염
② 치아동요도
③ 치아상실
④ 치아우식증

정답 01. ② 02. ① 03. ④ 04. ③ 05. ① 06. ④ 07. ① 08. ① 09. ③ 10. ①

Chapter 7 소화기계 및 신장 질환

간 및 신장 질환에서는 치과진료 시 감염에 주의해야 하는 간염과 알코올성 간질환, 신부전, 그리고 소화기계 질환에서 빈도가 높고 구강증상과 관련이 깊은 위장관계 질환에 대해서 살펴보기로 한다.

1 바이러스성 간염 Viral hepatitis

간염은 감염성 또는 비감염성 요인들에 의해 발생하는 간의 염증이다. 그중 바이러스성 간염은 감염성 간염의 가장 일반적인 형태로, A, B, C, D, E, G형의 6가지 형태의 바이러스가 알려져 있으며 각 바이러스들은 구분된 항원적 특징을 가지고 있지만 임상증상은 종종 구분하기가 어렵다. 여기서는 치과치료 시 감염에 주의해야 하는 바이러스성 간염에 대해서 알아보기로 한다.

간염바이러스는 간세포에 강한 친화성을 가져 간세포만 감염시키나 간세포 자체를 파괴하지는 않는다. 바이러스에 감염된 간세포에 대한 우리 몸의 면역반응으로 인해 간세포가 죽게 되어 여러 가지 증상이 나타난다.

1 분류

(1) 감염 형태에 따른 분류

간염바이러스에 감염되어 발생하며, 신체의 면역계가 바이러스 감염을 어떻게 인식하느냐에 따라 급성 바이러스성 간염과 만성 바이러스성 간염으로 분류된다(그림 7-1).

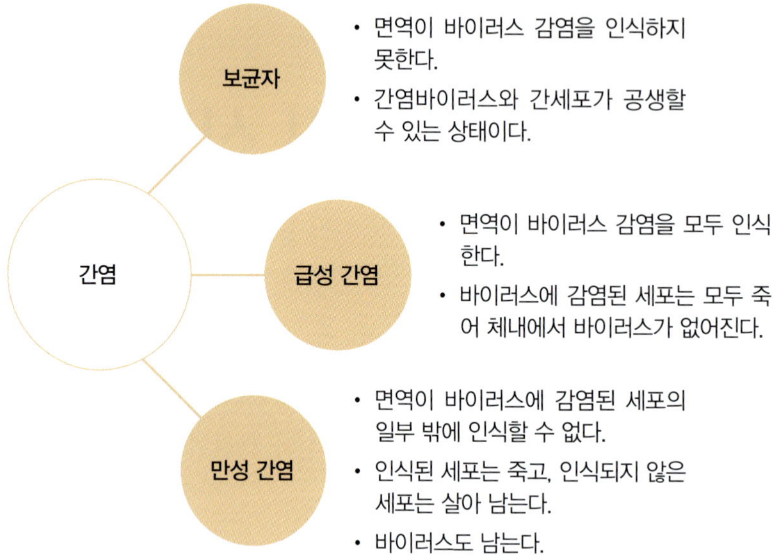
보균자
• 면역이 바이러스 감염을 인식하지 못한다.
• 간염바이러스와 간세포가 공생할 수 있는 상태이다.
간염
급성 간염
• 면역이 바이러스 감염을 모두 인식한다.
• 바이러스에 감염된 세포는 모두 죽어 체내에서 바이러스가 없어진다.
만성 간염
• 면역이 바이러스에 감염된 세포의 일부 밖에 인식할 수 없다.
• 인식된 세포는 죽고, 인식되지 않은 세포는 살아 남는다.
• 바이러스도 남는다.

그림 7-1 감염 형태에 따른 간염의 분류

(2) 바이러스의 종류에 따른 분류

간염을 일으키는 바이러스는 6가지이나 정확히 알려진 것은 5가지이다. HAV(A형 간염바이러스), HBV(B형 간염바이러스), HCV(C형 간염바이러스), HDV(D형 간염바이러스), HEV(E형 간염바이러스)에 의해 발생하여, A형 간염, B형 간염, C형 간염, D형 간염, E형 간염이라고 한다. 중요한 점은 급·만성 간염 여부, 감염 경로, 백신 유무 그리고 발암 가능성이다. 간염의 종류와 특징을 정리하면 **표 7-1**과 같다.

표 7-1 각 간염의 특징

	A형	B형	C형	D형	E형
DNA or RNA 바이러스	RNA	DNA	RNA	DNA	DNA
감염경로	경구	혈액	혈액	혈액	경구
급성 or 만성	급성	급성/만성	만성화되기 쉽다	급성/만성	급성
백신	있다	있다	없다	없다	없다
발암	드물다	조금 많다	많다	드물다	드물다

급성 간염은 전염의 위험이 있으므로 음식물이나 환자의 혈액, 분비물 및 배설물 등의 관리를 철저히 해야 한다. HAV, HEV는 음식물을 통해 전염되며, HBV, HCV 및 HDV는 혈액을 통해 전염된다. HBV, HDV는 성적 접촉에 의해서도 전염될 수 있어 이 바이러스의 보유율이 낮은 나라에서는 넓은 의미의 성병으로 간주되지만 우리나라와 같이 만성 B형 간염이 흔한 지역은 산모와 신생아간 전파가 주된 전파경로이다.

HBV와 HCV는 만성 간염으로 진행될 수도 있어 간경화, 간암 등 만성 간질환을 유발할 수 있지만, HAV와 HEV는 만성 간염으로 진행되지 않는다.

5가지 바이러스 모두 임상증상이 유사하여 진단에는 혈청 바이러스 표지자 검사가 필수적이다.

2 임상증상

(1) 급성 바이러스성 간염(Acute viral hepatitis)

감기와 비슷한 증상으로 발열, 두통, 전신피로, 권태감, 식욕부진 등의 증상이 비특이적으로 나타난다. 황달이 나타나는 시기가 되면 소변색이 갈색 또는 흑갈색으로 변하는데 환자들이 종종 소변이 빨갛다고 표현하기도 한다.

급성 바이러스성 간염은 대부분 3~4개월 이내에 간염의 자각증상이 사라지고 간기능 검사도 정상으로 복구되며 바이러스도 체내에서 없어지면서 질환을 앓기 전과 같은 상태로 완전히 회복된다.

(2) 만성 바이러스성 간염(Chronic viral hepatitis)

급성 바이러스성 간염의 소견이 6개월 이상 지나도 회복되지 않는 경우나 병리조직 소견상 만성 염증 병변이 발견된 경우를 만성 바이러스성 간염이라고 정의한다.

간세포가 죽고 재생하고 다시 죽고 재생하는 식으로, 죽음과 재생을 몇 주기나 반복하게 된다. 그러는 사이에 간의 미세한 구조가 붕괴되어 가는데 붕괴된 최종 단계를 간경화(liver cirrhosis)라고 한다.

3 임상경과

바이러스성 간염의 임상증상은 거의 비슷하며 감염 후 잠복기, 전구기, 황달기 및 회복기의 임상경과를 보인다.

(1) 잠복기(incubation period)

간염바이러스가 체내에서 증식하는 시기로 별다른 증상은 없다.

(2) 전구기(prodromal period) 또는 전황달기(preicteric phase)

3~10일 정도 식욕부진, 오심, 구토, 소화불량, 설사 등 소화기계의 증상과 피로감, 무력감, 발열, 근육통, 두통, 콧물 등의 감기몸살과 유사한 비특이적 전신증상이 나타날수 있다.

(3) 황달기(icteric phase)

1~3주 정도 지속되며 임상적으로 황달이 나타나는 시기이다. 대부분의 전신적인 전구증상은 다소 호전되지만 식욕부진, 오심, 구토, 우측 상복부통증과 같은 위장증상은 증가한다.

(4) 회복기(posticteric phase)

임상증상이 호전되고 간기능도 호전되며 황달이 소실되면서 급성 간염에서 회복되는 시기이다. B, C형 간염 일부에서는 지속성 감염으로 인해 만성 간질환으로 진행되기도 한다.

만성 C형 간염의 경우 비특이적 증상들은 간조직의 섬유화와 간경화, 간세포종양이 발견될 때까지 나타나지 않을 수 있다. 만성 C형 간염바이러스 감염과 연관된 간조직 밖의 면역체계 이상은 자가면역항체의 생성을 유발하여 면역복합체 질환이나 자가면역질환을 일으킬 수 있다. 대표적인 예로는 편평태선(lichen planus)과 쇼그렌증후군(Sjögren's syndrome)이 있으며 이러한 질환들과 진행된 간질환의 징후가 나타날 때는 만성 간염에 대한 검사를 고려해야 한다.

4 구강합병증

심각한 간손상이 동반된 경우 구강 내에 점상출혈, 혈종 형성, 치은출혈 등의 출혈양상을 나타낸다. 구강점막에서 황달이 나타나고 구강칸디다증, 위축성 설염 등을 보이기도 한다.

5 치과치료 시의 주의사항

(1) 활동성 간염 환자

① 어떠한 경우에도 일상적인 치과치료를 피하고 우선 내과의에게 자문을 구한다.
② 응급처치가 필요한 경우 엄격한 지침에 따라 분리된 수술실에서 시행하도록 하며, 간에서 대사되는 약물의 투여는 가능한 한 피한다.
③ 수술이 필요한 경우 수술 전 프로트롬빈시간과 출혈시간을 측정하고 비정상적인 경우 내과의에게 자문을 구한다.

(2) 간염의 과거병력이 있는 환자

환자가 간염바이러스의 만성 보균자인가 하는 점이 중요하고, 간염형을 분류하는 것이 중요하다.

(3) 보균자로 밝혀진 경우

① 환자의 현상태와 치과치료 계획에 대하여 내과의에게 자문을 구한다.
② 엄격한 무균법을 적용한다.
③ 장갑과 마스크를 착용한다.
④ 타액이나 혈액과 접촉될 기회를 최소로 하기 위하여 가능한 한 러버댐을 사용한다.
⑤ 가능하다면 저속 핸드피스를 사용함으로써 에어로졸 생성을 최소화한다.
⑥ 핸드피스를 포함하여 사용한 모든 기구를 깨끗이 닦고 소독한다.

(4) 간염 증상이 있는 환자

내과의에게 즉시 자문을 구하여 응급처치를 해야 하는 경우는 급성 간염으로 간주하고 시행한다.

2 알코올성 간질환 Alcoholic liver disease

알코올은 만성 간질환을 유발하는 매우 중요한 원인으로, 지방간, 알코올성 간염 및 간경화까지 다양하게 발병시킨다.

간은 재생능력이 뛰어나 음주로 인해 급성 간손상이 유발되어도 그 손상이 지속되지 않으면 정상적으로 회복이 가능하다. 그러나 음주를 계속하여 간손상이 반복되면 비가역적인 변화가 일어나 간경화로 진행하게 되며, 결국 간경화 합병증으로 사망하게 된다.

알코올에 의한 간손상은 초기에는 지방간의 소견을 보이고, 음주를 계속하면 알코올성 간염이 유발되며, 알코올성 간염에서 간경화로 진행한다고 알려져 있다.

정상간 → 지방간 → 알코올성 간염 → 간경화

1 위험인자

알코올성 간질환의 위험인자로 음주량과 음주기간이 가장 중요하다. 일주일에 280~490mL의 술을 마시는 경우 알코올성 간질환을 유발하며, 매일 술을 마시는 것이 간헐적으로 많이 마시는 것보다 더 위험하다. 여성은 남성보다 술을 적게 마시더라도 알코올성 간질환을 유발할 위험성이 높다. B형과 C형 간염 표지자는 일반인보다 알코올성 간염 환자에게서 더 흔하게 관찰된다.

2 임상증상

① 피부의 거미 모양 혈관종
② 손바닥의 홍반성 변화
③ 손톱색깔의 백색변화나 손톱의 줄무늬
④ 설명할 수 없는 찰과상
⑤ 이하선비대
⑥ 발목부종
⑦ 복수
⑧ 공막과 점막의 황달

3 치과치료 시의 주의사항

① 만성 음주력이 있는 환자는 세균, 진균, 바이러스 등의 미생물에 대한 저항력이 감소되고 항체반응 억제, 면역에 관여하는 림프구 증식반응의 감소, 그리고 세포면역반응

이 억제된다. 따라서 치과의사는 환자의 음주량과 음주기간을 확인할 필요가 있으며, 의심이 되면 예비검사 목적으로 검사실 검사(일반혈액검사, AST, ALT, 출혈시간, 트롬빈시간, 프로트롬빈시간)를 시행해야 한다. 예비검사가 비정상적이면 내과의사에게 자문을 의뢰해야 한다.

② 간에서 대사되는 약물의 사용량을 줄인다.

③ 감염에 약하므로 무균 술식에 주의를 기울인다.

3 신부전 Renal failure

신장은 인체의 항상성 유지를 조절하는 기관으로 크게 배설기능과 내분비기능이 있으며 구체적으로는 다음과 같다.

① 체액량과 혈장의 산염기평형 조절

② 질소노폐물 배설

③ 레닌(renin)의 분비(혈압저하 시 분비되어 체액량 유지)

④ 적혈구형성인자(에리트로포이에틴, erythropoietin) 분비

⑤ 비타민 D의 활성화

⑥ 혈압조절

⑦ 약물대사 담당

⑧ 부갑상선호르몬과 알도스테론(aldosteron)의 표적기관

신부전은 신장기능 중 사구체여과율로 대표되는, 배설기능의 저하를 특징으로 하는 상태를 말한다. 신부전이 발생하면 빈혈, 비정상적인 출혈, 전해질과 체액의 불균형, 고혈압, 약물 부작용, 골격이상으로 인해 치과치료 시 영향을 받을 수 있다.

1 원인 및 분류

(1) 급성 신부전(Acute renal failure)

수술, 투약, 임신 합병증, 외상, 신장독소 등과 관련이 있으며, 신장 그 자체에는 문제가 없지만 어떤 원인으로 신장혈류가 급격히 감소됨으로써 발생하거나, 신장 그 자체의 문제로 인해 발생하기도 한다.

7

(2) 만성 신부전(Chronic renal failure)

신장 자체의 기능장애에 의해 발생하는데 당뇨병, 고혈압, 만성 사구체신염이 가장 흔한 원인이다.

신장의 배설, 내분비, 대사기능이 보상기전의 이상으로 더욱 악화되어 항상성을 유지하는 신장의 기능이 상실되면 신부전, 배설물 축적, 내분비 및 대사기능 장애에 의해 다양한 임상 증후군이 유발되는데 이를 요독증(uremia)이라고 한다. 만성 신부전의 경우 초기에는 보존적 치료(식이조절, 약물요법)를 하지만, 최종적으로는 혈액투석, 복막투석, 신장이식을 해야 한다.

2 임상증상

(1) 급성 신부전

급격한 소변배설량의 변화, 피로, 호흡곤란, 부종, 빈혈, 고혈압, 빈맥 등이 나타난다.

(2) 만성 신부전

초기에는 자각증상이 없고 신장의 파괴가 심하게 진행된 말기에 이르러서야 증상이 나타난다.

① 식욕부진, 오심과 구토, 전반적인 위장염, 위궤양 질환
② 빈혈, 출혈경향의 증가
③ 피부의 황갈색 착색과 가려움
④ 고혈압, 심부전
⑤ 전해질 불균형으로 인한 부종
⑥ 신성 골이영양증 : 이차적인 부갑상선기능항진증으로 인해 뼈로부터 칼슘을 이동시켜 골연화증, 섬유성 골염, 결국에는 다양한 심도의 골경화증을 일으킨다. 골절 후 느린 치유 속도를 보이고, 근육질환, 고관절의 무균적 괴사, 뼈의 석회화 외에도 소아의 경우 골성장의 저하가 일어날 수 있다.
⑦ 질소노폐물의 축적으로 뇌병증, 딸국질, 심막염, 구토, 오심, 발기부전, 권태감, 소양증, 생리불순, 신경병증 등이 발생하며 요독증은 거식증을 유발하고 단백질 대사장애를 일으키며 영양결핍을 일으켜 체지방량을 유지하기 어렵다.
⑧ 대사성 산증과 고칼륨혈증
⑨ 면역력의 저하로 인한 감염성 증가

3 구강 내 병소 및 합병증

① 빈혈로 인해 구강점막이 창백해진다.
② 소양증과 협점막의 오렌지색 착색이 나타난다.
③ 구강건조증과 이하선 감염이 발생한다.
④ 구강칸디다증이 발생한다.
⑤ 특징적인 암모니아 냄새가 난다.
⑥ 요독성 구내염으로 인한 궤양이 발생한다.
⑦ 신성 골이영양증(치조백선 소실, 심한 치주조직 파괴, 치아동요, 맹출 지연, 법랑질저형성증, 치수의 석회화, 치수강 협착)이 나타난다.

4 치과치료 시의 주의사항

(1) 보존적 치료 환자

① 내과 의사에게 자문을 의뢰한다.
② 시술 전과 시술 중에 면밀하게 혈압을 측정한다.
③ 출혈 가능성 때문에 출혈성 장애에 대한 검사 결과를 확인한다.
④ 신장에서 대사되는 약물이나 신장에 위해가 되는 약물의 사용을 금한다.
⑤ 감염 가능성이 있는 원인 요소를 제거하고 최상의 구강위생상태를 유지한다.

(2) 투석 환자

① 혈액투석은 혈소판의 기계적 파괴와 항응고제(헤파린)의 사용으로 인해 출혈 경향을 더욱 증가시킨다.
② 외과적 수술 전에 출혈시간, 혈소판 수를 포함한 검사를 시행한다.
③ 치과치료는 투석 다음날 오전이 가장 좋다.
④ 감염에 약하므로 관혈적 시술 시 예방적 항생제 투여가 필요하다.

(3) 신장이식 환자

① 신장이식이 예정된 환자는 이식 전에 구강 내 감염의 원인이 될 만한 요소들은 적극적으로 제거하여 신장이식 전에 건강한 구강상태를 회복시켜주는 것이 중요하다.
② 감염원이 될 수 있는 무수치, 매복치, 치주염에 대해 적절하게 처치한다.
③ 면역억제제 투여로 인한 감염 위험성이 높아지고, 면역억제제에 의해 구강 내 염증 초기증상과 징후가 가려질 수 있으므로 정기적이고 세밀한 구강검진이 필요하다.

7

④ 치과치료 시 매 치료마다 예방적 항생제 처방이 필요하다.
⑤ 구강영역의 합병증 : 치은비대

4 위장관질환 Gastrointestinal disease

소화성 궤양, 염증성 창자질환, 베체트장염, 그리고 위막성 대장염에 대해서 살펴보기로 한다.

1 소화성 궤양

소화성 궤양(peptic ulcer disease)은 펩신에 의해 소화관 점막이 손상을 받아 궤양을 일으키는 질환으로 위궤양과 십이지장궤양이 대표적이다. 궤양이란 활동성 염증에 의한 위나 십이지장 점막의 손상으로 국소적으로 함몰이 나타나는 것을 말하며 종종 만성적인 양상을 보인다.

(1) 원인

헬리코박터 파일로리(*Helicobacter pylori*, *H. pylori*)와 비스테로이드항염증제(nonsteroidal antiinflammatory drugs, NSAIDs)의 사용이 소화성 궤양의 주된 원인이다.

*H. pylori*는 위에서 서식하는 세균으로 점막을 손상시킬 수 있으며, 숙주의 면역체계를 피할 수 있는 능력이 있다. *H. pylori*는 위의 상피세포와 직접적인 접촉을 통해 다양한 염증 관련 사이토카인의 생산을 유도하고 염증을 유발해서 신체의 면역체계에 항원으로 인지되어 면역반응을 일으킨다. 신체의 이러한 면역반응은 세균을 없애기보다는 위의 상피세포를 손상시킨다.

NSAIDs는 위십이지장점막의 항상성 유지기능을 하는 프로스타글란딘의 형성을 방해하기 때문에 점막의 방어기전과 회복기능을 손상시키게 된다. 이러한 궤양 발생의 위험은 고령 환자, 궤양 병력이 있는 환자, 부신피질호르몬제나 항응고제를 동시에 사용하고 있거나 한 가지 이상의 NSAIDs를 복용하는 환자들에게서 더 높다.

(2) 임상증상

공복 시 심해지고 식사와 함께 증상이 호전되는 명치끝의 타는 듯한 통증은 소화성 궤양과 연관이 있다. 대부분 무증상이지만, 장기간 지속되면 명치(상복부) 통증을 경험한다.

십이지장궤양 환자의 전형적 통증은 식후 1시간 30분에서 3시간 후에 발생하는 복통으로 제산제를 복용하거나 음식물을 섭취하면 호전되기도 한다. 특히 자정에서 새벽 3시 사이에 나타나는 잠에서 깰 정도의 통증은 십이지장궤양의 특징적인 소견이며 약 2/3의 환자가 호소하는 증상이다. 위궤양 환자는 오히려 음식물 섭취 후에 더 심해지기도 한다.

(3) 치료

*H. pylori*의 제균과 NSAIDs에 의한 궤양 발생의 치료 및 예방이 중심이 되며, 위산분비를 촉진하는 히스타민이 벽세포를 자극하기 때문에 이를 억제하는 H_2수용체길항제가 사용된다.

(4) 치과치료 시의 주의사항

① 위장관상피에 자극을 줄 수 있는 아스피린, NSAIDs의 처방은 피하고, 아세트아미노펜이 대체제로 권장된다.

② *H. pylori*는 치면세균막 내에서도 발견되는데, 이는 소화관에서 발생하는 감염과 재감염의 저장소로서 작용할 수 있으므로, 좋은 구강위생습관과 정기적인 스케일링이 도움이 된다.

③ 소화성 궤양 치료제로 사용되는 양성자펌프억제제(PPI)는 미각을 변화시킬 수 있다.

2 염증성 장질환

염증성 장질환(inflammatory bowel disease, IBD)은 궤양성 대장염 및 크론병을 함께 아우르는 용어로, 궤양성 대장염은 대장과 직장에 국한해서 궤양이 발생하는 반면, 크론병은 구강에서 항문에 이르는 소화관의 어느 부위에서든 궤양이 발생할 수 있다.

(1) 원인

정확하게 밝혀진 원인은 없지만 자가면역체계와 상관없이 장내세균에 대한 이상반응이 그 원인으로 제기되고 있다.

7

(2) 임상증상

설사, 발열, 복통의 3가지가 기본 증상이다.

① 궤양성 대장염(ulcerative colitis)

평생 동안 대장, 특히 직장에서 염증성 반응이 악화와 완화를 반복하면서 지속되며 설사, 혈액이 섞인 설사, 경련성 복통 등이 나타난다. 관절염, 결절성 홍반, 안구질환(홍채염, 포도막염) 등도 나타날 수 있다.

② 크론병(Crohn's disease)

만성 재발성 특발성 질환으로, 궤양이 분절성이며 병소 사이사이에 정상 점막이 존재하는 것이 특징이다. 소화관 전체에서 발생하며, 섬유화나 궤양을 동반하는 육아종성 염증성 병변이 특징적으로 발생한다. 재발성 또는 지속성 설사, 복통, 원인을 알 수 없는 발열, 관절염, 포도막염, 체중감소가 나타난다. 크론병에서는 구강궤양이나 외음부궤양이 드물다.

(3) 구강합병증

① 아프타성 궤양과 유사한 병소가 궤양성 대장염 환자의 20%에서 발견된다.

② 크론병 환자의 약 20%에서는 구강 증상이 위장관 증상보다 몇 년 앞서 나타날 수 있는데 특징적으로 점막궤양과 구순과 협부의 종창(구강안면육아종증)이 산재성으로 나타난다(그림 7-2).

③ 위장관 상태가 의학적으로 조절될 경우 해소된다.

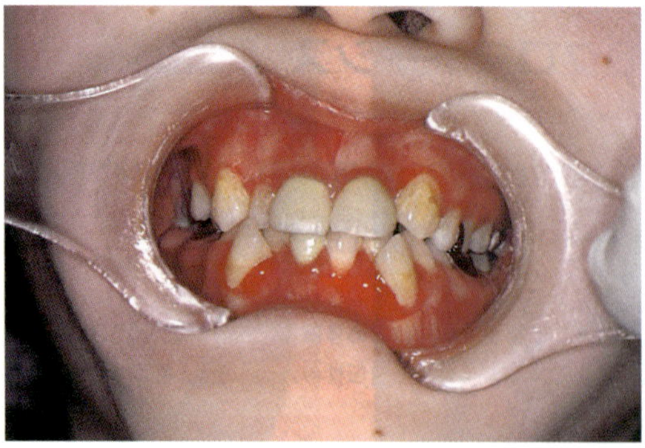

그림 7-2 크론병 환자의 구강 내 육아종성 병변

(4) 치료

염증 억제에 중점을 둔 약물치료가 중심이며 완치가 어렵다.

3 베체트장염

베체트병(Behçet disease)으로 진단된 환자 중 장관에 베체트병과 연관된 병소가 생긴 경우로 치료에 대한 반응이 불량하고 소화관 출혈 및 천공 등의 합병증이 많이 발생하여 베체트병의 중요한 사망원인이 된다.

(1) 원인

베체트병이 그 원인으로 베체트병은 임상적으로 포도막염, 재발성 아프타성 구내염(그림 7-3), 외음부 궤양을 특징으로 하는 만성 재발성 전신성 질환이다. 베체트병의 원인은 아직 알려져 있지 않으나, 밝혀지지 않은 병원체나 물질이 유전적 소인이 있는 사람에게 림프구와 백혈구의 기능 이상을 초래하여 병을 유발하는 것으로 생각되고 있다.

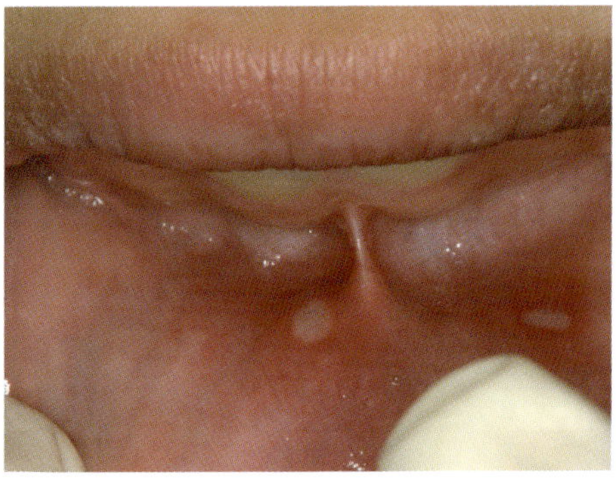

그림 7-3 재발성 아프타구내염

(2) 임상증상

베체트병으로 진단받고 평균 4~6년이 경과한 후부터 위장관 병변이 발생하게 되어 복통, 대장궤양, 설사, 혈변 등이 나타나며 천공이 발생하기도 한다.

(3) 치료

베체트병의 치료는 침범된 장기별로 약물치료를 하게 되는데 베체트장염도 환자의 상태에 따라 생활습관의 조절, 경구약 등으로 치료하며 장기간 꾸준히 치료를 하는 것이 중요하다.

(4) 치과치료 시의 주의사항

① 재발성 아프타성 구강궤양이 존재할 경우 신체의 다른 부위에 궤양이 존재한 적이 있는지 또는 존재하는지 확인하여 구강궤양과 베체트병과의 관련성 여부를 확인할 필요가 있다.

② 베체트병 환자의 경우 증상 조절을 위해 약물을 복용하는 경우가 있는데, 장기간 스테로이드를 복용하고 있는 환자의 경우, 치과치료 시에 스트레스 조절이 필요하다.

4 위막성 대장염

(1) 원인

위막성 대장염(antibiotic-induced diarrhea, psuedomembranous colitis)은 광범위한 항생제 사용으로 인해 혐기성 장내세균이 결핍되고 이로 인해 클로스트리디움 디피실(*Clostridium difficile*)이 과잉으로 증식되어 발병한다.

린코마이신(lincomycin), 클린다마이신(clindamycin), 암피실린(ampicillin), 세팔로스포린(cephalosporin)과 같은 항생제를 사용할 때 이런 위험성이 가장 높다.

(2) 임상증상

설사, 심한 탈수, 복통 등이 나타난다.

(3) 치료

항생제 사용을 중단하고, 독소를 생산하는 클로스트리디움 디피실을 제거할 수 있는 항생제를 투여한다. 메트로니다졸(metronidazole)과 반코마이신(vancomycin) 항생제가 주로 사용된다.

(4) 치과치료 시의 주의사항

위막성 대장염을 일으킬 가능성이 높은 항생제는 주의해서 사용한다.

Review Test

01. 다음 중 발암 가능성이 제일 높은 간염 바이러스는?

① A형 간염바이러스 ② B형 간염바이러스
③ C형 간염바이러스 ④ D형 간염바이러스

02. 다음 중 혈액을 통해 전염되는 간염바이러스가 <u>아닌</u> 것은?

① A형 간염바이러스 ② B형 간염바이러스
③ C형 간염바이러스 ④ D형 간염바이러스

03. 간염 바이러스 보균자 치료 시 주의사항으로 옳지 <u>않은</u> 것은?

① 내과의에게 자문을 구한다.
② 러버댐을 사용하지 않는다.
③ 엄격한 무균법을 적용한다.
④ 저속핸드피스를 사용한다.

04. 알코올성 간질환의 진행경로로 맞는 것은?

㉠ 정상 간	㉡ 알코올성 간염	㉢ 지방간	㉣ 간경화

① ㉠-㉡-㉢-㉣ ② ㉠-㉡-㉣-㉢
③ ㉠-㉢-㉣-㉡ ④ ㉠-㉢-㉡-㉣

05. 크론병의 증상이 아닌 것은?

① 설사 ② 발열 ③ 출혈 ④ 경련

06. 다음 중 크론병 환자에서 나타나는 특징적인 구강 내 증상은?

① 단순포진성 궤양
② 구강안면 육아종증
③ 치은비대
④ 협점막의 착색

07. 위궤양 환자에게 추천되는 진통제는?

① 아세트아미노펜
② 아스피린
③ 이부프로펜
④ 페닐부타존

08. 베체트병과 관련이 없는 것은?

① 재발성 아프타성 구내염
② 외음부 궤양
③ 요독성 구내염
④ 포도막염

정답 01. ③ 02. ① 03. ② 04. ④ 05. ④ 06. ② 07. ① 08. ③

Chapter 8 감염성 질환

치과치료 시 발생할 수 있는 감염성 질환의 종류와 특성 및 치료 시 주의사항에 대해서 살펴본다. 또한 면역성 질환의 종류와 특징 및 치과치료 시 주의사항에 대해서도 살펴보기로 한다.

1 감염성 질환 Infectious disese

치과 진료실에서 감염 및 감염성 질환의 관리가 소홀해지면 진료 중인 의료진과 환자 간에 상호감염의 위험성이 생기고 더 나아가 감염성 질환의 종류에 따라 가족이나 지역사회로 감염이 전파될 가능성도 배제할 수 없다. 따라서 이러한 질환의 종류와 그 특성을 파악하여 대비할 필요가 있다(표 8-1).

8

표 8-1 치과에서 접할 수 있는 감염성 질환

감염원	질환명	감염경로	잠복기	감염 가능 기간	백신 유무
HIV (human immunodeficiency virus)	AIDS (후천면역결핍 증후군)	• 혈액 • 성접촉 • 태반 및 주산기	• 항체 양성 1~3개월 • 질환 진단 1~15년 이상	무증상기~평생	× (개발 중)
HAV (hepatitis A virus)	A형 간염	• 분변-경구 • 음식, 물, 조개류	15~50일 (평균 1개월)	증상 발현 2~3주 전부터 8일 후까지	○

표 8-1 치과에서 접할 수 있는 감염성 질환 (계속)

감염원	질환명	감염경로	잠복기	감염 가능 기간	백신 유무
HBV (hepatitis B virus)	B형 간염	• 혈액 • 타액 및 체액 • 성접촉 • 주산기	2~6개월 (평균 2~3개월)	증상 발현 이전부터 이후까지 보균자는 무기한	○
HCV (hepatitis C virus)	C형 간염	• 피부 경유 • 혈액 • 주삿바늘	2주~6개월 (평균 6~9주)	증상 발현 1주 전부터 보균자는 무기한	×
HSV (Herpes simplex virus-1, 2)	• 급성 포진성 치은구내염 • 구순포진 • 눈 감염 • 헤르페스 생인손	• 타액 • 직접접촉 • 간접접촉 • 성접촉	2~12일	• 구순염 : 증상 발현 1일 전부터 딱지가 생길 때까지 • 급성 포진성 치은구내염 : 회복 후 7주까지	×
VZV (Varicella-zoster virus)	• 수두 • 대상포진	• 직접접촉 • 간접접촉 • 공기 중 비말	2~3주	발진이 생기기 5일 전부터 딱지가 생길 때까지	○
EBV (Epstein-Barr virus)	감염단핵구증	• 직접접촉 • 타액	4~6주	• 지속적 • 후두분비물에 의해 감염 후 1년간	×
Mycobacterium tuberculosis	결핵	• 비말핵 • 가래 • 타액	2~10주	가래에서 균이 보이는 동안 계속	○
Treponema pallidum	• 매독 • 선천성 매독	• 직접접촉 • 태반	10일~3개월	무기한 또는 2~4년간	×
Neisseria gonorrhoeae	• 임질 • 임균성 인두염	• 직접접촉 • 간접접촉	2~7일	• 잠복기 • 치료되지 않은 경우 수년간	×
Mumps virus (paramyxo virus)	• 유행성이하선염(볼거리)	• 직접접촉 • 공기 중 비말	12~25일	• 노출 12~25일 후 • 증상발현 6~7일 이전부터 이하선부종 9일 후까지	○
Influenza viruses (A, B, C)	독감	• 콧물 • 호흡기 비말	1~3일	증상 발현 후 3~5일	○
Candida albicans	칸디다증	• 분비물(입, 피부, 질)	다양	병소가 존재하는 동안	×

1 성병

1) 임질(Gonorrhea)

(1) 원인

그람음성 쌍구균의 일종인 임균(*Neisseria Gonorrhoeae*)에 의해 발생하는 감염병으로, 점막 특히 요도 점막에서 많이 발생한다. 주로 성적 접촉으로 전파되는 질환이다. 또한, 감염 성기로부터 손을 통해 구강감염이 일어날 수 있다(임균성 인두염).

(2) 임상증상

구강 및 인두에 감염이 일어나면 점막에 광범위한 백색 또는 황백색 반점과 궤양 및 부종, 발적이 일어나고 입을 움직일 때 통증이 발생한다.

(3) 치과치료 시의 주의사항

① 임질 병력이 있는 경우 완치가 확인되면 정상적으로 진료가 가능하다.
② 현재 임질을 치료 중이거나 임질이 의심되는 경우에는 치료 전 내과의에게 자문을 구한다.
③ 교차감염을 방지하기 위해 철저하게 대비한 후 치료를 시작한다.

2) 매독(Syphilis)

(1) 원인

나선 모양 균인 매독균(*Treponema pallidum*)에 의한 감염병이다. 구강 및 성기 부위에서 잘 증식하며 주로 성적 접촉으로 전파되고 모체에 감염 시 태반을 통해 태아에게 감염되어 선천성 매독이 발생한다.

(2) 임상증상

감염 후 시간의 경과에 따라 1기, 2기, 3기로 나눌 수 있는 증상들이 나타난다.

① 1기 매독 : 감염 후 수일에서 수주일의 잠복기를 거쳐 감염 부위에 전염성 경감하감(굳은궤양, chancre)(그림 8-1)이 나타난다.
② 2기 매독 : 초기 감염 수개월 후에 균이 전신으로 확대되면서 피부 및 점막 발진(그림 8-2), 발열, 권태감, 관절통, 눈의 병변 등이 생긴다.

③ 3기 매독 : 2기 매독 후에 수년간의 무증상기를 거쳐 각종 장기의 고무종(gumma), 척수매독(tabes dorsalis), 진행성 마비 등이 일어나게 된다.

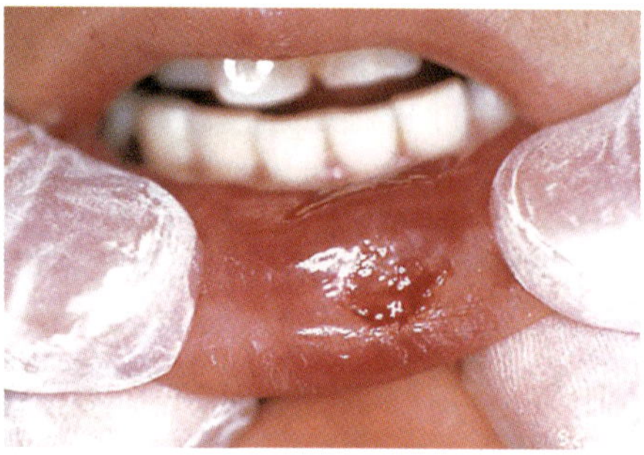

그림 8-1 매독성 궤양

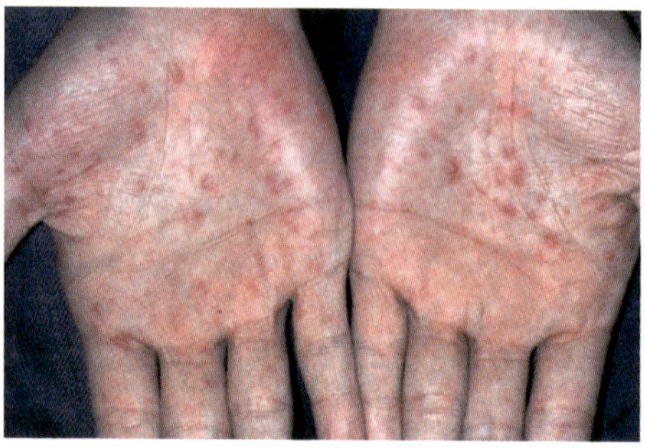

그림 8-2 2기 매독의 발진

Tip

선천성 매독(congenital syphilis)

태내에서 감염되면 감염 시기에 따라 유산이나 조산이 일어나기도 하고 발육이 늦으며, 임신 말기에 감염되면 허친슨 3징후(Hutchinson's triad)라 불리는 치아이상(허친슨 치아), 실질성 각막염, 내이성 난청 등이 나타난다.

허친슨 치아(Hutchinson's teeth)란 태아가 매독의 원인균인 *Treponema pallidum*에 감염되어 나타나는 치아의 형성부전으로, 상악중절치가 나무통 모양의 치관을 보이며 절단연부는 반달 모양으로 결손된다(그림 8-3).

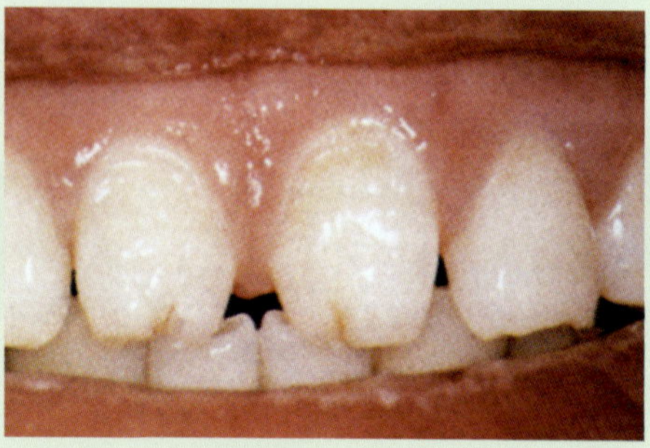

그림 8-3 허친슨 치아(Hutchinson's teeth)

(3) 치과치료 시의 주의사항

① 매독 병력이 있는 경우 완치가 확인되면 정상적으로 진료가 가능하다.
② 현재 매독을 치료 중이거나 매독이 의심되는 경우 치료 전 내과의에게 자문을 구한다.
③ 교차감염을 방지하기 위한 철저한 대비 후 치료를 시작한다.
④ 구강 내 병소가 있는 경우 전염 가능성이 높으므로 특히 주의한다.

2 후천면역결핍증후군

후천면역결핍증후군(acquired immunodeficiency syndrome, AIDS)은 사람면역결핍바이러스(human immunodeficiency virus, HIV)에 감염되어 발생하는데, 느리게 진행되며 면역반응으로, 가벼운 이상이 있는 것부터 심각한 면역억제와 동반된 치명적인 감염병을 일으키는 것까지 있다.

사람면역결핍바이러스(HIV)는 감염된 사람의 체액에서 발견되는데 주로 혈액, 정액, 질분비액, 모유 등을 통해 간염이 일어나는 것으로 알려져 있다. 타액, 누액, 소변, 기관지 분비물에서도 HIV가 발견되지만 이를 통한 감염 사례는 알려진 바가 없다.

바이러스에 노출된 지 6주~6개월 이내에 HIV 항체가 검출되면 감염된 것으로 본다. 감염된 기간 동안 바이러스의 생성이 활발하게 계속되는데, 감염 이후 확실한 AIDS 증상이 나타날 때까지 15년 이상의 잠복기가 있다.

(1) 원인

후천면역결핍증후군(acquired immunodeficiency syndrome, AIDS)은 사람면역결핍바이러스(human immunodeficiency virus, HIV)에 감염되어 발생한다.

HIV는 레트로바이러스(retrovirus)의 일종으로 인체 내에 감염되면 혈류를 따라 이동하여 $CD4^+$ 수용체를 가진 보조T세포(helper T cell), 단핵구(monocyte), 대식세포(macrophage) 등의 면역세포와 특정 신경세포, 뇌조직의 신경아교세포(glial cell) 등에 붙어 세포가 정상적인 기능을 못하게 함으로써 면역억제를 일으킨다.

(2) 임상증상

HIV에 노출된 후 감염된 사람의 약 절반 정도에서 독감과 유사한 증상이 2~6주 이내에 나타난다. 주요 증상으로 열, 림프절병증(lymphadenopathy), 인두염, 피로, 근육통, 피부발진, 바이러스혈증(viremia) 등이 있다.

8

① 초기

$CD4^{+}$ 수가 500cells/mm³ 이상인 상태로, 보통 별다른 증상이 없으나 림프절병증과 피부 병소가 있을 수 있다.

이후의 단계보다 구강 내 병소가 흔히 나타난다. 아프타궤양, 구순포진, 모백반증(hairy leukoplakia) 등이 있는데, 모백반증이 나타나는 경우는 HIV-1 감염의 특징적인 증상이며 질병의 진행을 나타내는 지표가 된다.

② 중기

$CD4^{+}$ 수가 200~500cells/mm³인 상태로 피부 및 구강 내 병소가 흔히 나타나며, 재발성 단순포진, 대상포진, 칸디다증 등이 발생한다.

전신 증상으로는 열, 체중감소, 피로, 편두통, 두통 등이 나타난다. 구강이나 질의 칸디다증은 폐포자충폐렴(pneumocystis carinii pneumonia) 가능성을 예측하는 변수가 된다.

③ 말기

$CD4^{+}$ 수가 50~200cells/mm³인 상태로 면역반응의 소실과 반복되는 기회감염으로 소모성 병증이 지속된다. 장기간 발열이 지속되고 심한 체중감소, 빈혈, 만성 설사, 쇠약 등의 증상이 나타난다. 말기 후천면역결핍증후군 환자는 치매(HIV-1 dementia)와 같은 정신적 질환도 보이며 카포시육종(Kaposi's sarcoma)(그림 8-4), B세포림프종, 비호지킨림프종(non-Hodgkin's lymphoma)과 같은 종양도 발생한다.

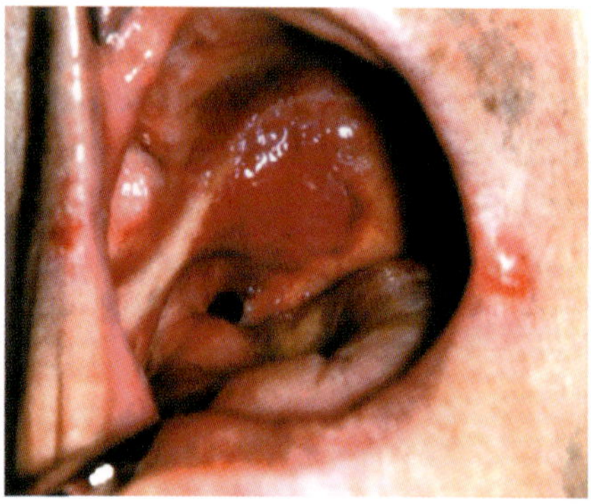

그림 8-4 AIDS 환자의 카포시육종

(3) 치과치료 시의 주의사항

① 후천면역결핍증후군 병력이 확인되거나 구강 내에 후천면역결핍증후군을 의심할 만한 증상이 있는 경우 치료 전 내과의에게 자문을 구한다.

② 교차감염 및 환자의 기회감염을 방지하기 위해 철저한 무균적 술식이 이루어져야 한다. 이에 대한 대비가 불가능한 경우 통증 완화를 위한 응급처치만 시행한다.

Review Test

01. 임질(gonorrhea)의 원인에 대한 설명으로 옳지 않은 것은?

① 그람음성 쌍구균의 일종인 임균에 의해 발생한다.
② 나선모양 균에 의한 감염병이다.
③ 주로 성적 접촉으로 전파되는 질환이다.
④ 특히 요도 점막에서 빈발한다.

02. 매독 3기 환자에서 볼 수 있는 증상이 아닌 것은?

① 점막발진　② 척수매독
③ 고무종　④ 진행성 마비

03. 허친슨 3징후(Hutchinson's triad)가 아닌 것은?

① 바이러스혈증　② 치아이상
③ 실질성 각막염　④ 내이성 난청

04. 사람면역결핍증후군(HIV)의 감염경로가 아닌 것은?

① 혈액　② 질분비액
③ 타액　④ 정액

05. 후천면역결핍증후군(AIDS)의 설명으로 옳지 않은 것은?

① 사람면역결핍바이러스 감염에 의한 질환이다.

② 림프절병증, 인두염, 바이러스혈증, 피부발진 등이 주 증상이다.

③ 레트로바이러스의 일종으로 면역억제를 일으킨다.

④ 기회감염 우려가 적어 무균적 술식은 하지 않아도 된다.

8

정답 01. ② 02. ① 03. ① 04. ③ 05. ④

Chapter 9 신경계 및 정신질환

신경계의 주요 질환인 뇌졸중, 뇌전증과 함께 정신질환 중에서 발생빈도가 높은 불안장애와 우울증 등에 대해서 살펴보기로 한다.

1 뇌졸중 Stroke

뇌졸중은 뇌로 공급되는 혈액이 갑자기 차단되어 산소가 공급되지 않는 심각하고 치명적인 뇌혈관사고(cerebrovascular accident, CVA)를 의미한다. 혈류가 차단되어 뇌에 허혈성 손상이 발생하면 해당 부위의 뇌조직에 국소 괴사가 일어난다. 손상이 크면 사망할 수 있고, 생존하더라도 운동, 언어, 인지 기능에 장애를 남기는 경우가 많다.

1 분류

뇌졸중은 다음의 4가지 상태로 구분한다.

① **일과성 허혈발작**(transient ischemic attack, TIA) : 뇌로 가는 혈류공급에 일시적 장애가 생긴 작은 뇌졸중으로 신체 한쪽에 무감각, 허약감, 저림, 발음장애를 보이며 10분 이내에 회복된다.

② **가역성 뇌허혈성 신경장애**(reversible ischemic neurologic deficit, RIND) : 일과성 허혈발작(TIA)과 유사하며 24시간 이내에 회복된다.

③ **진행성 뇌졸중**(progressive stroke) : 계속 악화되는 상태이다.

④ **완성뇌졸중**(completed stroke)

9

2 원인

뇌졸중의 약 80%는 죽상경화증(atherosclerosis)으로 인한 뇌의 허혈이나 경색이 원인이며, 나머지 20%는 뇌출혈 때문에 발생한다. 죽상경화증과 심장질환(심근경색증, 심방세동)은 혈전과 색전으로 인한 뇌졸중의 위험을 증가시키며 고혈압은 뇌출혈로 인한 뇌졸중의 가장 큰 위험요인이다.

3 임상증상

뇌졸중의 징후는 반신마비, 일시적인 언어상실, 언어장애, 일시적인 시력저하나 시력상실, 어지러움, 불안정, 낙상이며 뇌졸중 후에는 언어장애, 반신마비, 부전마비, 감각기능상실, 운동력 약화 등의 신경장애를 보인다.

4 치료

① 가장 중요한 치료는 예방으로 뇌졸중 발생의 위험요인을 제거하거나 감소시켜야 한다. 즉, 혈압을 낮추고 혈전 예방을 위해 항혈소판 치료, 경동맥내막절제술 등을 시행한다.
② 뇌졸중이 발생하면 즉시 병원으로 이송하여 생명구호조치를 하고 혈전이나 색전을 제거하며 뇌부종을 줄인다.
③ 환자가 생존하면 뇌졸중 재발을 억제하기 위한 예방(항응고제, 항혈소판제 복용 등) 및 약물치료, 재활치료를 한다.
④ 재활치료에는 물리치료, 작업치료, 언어치료 등이 포함된다.

5 치과치료 시의 주의사항

① 뇌졸중 환자를 찾아내고 재발되지 않도록 주의한다.
② 뇌졸중 발생 후 6개월 이내에는 재발 위험이 크므로 치과치료를 연기한다.
③ TIA, RIND 환자는 뇌졸중 발생 위험이 크므로 응급 치과치료만 한다.
④ 항응고제나 항혈소판제를 복용 중인 환자들은 출혈 이상의 위험이 있다.
⑤ 구강의 감각이상이나 통증, 미각이상을 보일 수 있다.

⑥ 구강과 손, 팔 등의 운동기능장애 때문에 의치 유지와 구강위생관리가 어렵다(그림 9-1).
- 전동칫솔, 손잡이가 큰 칫솔, 구강세정기가 효과적이다.
- 치과에 자주 내원하여 관리한다.

⑦ 스트레스가 없는 오전에 짧게 진료한다.

⑧ 치과치료 시 혈압을 확인하고 혈관수축제가 포함된 국소마취제는 최소로 사용한다.
- 1:10만 에피네프린을 포함하는 리도카인 카트리지는 2개 이내로 사용한다.

⑨ 뇌졸중 환자에게 말할 때 치과의료진은 마스크를 벗고 얼굴을 마주보면서 천천히 명확하게 말한다.

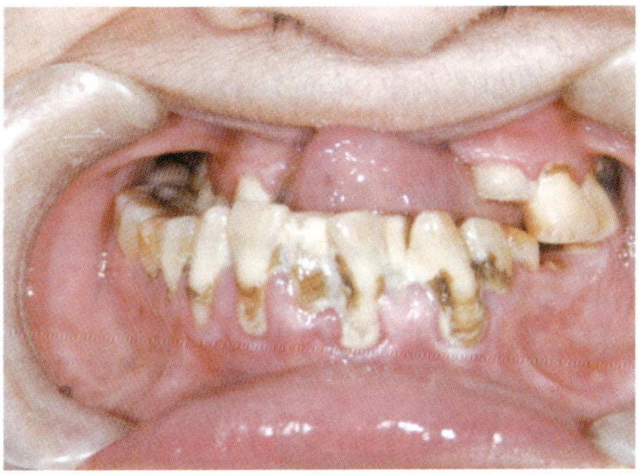

그림 9-1 뇌졸중으로 쓰러진 고령자의 구강 내 모습

2 뇌전증 Epilepsy

과거 간질로 불렸던 뇌전증은 뇌에 비정상적 전기활성이 자연 발생하여 신경기능변화(발작), 의식변화, 불수의적 움직임이 만성적으로 재발하는 여러 질환을 묶어서 부르는 용어이다. 일시적인 신경방출 과다로 인해 발작이 발생하며 운동, 감각, 행동, 인지와 의식의 장애가 발생한다.

1 분류

뇌전증의 발작 유형은 부분발작과 전신발작으로 분류되며, 전신발작에는 결신발작(소발작)과 강직간대성 발작(대발작) 등이 있다.

2 원인

환자의 절반 이상은 원인이 밝혀지지 않았지만 혈관이상, 발달이상, 두개종양, 두부외상, 저혈당증, 약물 금단, 감염, 열성 질환, 유전 등이 원인이 될 수 있다.

3 임상증상

전신성 강직간대성 발작은 전형적인 발작유형으로서 전조 → 강직기 → 간대성기 → 회복기로 진행된다.

① 전조증상은 감각이상, 과민 등이 나타나며 전조증상 후에는 횡격막의 수축에 의해 갑작스런 울음소리를 내고 의식을 잃는다.
② 강직기에는 전신 근육의 경직이 나타나고 동공이 커지며 눈이 위나 옆으로 돌아간다.
③ 간대성기에는 사지와 머리를 부딪치거나 턱을 힘주어 다물거나 머리를 위아래로 흔드는 모습을 보인다. 요실금도 흔히 발생한다.
④ 대발작은 보통 2~3분을 넘기지 않는다. 발작 후에는 의식이 돌아오는데 혼미, 두통, 착란 등을 보일 수 있다.

4 치료

① 대개 장기적인 약물치료(페니토인, 카바마제핀, 발프로산)를 시행한다.
② 미주신경자극법이나 수술이 필요한 경우도 있다.

5 치과치료 시의 주의사항

① 병력조사를 통해 환자를 찾아내고 유발 요인을 피하여 치과치료 중에 발작이 발생하지 않도록 예방한다. 스트레스가 발작을 유발할 수 있으므로 불안과 스트레스를 감소시키는 것이 중요하다.
② 발작은 수분이 지나면 멈추기 때문에(자기한정성) 치과치료 중에 발생하면 치료를 중단하고 외상이 생기지 않도록 환자를 보호한다. 환자가 체어에 누운 상태라면 기구와 트레이를 치우고 의자로 체어를 받쳐준다(그림 9-2).

③ 환자 신체를 속박해서는 안 되지만, 환자가 주위 물건을 뒤엎거나 의자에서 떨어지려고 할 때는 외상 방지를 위해 수동적으로 억압한다.
④ 환자를 옆으로 눕혀 폐흡인을 피하고 기도를 유지한다.
⑤ 혀를 깨물지 않게 사전에 입안에 설압자를 넣어주면 좋지만, 발작이 진행되는 동안에는 억지로 입에 넣으려고 하면 안 된다.
⑥ 발작이 끝나면 치과치료를 중단하고 외상 여부를 확인한다.
⑦ 발작이 15분 이상 지속되면(뇌전증지속증) 응급상황이므로 산소공급, 호흡유지 등 응급구호조치가 필요하다.
⑧ 항뇌전증제에 의한 치은증식의 치료는 증식치은의 외과적 제거와 철저한 구강위생 관리가 강조된다. 반복적으로 악순환이 된다면 내과의에게 대체약물 여부를 결정하도록 의뢰한다.

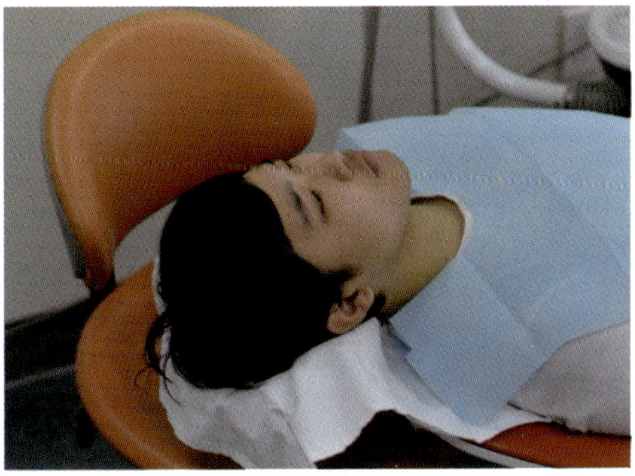

치과치료 중 발작이 발생하면 보조의자로 체어를 받쳐 환자를 보호한다.

그림 9-2 **치과치료 중 발작 대응**

9

3 불안장애 Anxiety disorder

불안(anxiety)은 위험이나 낯선 환경에 적응하는 과정에서 발생하는 인간의 자연스러운 반응이다. 그러나 과도하고 통제되지 않을 때, 외부자극 없이 발생할 때, 신체 증상과 정서적 증상을 유발하고 행동 및 인지 기능에 변화를 초래할 때 불안은 질병이 된다.

1 분류

공포증, 공황발작, 외상후스트레스장애(PTSD) 등으로 분류할 수 있다.

(1) 공포증(Phobia)

공포증은 정상적인 행동을 방해하는 비이성적인 공포로서 특정 대상이나 상황에 대한 두려움이다. 주요 공포증에는 광장공포증, 사회공포증, 단순공포증이 있다. 치과공포증은 치과 내원에 대해 극심한 불안을 보이는 것으로 과거의 두려웠던 치과치료 경험이 주요 원인으로 판단된다. 구체적으로 핸드피스의 소음이나 진동, 주삿바늘 등에 공포를 나타낸다.

(2) 공황발작(Panic attack)

갑자기 발생하는 예기치 못한 강렬한 공포로서 호흡곤란, 심계항진, 현기증, 의식소실, 떨림, 발한, 숨막힘, 흉통 등의 증상을 동반한다. 공황발작이 20~30분 정도 지속되며 공황발작이 반복되는 것을 공황장애라고 한다. 환자들은 협심증이나 뇌전증과 같은 전신질환으로 혼동하여 심장전문의나 신경전문의를 찾아가는 경우가 많다.

(3) 외상후스트레스장애(Posttraumatic stress disorder, PTSD)

인간의 정상적인 경험의 범위를 넘는 사건(전쟁, 대량학살, 강간, 태풍 등의 재난, 아동학대, 폭력 등) 직후에 발생한다. 과민증상, 과도한 각성이나 경계, 불면증, 정신적 마비(무감각), 타인과의 관계단절 등의 증상을 보인다.

2 원인

명확한 원인은 밝혀지지 않았으나 유전 성향, 자율신경반응의 변화, 사회적 학습과 관련이 있다.

3 임상증상

불안은 신체 증상은 거의 없이 심리적 문제로만 표현되는 경우도 있고, 빈맥, 심계항진, 가슴통증, 소화불량, 두통 같은 신체 증상으로 나타나는 경우도 있다.

4 치료

심리치료, 행동치료, 약물치료를 한다. 행동치료에는 인지치료, 바이오피드백, 최면, 탈감작화, 홍수법(두려운 자극에 장시간 노출시켜 두려움을 제거하는 방법) 등이 있고 약물치료에는 삼환계 항우울제, 세로토닌 선택적재흡수억제제, 벤조다이아제핀 등을 처방한다.

5 치과치료 시의 주의사항

① 환자의 겉모습이나 행동을 관찰하여 불안 여부를 확인한다.
② 치과치료 시와 치료 후의 통증관리가 중요하다.
③ 치과치료와 관련한 불안과 스트레스를 줄여야 한다.
- 치료 전날 밤과 치료 직전 디아제팜 2~5mg을 복용하면 효과적이다.
- 환자와 의료진 사이의 원활한 대화를 통해 신뢰감을 얻는 것이 좋다.
- 치료와 관련된 문제를 미리 자세히 설명해 주고 최선을 다할 것이라는 확신을 주도록 한다.

4 우울증 Depression

우울증은 병적인 수준의 우울한 상태를 보이는 중요한 기분장애이다.

1 분류

우울증은 주요우울장애와 이보다 경미한 감정부전장애로 나뉜다.

2 원인

뇌의 도파민, 노르에피네프린과 세로토닌 등의 신경전달물질 사이의 불균형에 의해 발생하며 생물학적, 심리적, 사회적, 약리적 요인이 이 불균형에 영향을 미친다.

3 임상증상

① 거의 하루 종일 우울한 기분이 든다.
② 대부분의 활동에 흥미나 즐거움을 못 느낀다.
③ 체중증가나 체중감소가 나타난다.
④ 거의 매일 불면증이나 수면과다가 나타난다.
⑤ 피로나 기억상실이 나타난다.
⑥ 무의미한 느낌이나 죄책감이 든다.
⑦ 죽음에 대한 반복적인 생각, 자살충동이 생기거나 자살을 시도한다.

4 치료

약물치료와 심리치료가 시행된다. 주로 사용되는 항우울제는 삼환계 항우울제, 세로토닌 선택적재흡수억제제, 모노아민억제제 등이다.

5 치과치료 시의 주의사항

① 자기관리에 무관심하여 구강위생관리가 불량한 경우가 많다.
② 항우울제 복용 때문에 구강건조증이 발생할 수 있고 그 결과 치아우식증과 치주질환이 증가한다.
③ 항우울제 복용 환자는 에피네프린 사용에 주의한다.
- 1:10만 에피네프린을 포함하는 리도카인 카트리지는 2개 이내로 사용한다.
- 다른 형태의 고농도 에피네프린(치아압배사, 국소지혈제)은 사용하면 안 된다.

④ 설통과 같은 다양한 안면통증증후군을 호소하는 경우가 많다.

5 기타 질환

1 건강염려증

자신이 심각한 질환에 걸렸다는 생각과 두려움에 사로잡혀 있는 신체형 장애의 일종을 건강염려증(hypochondriasis)이라고 한다. 환자를 검사해도 병소나 병리적 질환이 발견되지 않으며, 정서적 원인이 관련되어 있다. 이런 환자들에게는 아픈 것이 삶의 한 방식이며 불안을 감소시키기 위한 환자의 방어기전이다. 환자에게 이상이 없음을 확인시켜 주어도 나아지지 않는다. 신체 질병이 아님을 받아들이지 못하고 여러 병원을 전전하는 경우가 많다.

치과적 원인이 발견되지 않을 때 환자가 말한 증상에 따라 치과치료를 해서는 안 된다. 정신과의 자문이 필요하다.

2 스트레스 관련 장애

정신적 스트레스는 다양한 신체질환을 일으킬 수 있다. 즉 심리적 요인이 질병의 발생이나 진행에 영향을 주는 경우로서 예전에는 정신생리질환이라고 했다. 주로 자율신경계의 지배를 받는 기관이나 장기에 관련된 증상을 보이는데 두통, 소화성 궤양, 고혈압, 관상동맥질환 등이 여기 속한다.

구강영역의 대표적인 예는 아프타궤양(그림 9-3), 편평태선(그림 9-4), 턱관절장애, 근막통증, 지도설(그림 9-5) 등이다.

9

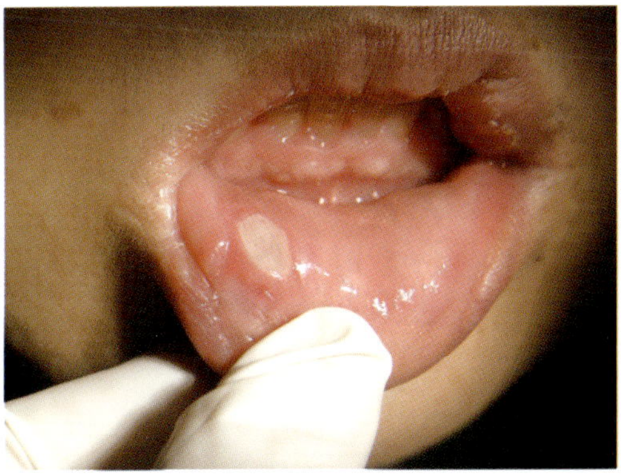

그림 9-3 아프타궤양

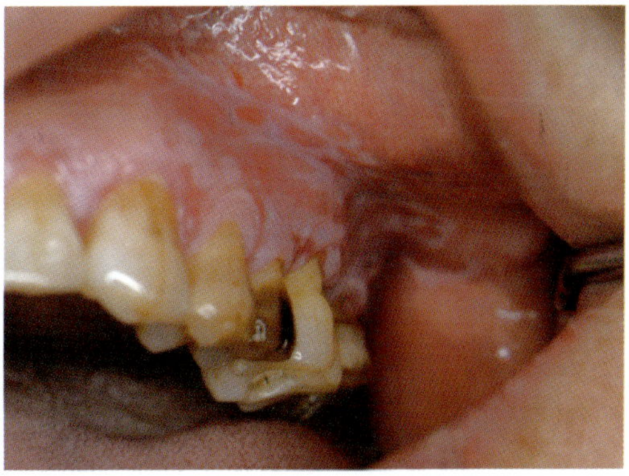

그림 9-4 편평태선

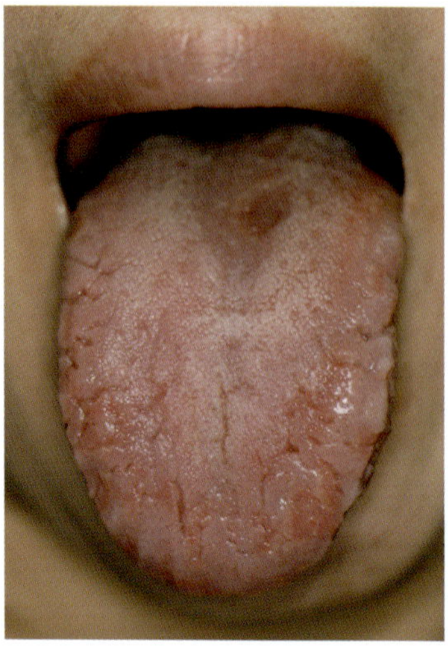

그림 9-5 지도설

Review Test

01. 뇌졸중 환자의 치과치료 시 주의사항으로 옳지 않은 것은?

① 스트레스가 없는 오전에 짧게 진료한다.
② 혈압을 확인하고 혈관수축제가 포함된 국소마취제는 최소로 사용한다.
③ 뇌졸중 발생 후 1년까지는 재발 위험이 크므로 치과치료를 연기한다.
④ 마스크를 벗고 얼굴을 마주보며 명확하게 말한다.

02. 뇌전증의 강직간대성 발작(대발작) 증상으로 옳지 않은 것은?

① 전조증상 이후 횡격막의 수축에 의해 울음소리를 내고 의식을 잃는다.
② 대발작은 보통 5분 이상 지속되며, 의식회복 후 두통, 착란 등을 보일 수 있다.
③ 강직기에는 전신근육 강직과 동공 확대가 나타난다.
④ 간대성기에는 사지와 머리를 부딪치거나 머리를 흔들며 요실금이 발생한다.

03. 뇌전증 환자가 복용하는 페니토인이 유발하는 것은?

① 치아우식증
② 치은비대
③ 만성치주염
④ 구강건조증

04. 불안장애의 분류에 해당되지 않는 것은?

① 우울증
② 공황발작
③ 외상후 스트레스장애
④ 공포증

9

05. 우울증 환자의 치과진료 시 주의사항 중 옳지 않은 것은?

① 항우울제는 구강건조를 유발할 수 있다.

② 구강위생관리에 무심한 경우가 많다.

③ 다양한 안면통증 증후군을 호소한다.

④ 구강의 감각이상이나 미각이상을 보일 수 있다.

정답 01. ③ 02. ② 03. ② 04. ① 05. ④

Chapter 10 치과진료실에서의 응급처치 및 감염관리지침

치과 진료실에서 발생할 수 있는 응급상황 및 처치에 대해서 살펴보고 또한 교차 감염을 방지하기 위한 감염관리지침에 대해서 살펴보기로 한다.

1 치과진료와 응급상황

치과에서 발생하기 쉬운 응급상황으로는 실신, 알레르기반응, 기립저혈압, 기도폐쇄, 에피네프린에 의한 반응 등과 환자의 기존 전신질환과 관련된 발작이나 쇼크, 뇌혈관사고, 심정지 등이 있다.

이러한 응급상황에 대한 예방을 위해서는 철저한 병력조사 및 전신병력에 대한 주치의와의 긴밀한 협의가 필요하다. 또한 진료 전 기본적인 활력징후(vital sign)에 대한 측정이 이루어져야 한다.

1 응급상황 발생 시의 처치

환자의 상태가 비정상적인 것으로 의심되면 즉시 치료를 중단한다. 환자의 어깨를 두드리면서 크게 불러 의식상태를 확인하고 의식이 없는 경우 응급구조 요청을 하고 호흡이 있는지를 확인한다.

1) 호흡이 있는 경우

① 호흡이 정상적인지 호흡수를 확인한다.
② 경동맥을 촉진하여 맥박이 있는지를 확인하고 혈압을 측정한다.
③ 혈압이 높으면 체어를 세워 환자의 머리가 몸보다 위로 가게 한다.
④ 혈압이 낮으면 체어를 눕힌다.
⑤ 맥박과 혈압이 정상이면 기도확보를 위해 머리를 뒤로 젖히고 턱을 든 자세로 환자를 눕히고 응급구조대가 올 때까지 주기적으로 맥박과 호흡을 확인한다.
⑥ 준비된 산소가 있다면 공급한다.

2) 호흡이 없는 경우

경동맥을 촉진하여 맥박이 있는지를 확인한다.

(1) 맥박이 있는 경우

① 기도를 막는 이물질이나 구강 내 이물질이 있는지 확인하고 있다면 제거한다.
② 환자를 단단하고 평평한 바닥에 눕히고 기도확보를 위한 자세를 취한다.
③ 1초간 환자의 입으로 숨을 불어넣어 가슴이 올라오는지 확인하면서 5초 간격으로 2회 인공호흡을 한다. 숨을 불어넣을 때 환자의 가슴이 올라오지 않으면 기도확보 자세부터 다시 한다.

(2) 맥박이 없는 경우

① 즉시 심폐소생술을 시행한다.
② 제세동기가 있다면 사용한다(그림 10-1).

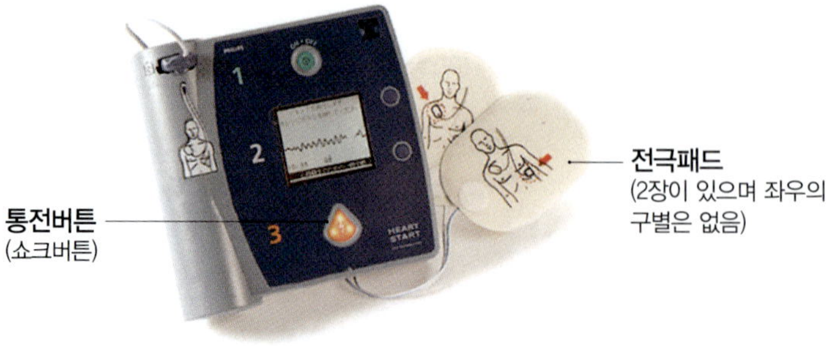

그림 10-1 제세동기

2 심폐소생술 (그림 10-2)

① 양손을 깍지끼고 손꿈치 부분으로 환자의 유두를 연결한 선의 중앙부를 압박한다.
② 팔을 곧게 펴고 수직방향으로 눌러 환자의 가슴이 5~6cm 들어가도록 압력을 가한다.
③ 가슴압박은 분당 100회의 속도로 30회 시행하고, 2회의 숨 불어넣기를 응급구조대가 올 때까지 반복한다.

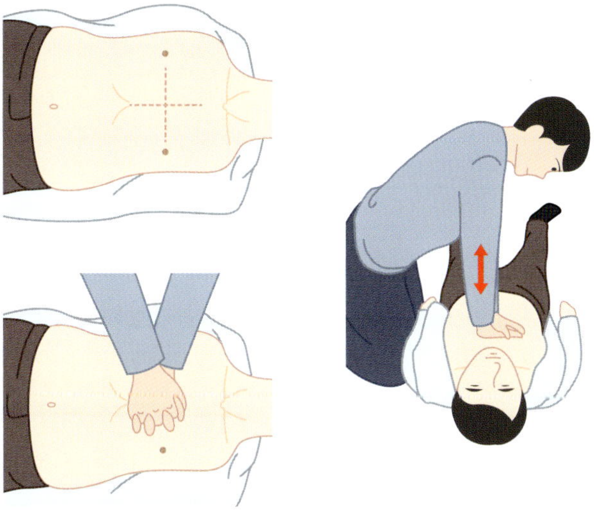

그림 10-2 심폐소생술

2 기도 내 이물질 흡인 발생 시 대처법

치과 치료 중 흔히 일어날 수 있는 응급 상황으로 치과용 기구 및 재료의 상부위장관내 삼킴 또는 기도 내 흡인이 있다. 대표적으로 근관용 파일, 버, 포스트-코어, 치관, 발치된 치아, 교정용 브라켓, 인상재, 임플란트 나사, 지대주, 임플란트 나사 드라이버 등이 보고되고 있다. 상부위장관으로 넘어간 경우 대부분 합병증 없이 자연적으로 배출되지만 기도로 넘어간 경우 생명에 위험을 초래한다. 특히 소아, 노인환자, 전신질환의 병력을 가지고 있는 군에서 위험성을 더 증가시키고 술자의 부주의에 의한 발생도 높다. 이에 대한 위험요소와 예방법, 이물질 흡인 발생 시 대처법에 대해서 살펴보기로 한다.

1) 대처법

(1) 식도로 넘어간 경우

기구 및 재료가 목으로 넘어가면 즉시 환자의 얼굴을 측면으로 돌려 이물질을 제거하고 상체를 20~30° 세운 자세로 이물질을 뱉어내도록 기침을 유도한다. 이물질 제거에 실패한 경우 환자의 호흡을 평가하고 의학적 검사가 필요함을 설명한다. 근관용 파일이나 임플란트 나사 드라이버와 같이 길고 뾰족한 형태의 이물질은 위장 내 만곡을 따라가지 못하고 감입, 천공 등을 유발할 가능성이 있다. 따라서 이물질이 소장에 도달하기 전 조기에 제거해야 한다. 식도를 통과한 이물질의 지름이 2cm를 넘지 않은 경우라면 자연적으로 배출될 확률이 80% 이상이다. 정기적인 방사선 검사를 통해 이물질의 배출과정을 반드시 확인해야 한다.

(2) 기도로 넘어간 경우

호흡 시 천명, 이물감, 호흡곤란, 얼굴에 청색증이 관찰되는 등의 증상을 보인다면 기도폐쇄로 판단하고 응급상황이라는 것을 인식한다. 응급의료를 시행할 수 있는 병원으로 이송을 요청하고 구급대가 도착하기 전까지 적절한 응급처치를 시행한다. 환자가 스스로 기침이 가능할 경우 방해하지 말고 기침을 유도하고, 등을 두드리는 Back-slap Method, 손으로 복부에 압박을 가하는 하임리히 조작법(Heimlich maneuver)(그림 10-3)을 시행해 본다.

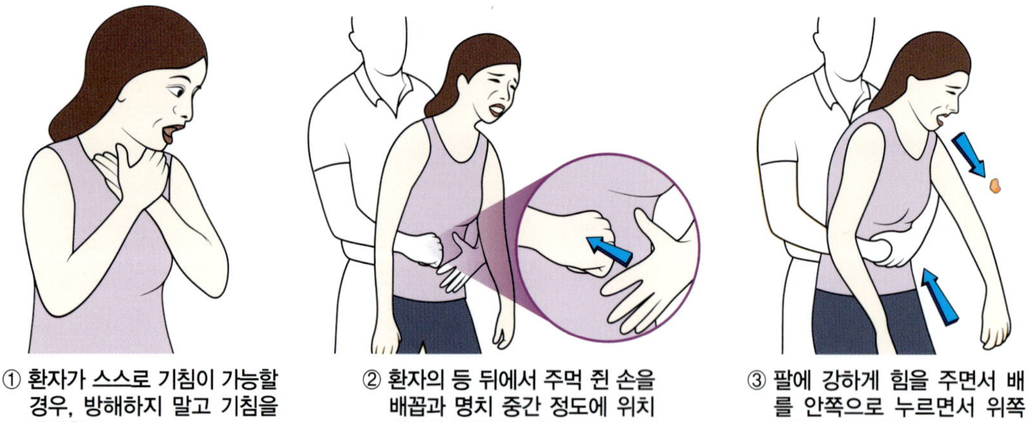

① 환자가 스스로 기침이 가능할 경우, 방해하지 말고 기침을 유발한다.

② 환자의 등 뒤에서 주먹 쥔 손을 배꼽과 명치 중간 정도에 위치시킨다. 배꼽과 명치 중간 위치에 주먹 쥔 손의 엄지손가락이 배에 닿도록 놓는다. 다른 한 손으로 주먹을 감싼다.

③ 팔에 강하게 힘을 주면서 배를 안쪽으로 누르면서 위쪽 방향으로 5회 당겨준다.

그림 10-3 하임리히 조작법

2) 기도 내 이물질 흡인 발생도가 높은 위험인자

① 구호흡 환자
② 소아 및 노인환자
③ 장애인 환자
④ 호흡기 질환자
⑤ 음주 환자
⑥ 겁이 많은 환자
⑦ 인후반사가 예민한 환자

3) 기도 내 이물질 흡인 예방법

① 환자 자세에서 하악을 거상해 구강−인두−기도가 일직선이 되는 상황을 가급적 피한다.
① 러버댐을 사용한다.
② 기구에 치실을 결찰해서 사용한다.
③ 거즈를 인후 부위에 방어막처럼 사용한다.
④ 기구 이용 시 고개를 옆으로 돌려서 사용한다.

3 감염관리지침

치과 진료실에서의 교차감염을 방지하기 위한 노력은 매우 중요하며 전 구성원의 참여가 필요하다. 감염 및 감염성 질환자를 선별하여 더 강도 높은 주의를 할 필요가 있지만, 전반적으로 모든 경우에 감염 위험성이 있음을 염두에 두고 감염관리를 시행해야 한다.

1 예방접종

치과의료 종사자는 예방백신이 있는 감염성 질환에 대하여 반드시 예방접종을 시행한다.
소아 및 청소년기 예방접종 이후 추가접종이 필요한 경우에는 시기에 맞추어 재접종을 받도록 한다.

2 손씻기

모든 환자의 진료 전 · 후에 손씻기를 한다.

장갑을 벗었다가 다시 끼는 경우나 장갑이 손상되어 갈아 끼는 경우에도 손을 다시 씻는다. 또한 진료실을 벗어나기 전에도 손씻기를 한다.

(1) 세정제

① **일반 비누** : 오염물의 제거와 일시적인 세균 감소 효과가 있다.
② **항균 비누** : 클로로헥시딘, 요오드, 트리클로산 등의 항균제가 함유되어 있다. 세균을 제거하고 상주균을 감소시킨다.
③ **손소독제** : 알코올이 함유되어 일시적인 세균 감소 효과와 상주균 감소 효과가 있다.
④ **외과용 항균비누** : 세균을 제거하고 세균증식을 장시간 억제하는 효과가 있다.

(2) 손씻기 과정

① 반지, 시계 등의 장신구를 제거한다.
② 항균비누로 거품을 내어 손, 손목, 팔에 묻힌다.
③ 손바닥과 손등, 손톱을 잘 문지른다.
④ 손가락을 깍지껴서 손가락 사이를 잘 문지른다.
⑤ 엄지손가락을 다른 손으로 잡고 잘 문지른다.
⑥ 흐르는 물에 손가락 끝부터 팔목과 팔 쪽으로 헹구어낸다.
⑦ 다시 손이 오염되지 않도록 주의하며 종이수건으로 물기를 닦는다.

3 방호복장 및 개인보호용구 착용

(1) 복장

진료실에서 진료에 참여하는 종사자들의 옷은 감염원에 오염되었을 가능성이 높으므로 교차감염을 최소화하는 노력이 필요하다. 외부에서 착용하는 옷 위에 가운을 입는 것은 부적절하며 진료용 복장으로 갈아입고 필요한 경우 위에 가운이나 앞치마 등을 덧입는다. 진료복을 입고 외부로 나가지 말아야 한다.

① 단순한 디자인으로 앞이 막히고 목부분이 여며지는 것이 좋다.
② 소재는 일회용이거나 세탁이 용이한 재질이 좋다.

③ 손목부분을 장갑으로 덮어 여밀 수 있는 디자인이 좋다.
④ 주머니는 오염될 가능성이 높으므로 없는 것이 좋다.
⑤ 일회용 가운은 벗은 직후 폐기해야 하며 세탁이 가능한 진료복은 다른 세탁물과 섞어서 세탁하지 말고 따로 취급한다.

(2) 머리덮개

머리가 어깨를 덮지 않도록 뒤로 묶어 올린다. 비말이 발생하는 핸드피스 사용, 초음파 스켈러 사용 등의 진료를 할 경우 머리덮개를 하는 것이 좋다.

(3) 마스크

잠재적인 감염물질이 포함된 물질을 걸러내는 역할을 한다.

① 마스크는 장갑을 끼기 위한 손씻기를 시행하기 전에 먼저 착용한다.
② 마스크의 형태 및 소재는 다양한데, 충분한 필터 성능을 가진 일회용 합성소재로 된 것이 권장된다.
③ 얼굴에 편하게 잘 밀착되는 것을 사용한다.
④ 매 환자마다 마스크를 교체하며 마스크가 젖거나 장시간 착용한 경우 새것으로 교환한다.
⑤ 벗었던 마스크를 다시 사용하지 않는다.
⑥ 에어로졸이 발생하는 진료(핸드피스 사용, 초음파스켈러 사용 등)를 한 경우 진료 직후 바로 벗으면 공기 중 에어로졸을 흡입할 수 있으므로 주의한다.

(4) 보안경

눈의 물리적 손상과 눈 점막을 통한 감염 방지를 위해 착용해야 한다.

① 보안경은 마스크 위로 착용한다.
② 시야가 선명하고 가벼운 것이 좋다.
③ 측면 보호가 가능한 것이 좋다.
④ 에어로졸이 발생하는 진료를 하는 경우 얼굴 전체를 보호할 수 있는 안면보호대를 사용하는 것이 좋다.
⑤ 사용 후 비누와 물로 잘 씻어 말린 후 사용한다. 소독제가 보안경의 렌즈에 손상을 주지 않는지 확인하고 소독제로 닦거나 가스소독을 한다.

(5) 장갑

치과 종사자와 환자의 보호를 위해 반드시 용도에 맞는 장갑을 착용하여야 한다(그림 10-4).

① 진료용 장갑

- 장갑은 손에 잘 맞는 것을 선택하여 착용한다.
- 장갑을 끼기 전에 반드시 손씻기를 시행한다.
- 환자마다 장갑을 교환한다.
- 손상된 장갑은 빨리 제거하고 다시 손을 씻은 후 새 장갑을 착용한다.
- 착용 및 폐기 방법을 숙지한다.

② 기구관리 및 진료실 관리용 장갑

진료용 장갑보다 두꺼운 장갑을 착용한다.

③ 일회용 비닐위생장갑

진료 중 차트를 만지거나 전화를 받는 등 진료영역 밖의 사물에 접촉하게 될 경우 장갑 위에 덧장갑으로 사용한다.

착용순서

❶ 협조자가 겉봉투를 개봉한다.

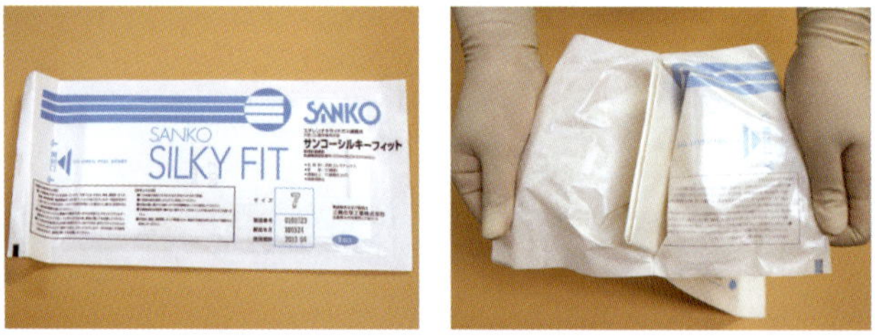

❷ 시술자가 속봉투를 꺼낸다.

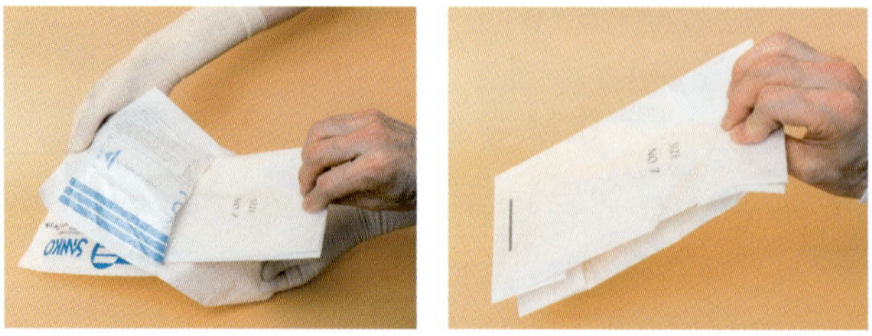

그림 10-4 진료용 장갑의 착탈법

❸ 시술자가 속봉투를 개봉한다.

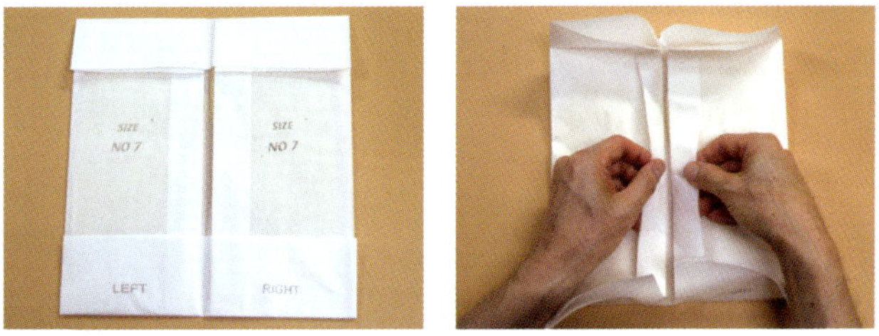

❹ 장갑의 손목에 해당하는 접힌 부분을 오른손으로 잡고 왼손에 착용한다.

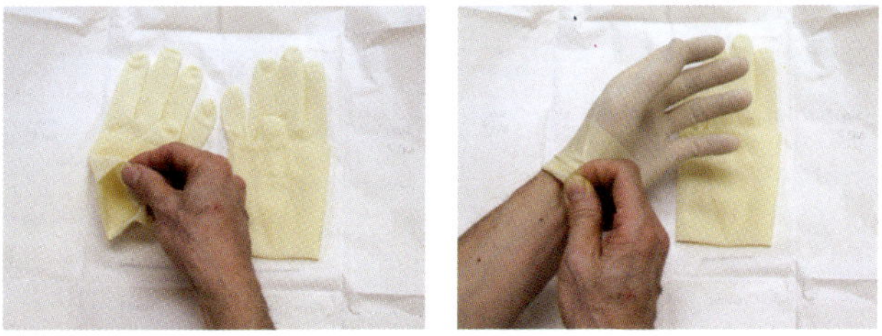

❺ 착용한 손으로 다른 쪽 장갑의 접힌 부분을 잡고

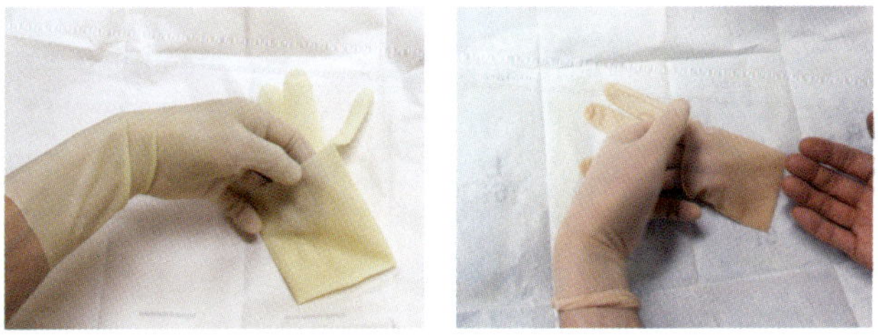

❻ 다른 쪽 손에 착용한다.

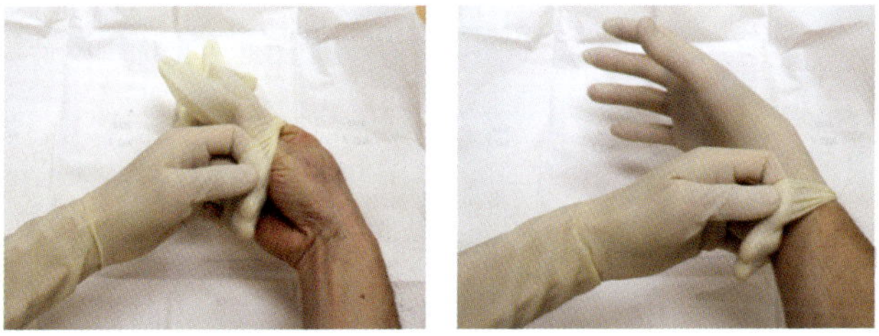

❼ 양손이 들어가면 주름이 생기지 않도록 잡아당기고 양손을 깍지 끼워
손가락 안쪽까지 매끈하게 착용한다.

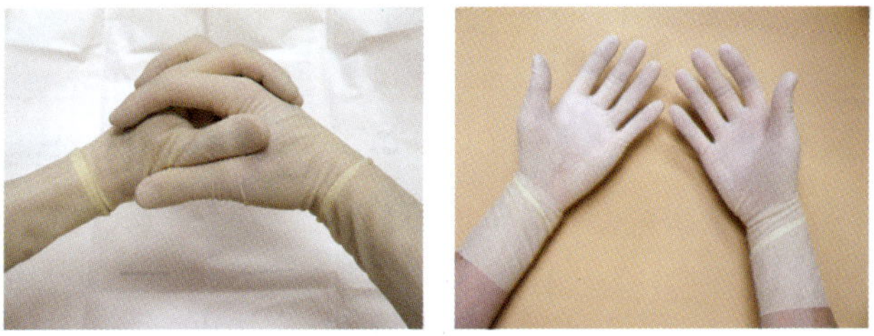

그림 10-4 **진료용 장갑의 착탈법** (계속)

사용 후 장갑 벗는 법

❶ 한쪽손으로 반대쪽 장갑을 벗기고

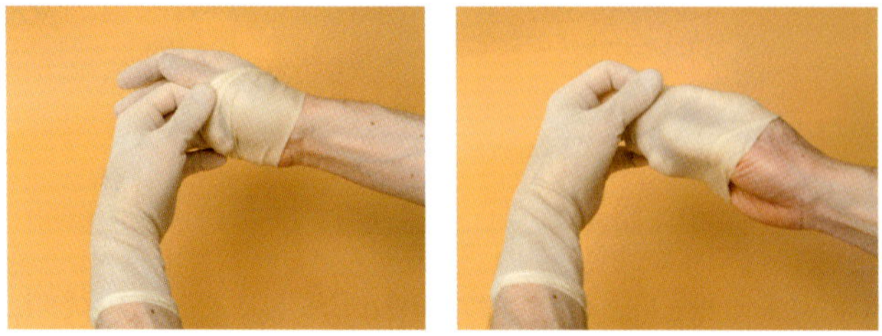

❷ 벗은 장갑으로 다른 한쪽의 장갑을 잡고 벗기면서 오염된 면을 감싼다.

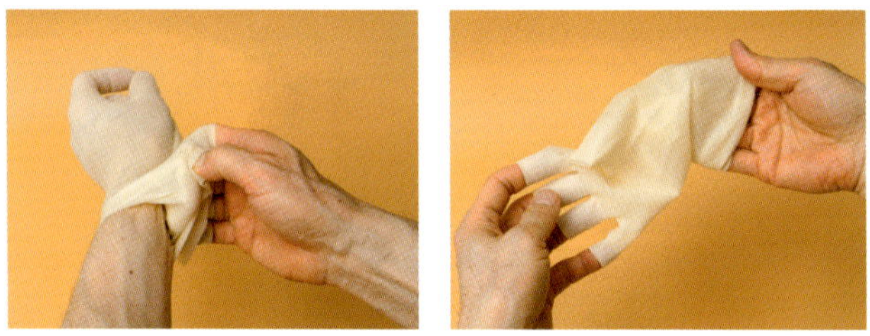

❸ 양쪽 장갑을 뒤집어 오염되지 않은 면이 밖으로 나오도록 하여 돌돌 말아 버린다.

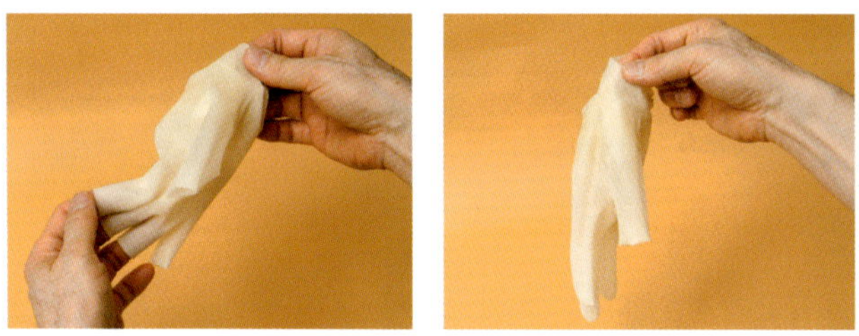

그림 10-4 **진료용 장갑의 착탈법** (계속)

4 기구소독과 멸균

(1) 기구세척

멸균이나 소독 이전에 반드시 세척하여 혈액, 타액, 기타 감염성 부착물질 등을 제거한다.

초음파세척기나 자동세척기를 사용할 수도 있고 솔을 이용하여 직접 닦는 방법도 있는데, 직접 닦는 경우에는 날카로운 기구와의 접촉 위험이 있으므로 불가피하게 손으로 기구세척을 할 경우 두꺼운 장갑을 끼고 손잡이가 긴 솔을 이용하도록 한다.

세척 후 건열멸균이나 화학증기멸균, EO가스멸균을 시행해야 할 경우 세척한 기구를 충분히 건조시키고 녹이 슬 위험이 있는 기구는 부식방지제로 처리한다.

(2) 기구포장

기구의 종류에 따라 알맞은 멸균방법을 선택하여 멸균을 시행한다.
멸균 후 진료 시까지 기구가 오염되는 것을 방지하기 위하여 기구를 포장한다.

5 주위 환경과 장비의 감염관리

① 진료실 설계단계부터 감염관리를 염두에 두면 좋다.
② 진료실 바닥은 카펫을 깔면 안 되고 청소가 용이한 매끄러운 바닥재를 사용해야 한다.
③ 싱크대는 넓고 깊으며 세척이 쉬운 소재로 만드는 것이 좋다.
④ 진료 중 오염되기 쉬운 장비의 표면은 일회용 보호필름으로 덮으면 관리하기 쉽다.
⑤ 진료용 체어는 발로 조절이 가능한 것이 유리하며, 손으로 조작해야 할 경우에는 일회용 보호필름을 붙여서 사용한다. 체어 조명의 조절 손잡이 부분도 일회용 보호필름을 붙인다.
⑥ 소독이 불가능한 모든 부분은 비닐덮개나 일회용 보호필름을 붙여 오염을 방지한다. 이후 오염된 비닐덮개나 보호필름을 제거할 때도 장갑을 끼고 다루며 오염된 표면을 주의하여 다룬다.

6 무균적 술식

모든 진료 과정에서 환자의 체액에 감염성 병원균이 있다는 가정 하에 주의하여 시행한다.

7 폐기물의 처리

의료용 폐기물은 종류별로 전용용기에 따로 담아서 처리해야 한다(그림 10-5). 의료용 폐기물이 발생하는 장소별로 전용용기를 배치하고 폐기물이 담긴 전용용기는 밀폐하여 전용 운반차량으로 수집 및 운반 처리해야 한다(표 10-1).

10

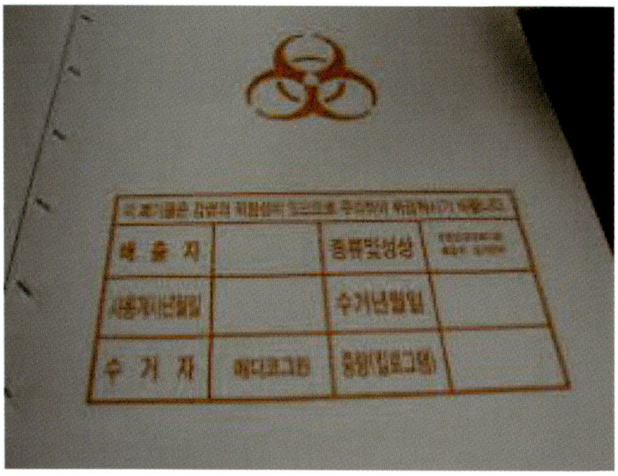

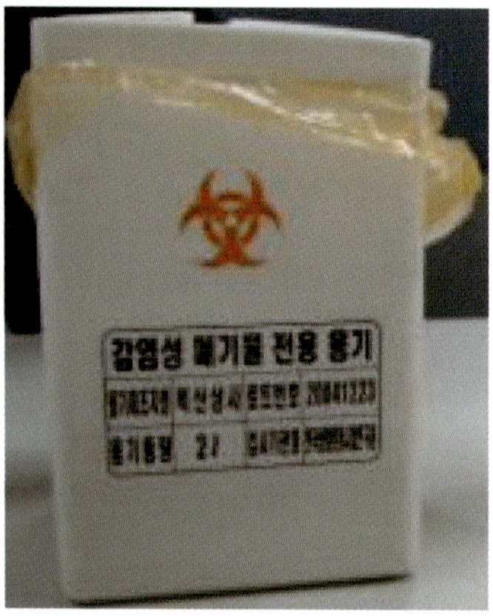

그림 10-5 감염성 폐기물 전용용기

표 10-1 의료폐기물 보관기준

폐기물 종류		보관시설	전용용기(도형색상)	보관기간
격리의료폐기물		냉장(조직물류), 보관창고	합성수지류(붉은색)	7일
위해의료폐기물	조직물류 폐기물	냉장	합성수지류(노란색)	15일(치아 60일)
	재활용 태반	냉장	합성수지류(녹색)	15일
	손상성 폐기물	냉장, 보관창고	합성수지류(노란색)	30일
	병리계 폐기물	냉장, 보관창고	합성수지류, 골판지류(노란색)	15일
	생물화학폐기물	냉장, 보관창고	합성수지류, 골판지류(노란색)	15일
	혈액오염폐기물	냉장, 보관창고	합성수지류, 골판지류(노란색)	15일
일반의료폐기물		냉장, 보관창고	합성수지류, 골판지류(검은색)	15일

Review Test

01. 치과진료 중 응급상황이 발생하여 환자를 관찰한 결과 호흡과 맥박이 있는 것으로 확인되었다. 이 경우 시행하는 처치로 옳지 않은 것은?

① 구강 내 이물질을 확인하고 제거한다.
② 제세동기가 있다면 사용한다.
③ 단단하고 편평한 바닥에 눕힌다.
④ 기도확보 후 인공호흡을 실시한다.

02. 심폐소생술에서 가슴압박을 하는 방법으로 옳은 것은?

① 환자의 유두를 연결한 선의 중앙부를 압박한다.
② 압박 속도는 분당 50회이다.
③ 환자의 가슴이 2~3cm 들어가도록 압박한다.
④ 30회 시행 후 1회의 숨 불어넣기를 한다.

03. 기도 내 이물질 발생 시 대처법으로 옳지 않은 것은?

① 환자 스스로 기침을 하도록 유도한다.
② 하임리히 조작법을 시행한다.
③ 손가락을 입안에 넣어 구토를 유발한다.
④ Back-slap Method를 시행한다.

04. 기도 내 이물질 흡인 발생도가 높은 위험인자가 <u>아닌</u> 것은?

① 구호흡 환자

② 장애인 환자

③ 청소년

④ 인후반사가 예민한 환자

05. 장갑 사용법으로 옳은 것은?

① 진료용 장갑은 기구 관리용 장갑보다 두꺼운 것을 착용한다.

② 장갑을 끼기 전에 반드시 손씻기를 시행한다.

③ 진료 중 차트를 만질 수 있으므로 일회용 장갑을 착용한다.

④ 매 환자마다 장갑을 교환하지 않는다.

06. 다음 중 진료실 감염관리가 <u>잘못된</u> 것은?

① 소독이 불가능한 부분은 비닐덮개나 일회용 보호필름을 붙여 오염을 방지한다.

② 진료실 바닥은 카펫을 깐다.

③ 진료실 설계단계부터 간염관리를 염두에 둔다.

④ 진료용 체어는 발로 조절이 가능한 것이 좋다.

정답 01. ② 02. ① 03. ③ 04. ③ 05. ② 06. ②

PART 03

임상구강내과학

Chapter

11 측두하악장애

측두하악장애는 턱관절과 저작근 및 주위 연관된 근골격계의 구조물에 발생하는 임상적인 문제들을 일컫는 용어이다. 여기에서는 측두하악장애와 관련이 있는 관절, 근육, 인대에 대해서 알아보고, 측두하악장애의 원인 및 증상, 치료에 대해 살펴보기로 한다.

1 해부학 Anatomy

측두하악의 움직임에 관여하는 관절, 근육, 인대 등에 대해서 살펴보기로 한다.

1 측두하악관절

(1) 하악와 및 관절융기(Mandibular fossa and articular eminence)

하악와는 측두골에서 하악과두가 위치하는 부위이다(그림 11-1). 하악와의 전방에는 관절융기라고 불리는 볼록한 골융기가 있으며, 하악와의 형태와 관절융기의 기울기가 하악과두의 이동경로를 결정하는 데 관여한다. 하악와의 상방은 매우 얇아 압력을 지탱할 수 없으나 관절융기는 두꺼운 치밀골로 구성되어 있어 무거운 압력을 견딜 수 있다.

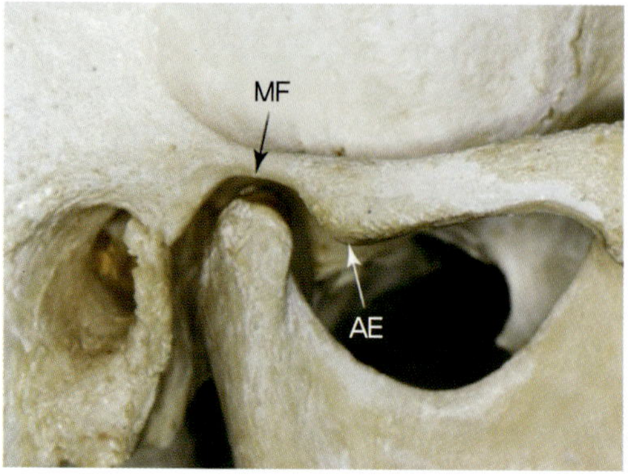

MF : mandibular fossa(하악와) AE : articular eminence(관절융기)

그림 11-1 하악와 및 관절융기

(2) 하악과두 (Condyle)

하악과두(그림 11-2B)는 하악이 두개골과 관절을 형성하여 운동이 일어나게 하는 부위이다. 대부분의 다른 윤활관절과는 달리 하악과두는 초자연골(hyaline cartilage)보다 치밀한 섬유성 결합조직(dense fibrous connective tissue)으로 이루어져 있어 파괴에 잘 저항하며, 수복능력이 좋다.

(3) 근돌기 (Coronoid process)

근돌기(그림 11-2A)는 하악과두 전방에 위치하는 돌기로서 측두근의 부착부이다. 일반적으로 하악의 운동에 크게 영향을 주지 않으나 과다증식되거나 높이가 높은 경우 하악운동을 방해할 수 있다.

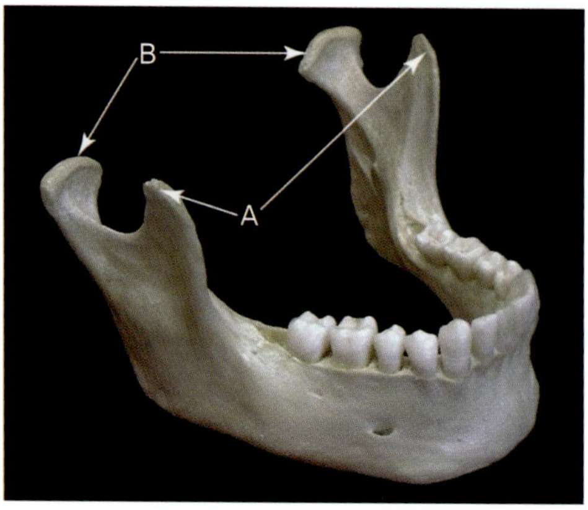

A. 근돌기 B. 하악과두

그림 11-2 근돌기와 하악과두

(4) 관절원판(Articular disc)

관절원판(그림 11-3)은 혈관이나 신경분포가 없는 치밀한 섬유성 결합조직으로 구성되어 있다. 중앙부는 얇고 전후방이 두꺼운 형태를 나타내는데, 전방보다 후방이 두꺼워 하악과두의 움직임에도 정상적으로는 전방이나 측방으로 탈락되지 않는다. 하악의 안정위에서 관절원판의 중앙부가 하악과두의 상방에 위치한다.

관절원판은 전후방 및 내외측방으로 관절낭인대에 부착되어 있고, 이러한 부착으로 관절을 2개의 관절강으로 나누게 된다. 하악과두와 관절원판 사이의 공간을 하관절강이라 하고 관절의 회전운동을 담당한다. 상관절강은 관절원판과 하악와 사이의 공간이며, 활주운동이 일어난다.

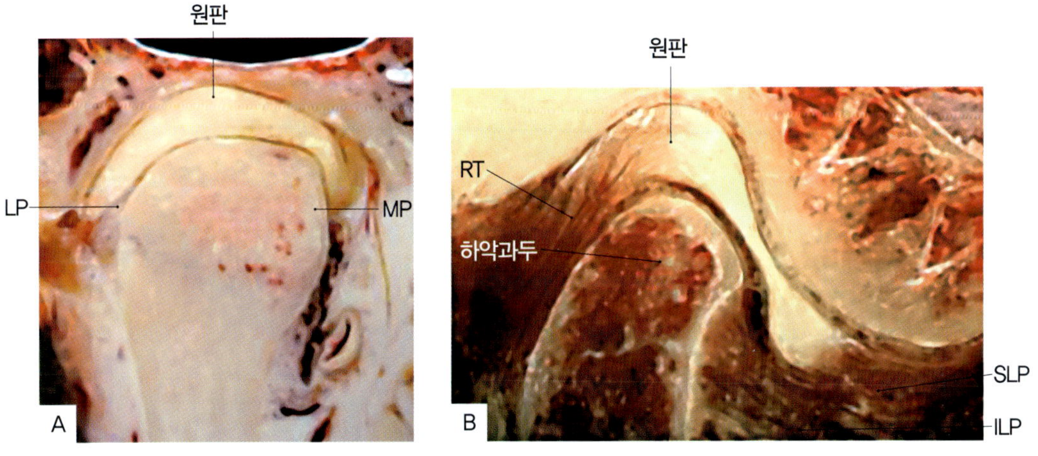

LP : lateral pole(외측극)
MP : medial pole(내측극)
RT : retrodiscal tissue(원판후조직)
SLP : superior lateral pterygoid muscle(외측익돌근 상두)
ILP : inferior lateral pterygoid muscle(외측익돌근 하두)

A. 전면 B. 측면

그림 11-3 관절원판의 구조

(5) 원판후조직(Retrodiscal tissue, RT)

관절원판의 후방에는 혈관조직이 풍부하고 신경지배가 많은 성긴결합조직(loose connective tissue)이 부착된 원판후조직(그림 11-3)이 있으며, 이곳은 관절의 통증을 느끼는 중요한 부위이다.

(6) 관절낭(Joint capsule)

관절낭은 인대에 의해 상방으로는 하악와와 관절융기의 경계를 따라 측두골에 부착되어 있고, 하방으로는 하악과두의 경부에 부착되어 있다(그림 11-4). 전체적으로 악관절을 감싸며 외력으로부터 보호하고 윤활액을 유지하는 기능을 한다. 윤활액은 관절강 내면에서 생성되어 두 관절강을 채우며, 조직의 대사산물의 교환 및 기능 시 관절면의 윤활작용을 한다.

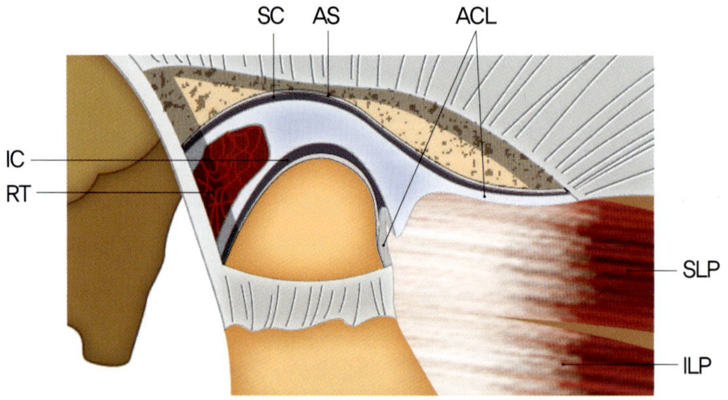

RT : retrodiscal tissue(원판후조직)
ACL : anterior capsular ligament(전방관절낭인대)
SLP : superior lateral pterygoid muscle(외측익돌근 상두)
ILP : inferior lateral pterygoid muscle(외측익돌근 하두)
AS : articular surface(관절면) SC : superior joint cavity(상관절강)
IC : inferior joint cavity(하관절강)

그림 11-4 측두하악관절의 시상면

2 근육

(1) 측두근(Temporalis muscle)

측두근(그림 11-5)은 큰 부채꼴 모양의 근육으로 측두와와 두개골의 외측면에서 기시하여 근돌기와 하악지의 전방에 정지한다. 근섬유의 주행방향에 따라 분류하며, 전방부(AP)는 수직, 중간부(MP)는 사선, 후방부(PP)는 거의 수평으로 주행한다.

측두근이 수축하면 하악은 올라가고, 치아가 접촉하게 된다. 각 근섬유의 방향이 다양하므로 측두근은 조화로운 폐구운동을 가능하게 하며, 하악의 위치결정에 중요한 역할을 한다.

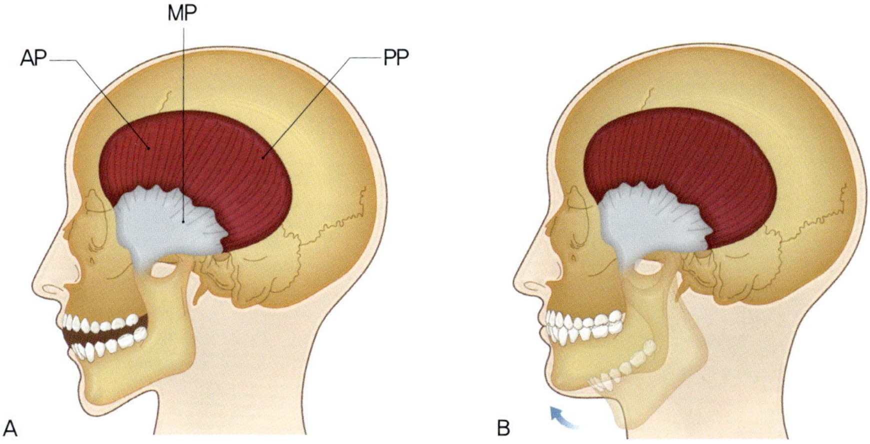

AP : anterior portion MP : medial portion PP : posterior portion
A. 형태(전방부, 중간부, 후방부 측두근) B. 기능 시

그림 11-5 **측두근**

(2) 교근(Masseter muscle)

교근(그림 11-6)은 협골궁(zygomatic arch)에서 기시하여 하방으로 연장되어 하악지 하방 경계의 외측면에 정지한다. 표층부(SP)는 하악골을 전방으로 이동시키고, 심층부(DP)는 하악골을 후방으로 이동시킨다.

교근이 수축하면 하악이 올라가서 치아가 접촉한다. 교근은 강한 수축력을 발휘하여, 효과적인 저작에 필요한 저작력을 제공한다.

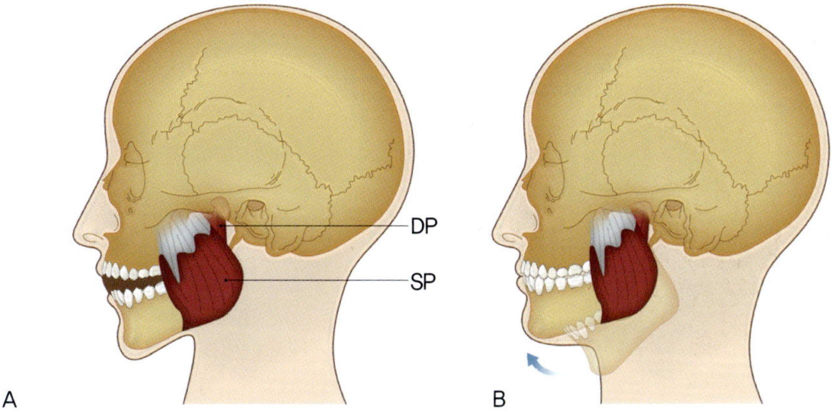

DP : deep portion SP : superficial portion
A. 형태(표층부, 심층부 교근) B. 기능 시

그림 11-6 **교근**

(3) 내측익돌근(Median pterygoid muscle)

내측익돌근(그림 11-7)은 익돌와에서 기시하여 후외방으로 주행한 후 하악각의 내측면에 정지한다. 교근과 함께 하악을 지지하는 역할을 한다. 내측익돌근이 수축하면 하악이 올라가며, 한쪽만 수축할 경우 하악의 내측방 운동이 일어난다.

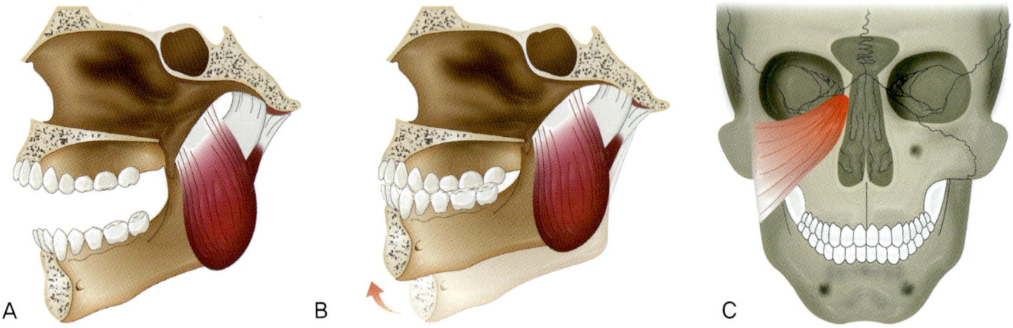

A. 형태 B. 기능 시 C. 전방상

그림 11-7 내측익돌근

(4) 외측익돌근(Lateral pterygoid muscle)

외측익돌근(그림 11-8)은 상부와 하부로 구성되며, 심부에 위치하여 촉진이 어렵다. 외측익돌근 상두(superior lateral pterygoid m.)는 개구에 작용하고, 외측익돌근 하두(inferior lateral pterygoid m.)는 하악골을 전방이동시킨다. 외측익돌근 하두가 한쪽만 수축하면 같은 쪽 과두의 내측운동이 일어나 하악을 반대쪽으로 측방운동시킨다.

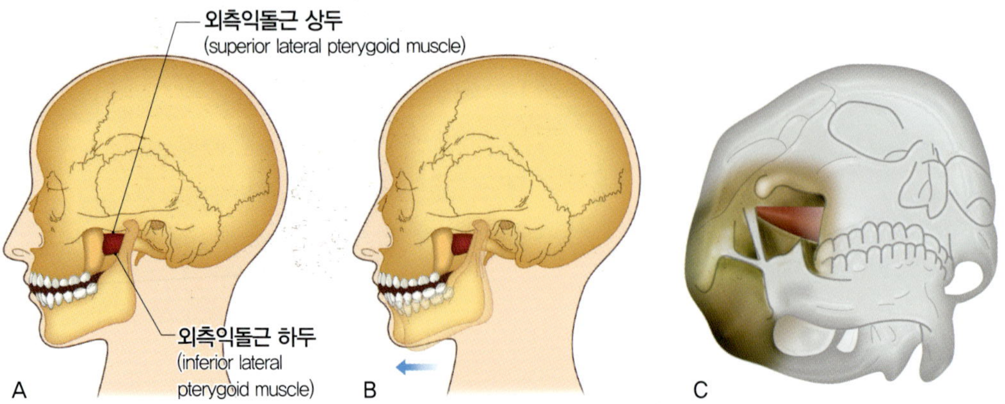

A. 외측익돌근 상두와 하두 B. 기능 시 C. 하측방상

그림 11-8 외측익돌근

(5) 악이복근(Digastric muscle)

악이복근(그림 11-9)은 전복(anterior belly)과 후복(posterior belly)으로 나뉘며, 하악을 벌리고 설골을 올리며 연하에 작용한다.

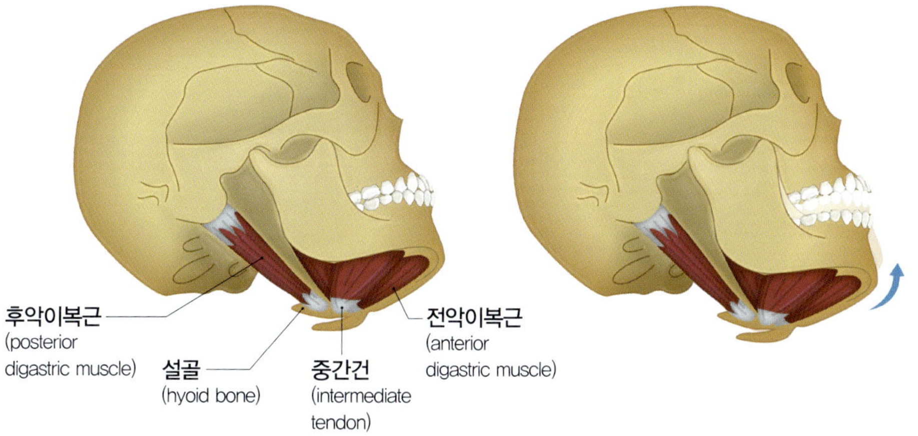

A. 형태 B. 기능 시

그림 11-9 악이복근

3 인대

(1) 원판측부인대(Collateral ligament)

원판측부인대(그림 11-10)는 관절원판의 내측과 외측 경계부를 하악과두의 극에 부착시켜, 하악과두로부터 관절원판이 이탈되지 않도록 운동을 제한한다.

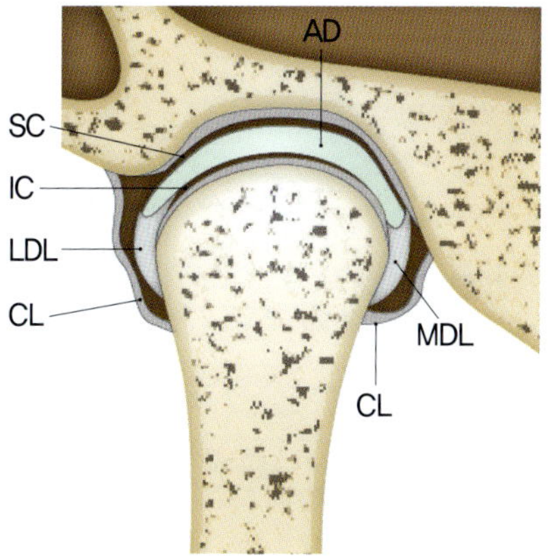

AD : articular disc(관절원판)
CL : capsular ligament(관절낭인대)
LDL : lateral discal ligament(외측원판인대)
MDL : medial discal ligament(내측원판인대)
SC : superior joint cavity(상관절강)
IC : inferior joint cavity(하관절강)

그림 11-10 원판측부인대

(2) 측두하악인대(Temporomandibular ligament)

측두하악인대(그림 11-11)는 두 부분으로 구성되어 있는데 바깥쪽 경사부분(outer oblique portion, OOP)은 하악과두의 과도한 하방운동을 억제함으로써 개구량을 제한하는 기능을 하고, 내측 수평부분(inner horizontal portion, IHP)은 하악과두와 관절원판의 후방운동을 제한하여 외상으로부터 원판후조직을 보호한다.

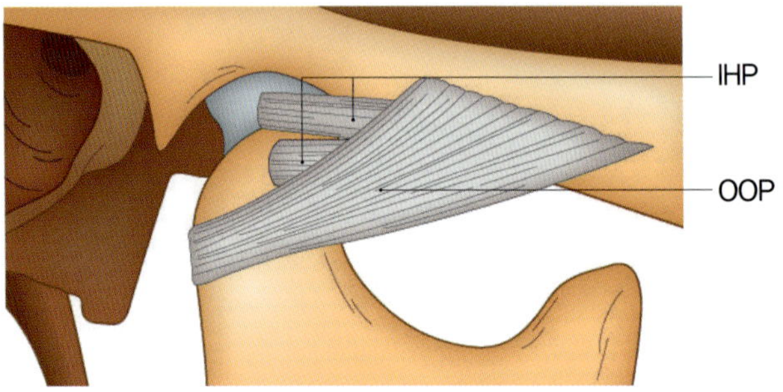

그림 11-11 측두하악인대

(3) 접형하악인대(Sphenomandibular ligament)

접형하악인대(그림 11-12)는 접형골의 극돌기에서 하방으로 향하여 하악지 내면으로 연장되며, 하악의 수직적 하강과 전방 활주를 제한한다.

(4) 경돌하악인대(Stylomandibular ligament)

경돌하악인대(그림 11-12)는 경상돌기(styloid process)에서 전하방으로 향하여 하악각과 하악지의 후방 경계로 연장되며, 하악의 과도한 전방운동을 제한한다.

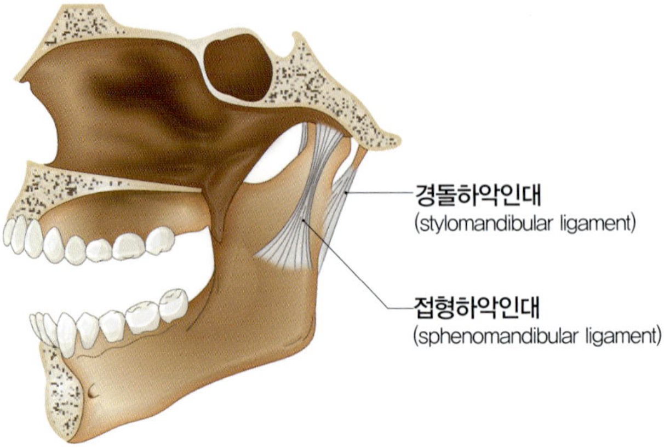

그림 11-12 접형하악인대와 경돌하악인대

11

4 측두하악관절의 운동

측두하악관절은 두개골과 하악골이 이루는 관절로, 인체에서 가장 복잡한 관절 중 하나이다. 경첩운동과 활주운동이 일어나므로 경첩활주관절이라고도 한다. 하악과두와 관절와 사이에 관절원판이 적절하게 위치하고 있으면서 근육의 움직임에 따라 개구와 폐구 및 편심운동이 일어나게 된다(그림 11-13).

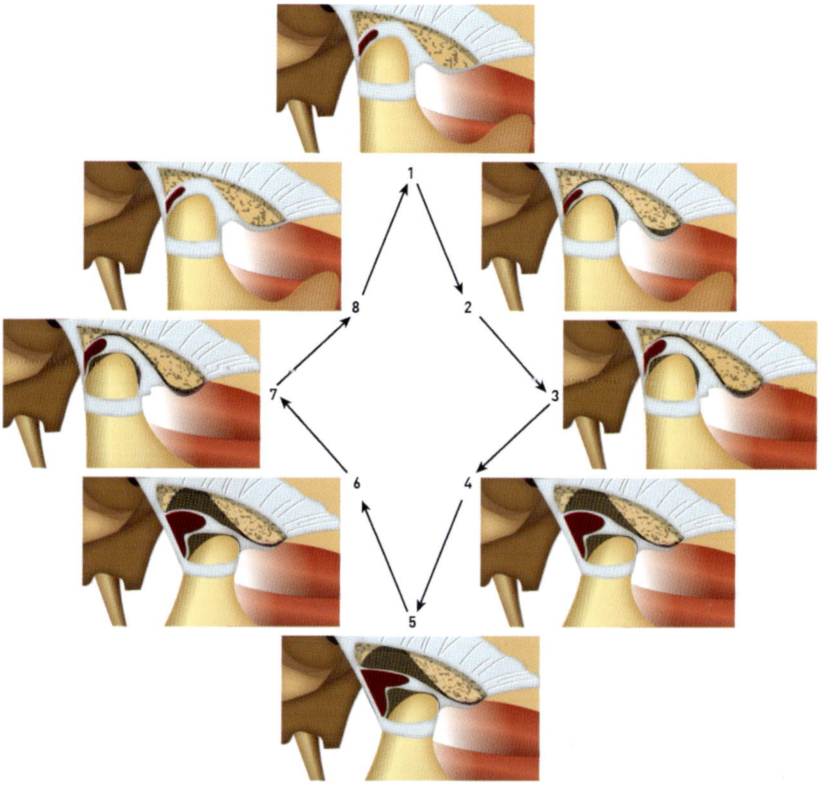

그림 11-13 정상적인 측두하악관절의 운동

2 측두하악장애 Temporomandibular disorders

측두하악장애는 대개 젊은 성인에서 호발하며, 남성보다 여성에게서 더 많이 나타난다. 성인에서 객관적 징후(운동이상, 관절잡음, 촉진 시 압통 등)를 하나 이상 가진 사람은 전체 인구의 40~75% 정도이며, 주관적 증상을 호소하는 경우는 33% 정도이다. 이 중 치료를 필요로 하는 환자는 5~10% 정도이며, 40% 정도의 환자는 증상이 자발적으로 소실된다.

1 원인

원인은 명확히 밝혀지지는 않았으나 생물학적, 행동학적, 환경적, 심리사회적, 정서적, 인지적 요인 등의 여러 기여요인이 있으며, 가장 중요한 원인으로는 외상, 구강악습관, 정서적 스트레스 등이 복합적으로 작용하는 것으로 판단된다.

2 분류

대한안면통증구강내과학회의 분류에 따르면 측두하악장애는 크게 관절질환과 근육질환으로 나뉜다(표 11-1).

표 11-1 측두하악장애의 분류(대한안면통증구강내과학회)

관절장애
1. 측두하악관절장애(TMJ disorder) 1) 형태이상(deviation in form) 2) 관절원판변위(disc displacement) ① 정복성 관절원판변위(disc displacement with reduction) ② 비정복성 관절원판변위(disc displacement without reduction) 3) 탈구(dislocation) 4) 염증상태(inflammatory conditions) ① 활막염(synovitis) ② 관절낭염(capsulitis) ③ 원판후조직염(retrodiscitis) ④ 건염(tendonitis) 5) 관절염(arthritides) ① 골관절증(osteoarthrosis) ② 골관절염(osteoarthritis) ③ 다발성 관절염(polyarthritides) 6) 유착과 강직(adhesion and ankylosis)

표 11-1 **측두하악장애의 분류**(대한안면통증구강내과학회) (계속)

근육장애
1. 근막통증(myofascial pain) 2. 보호성 근긴장(protective muscle splinting) 3. 근염(myositis) 4. 근경련(myospasm) 5. 경축(contracture) 6. 섬유근통(fibromyalgia)

최근에 개정된 측두하악장애연구진단기준(DC-TMD)에서는 이 중 호발하는 12가지 측두하악장애(TMD)를 분류하였다(표 11-2).

표 11-2 **측두하악장애의 분류**(DC-TMD)

통증과 연관된 TMD
1. 근통(myalgia) 2. 국소근통(local myalgia) 3. 근막통증(myofascial pain) 4. 연관통을 동반하는 근막통증(myofascial pain with referral) 5. 관절통(arthralgia) 6. TMD에 기인한 두통(headache attributed to TMD)
관절 내부 원인의 TMD
1. 정복성 관절원판변위(disc displacement with reduction) 2. 간헐적 과두걸림(disc displacement with reduction with intermittent locking) 3. 개구제한이 동반된 비정복성 관절원판변위(disc displacement without reduction with limited opening) 4. 개구제한이 동반되지 않은 비정복성 관절원판변위(disc displacement without reduction without limited opening) 5. 퇴행성 관절질환(degenerative joint disease) 6. 아탈구(subluxation)

(1) 근통(Myalgia)

저작근 부위에 통증이 존재하며, 하악의 운동과 기능 시 및 악습관 시에 통증이 변화한다. 통증이 있는 근육을 촉진하면 통증이 재현됨을 확인할 수 있다.

(2) 국소근통(Local myalgia)

근통이 국소적인 근육에 발생하는 경우이며, 촉진 시 자극이 가해진 부위에만 국한되어 통증이 나타난다.

(3) 근막통증(Myofascial pain)

통증이 국소근통보다 광범위하게 나타나는 것으로, 근육조직 내에 특징적인 단단한 띠 모양의 발통점을 보이며, 이를 촉진 시 자극을 가한 근육 범위 내에서 통증이 주위로 퍼지는 양상을 보인다.

(4) 연관통을 동반하는 근막통증(Myofascial pain with referral)

발통점을 촉진 시 자극을 가한 부위 이외의 다른 근육부위나 주변 조직에 통증이 동반되는 것을 연관통이라 하며, 이를 동반하는 근막통증이다(그림 11-14).

(5) 관절통(Arthralgia)

턱관절 부위에 통증이 존재하며, 하악의 운동 시와 기능 시 및 악습관 시에 통증이 변화한다. 귀 앞부위(턱관절)를 촉진하면 통증이 재현됨을 확인할 수 있다.

(6) TMD에 기인한 두통(Headache attributed to TMD)

측두부에 두통이 있으며, 하악의 운동과 기능 시에 통증이 변화한다. 측두근을 촉진하거나 하악의 운동 시에 두통이 나타나는 것으로 확인할 수 있다.

(7) 정복성 관절원판변위(Disc displacement with reduction)

환자가 턱관절에서 '딱' 소리가 나는 증상을 호소하며, 임상검사 시 개폐구 및 편심운동에서 관절음이 나타난다. 자기공명영상 소견에서 폐구 시 관절원판이 전방으로 전위되어 있으며, 개구 시 원래 위치로 정복되는 양상을 보인다(그림 11-15, 11-16).

(8) 간헐적 과두걸림(Disc displacement with reduction with intermittent locking)

정복성 관절원판변위의 증상을 보이며 간헐적으로 턱이 걸려서 안 벌어지는 증상이 있다. 턱을 특정 방향으로 틀어서 벌리면 과두걸림이 풀어지면서 개구가 회복되는 양상을 보이기도 한다.

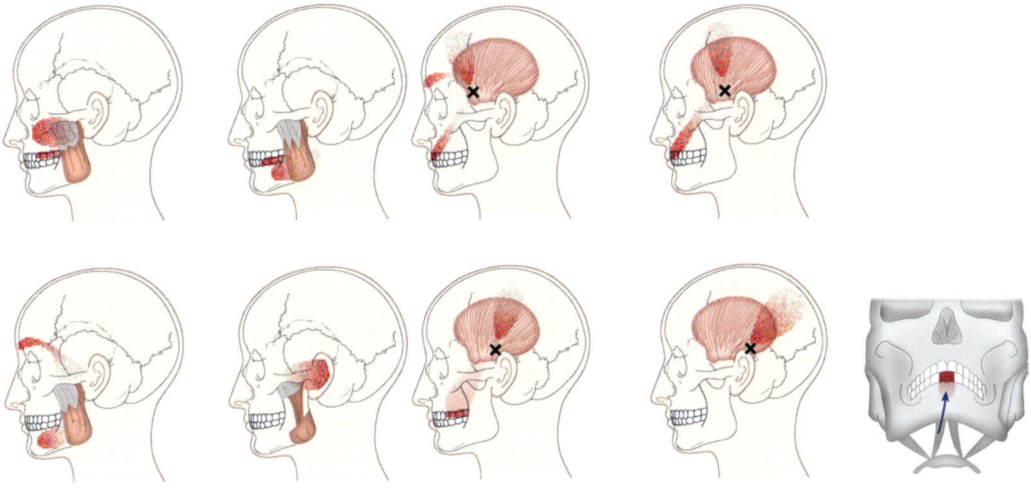

교근은 상하악 구치부와 하악각 부위, 측두근은 상악 전치 및 구치부와 눈, 관자놀이 부위,
악이복근은 하악 전치부에 연관통을 유발할 수 있다.

그림 11-14 치아에 연관통을 유발하는 근육들

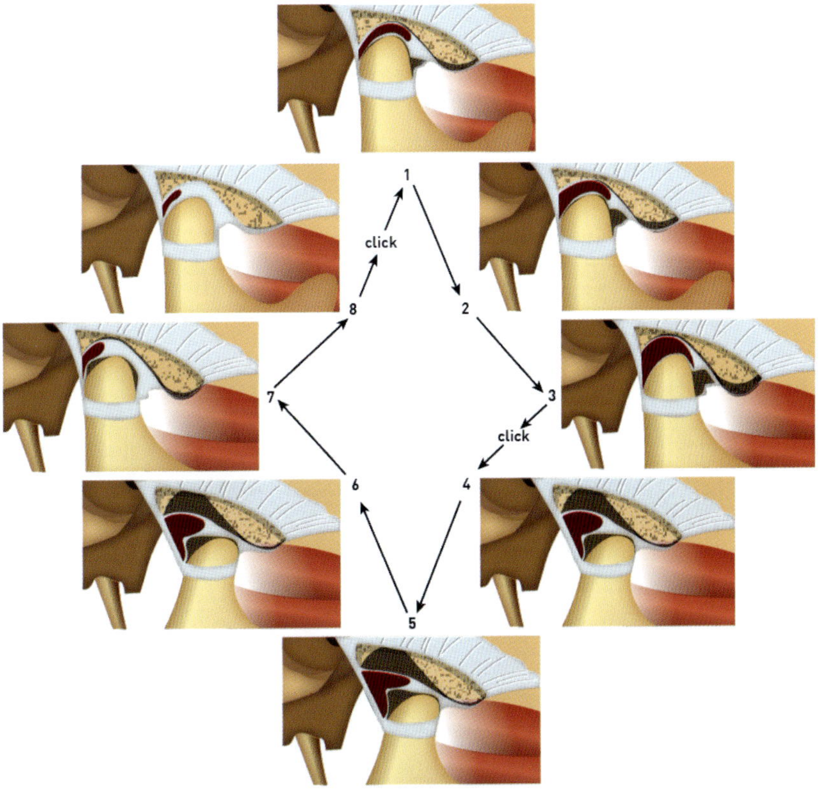

그림 11-15 정복성 관절원판변위 시의 측두하악관절 운동

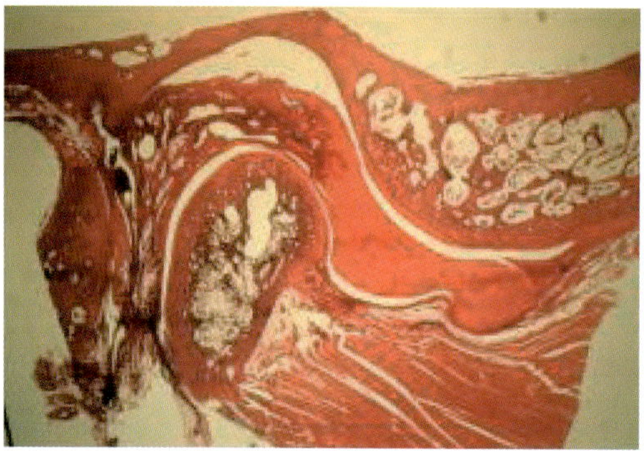
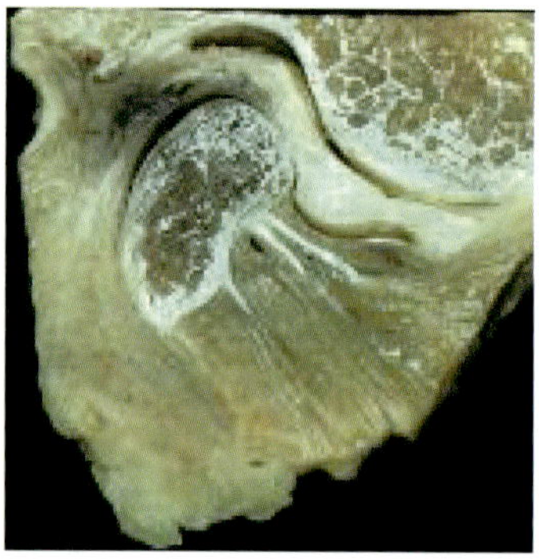

그림 11-16 정복성 관절원판변위 시의 하악과두와 관절원판

(9) 개구제한이 동반된 비정복성 관절원판변위 (Disc displacement without reduction with limited opening)

턱이 걸려서 입이 안 벌어지는 상태로, 시술자가 억지로 개구해도 40mm 미만으로 개구량이 제한된 경우이다. 자기공명영상 소견에서 폐구 시 관절원판이 전방으로 전위되어 있으며, 개구 시에도 정복되지 않고 전방에 위치한 양상을 보인다(그림 11-17).

(10) 개구제한이 동반되지 않은 비정복성 관절원판변위 (Disc displacement without reduction without limited opening)

턱이 걸려서 입이 안 벌어졌던 적이 있고, 자기공명영상 소견에 관절원판이 전위되어 있지만 개구량은 제한되지 않아 시술자가 개구 시 개구량이 40mm 이상 벌어지는 상태이다.

(11) 퇴행성 관절질환 (Degenerative joint disease)

턱관절에서 지글거리는 염발음이 관찰되는 상태이다. 방사선사진 소견에서 과두의 편평화, 침식, 경화, 첨골화 등의 형태이상을 보이는데, 이는 전산화단층촬영(CT)에서 잘 확인된다(그림 11-18).

(12) 아탈구 (Subluxation)

턱이 걸려서 환자 스스로 입을 다물 수 없는 상태이다(그림 11-19).

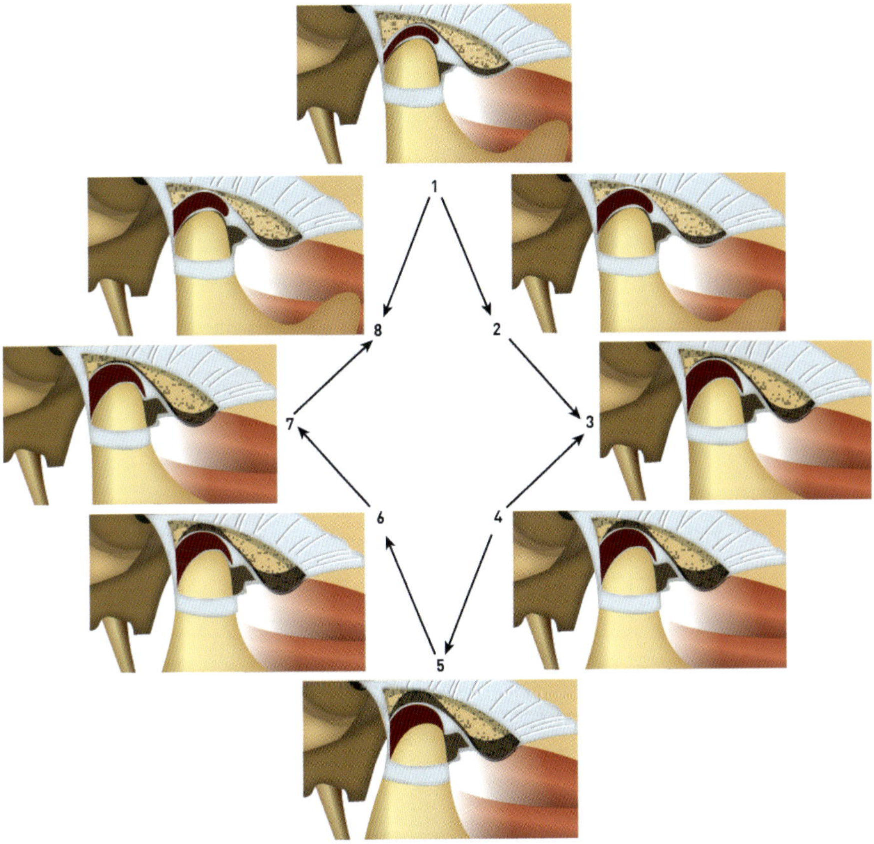

그림 11-17 비정복성 관절원판변위 시의 측두하악관절 운동

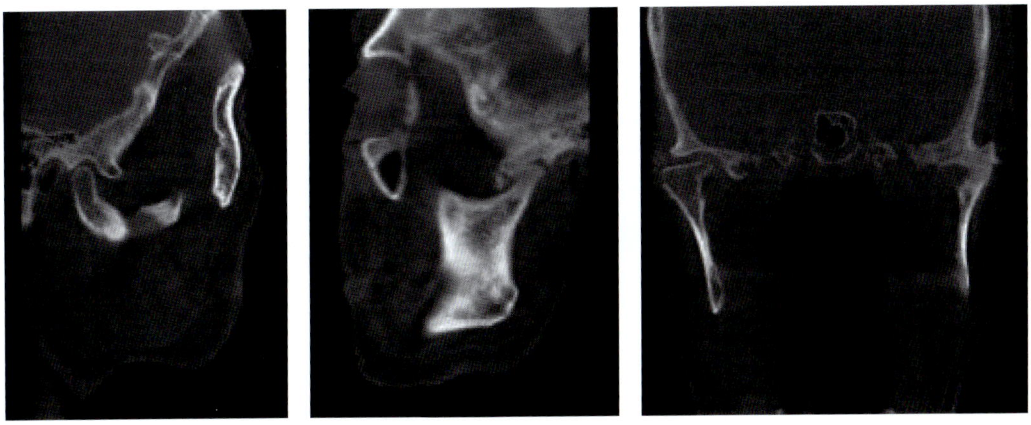

좌측 하악과두의 심한 흡수와 첨골화 등의 형태이상을 관찰할 수 있다.

그림 11-18 퇴행성 관절질환 환자의 CT 영상

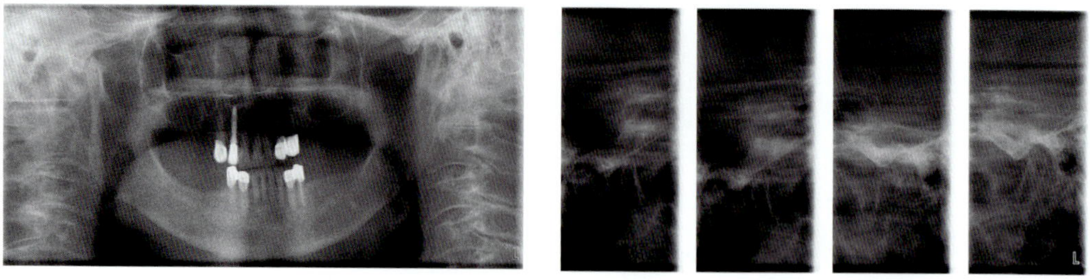

우측 하악과두가 개구 시와 폐구 시 모두 관절융기의 전방에 위치해 있다.

그림 11-19 **턱관절 탈구 환자의 방사선 사진**

3 임상증상

주요 증상은 턱관절이나 저작근 부위의 통증, 개구제한, 관절음이며, 동반되는 증상으로 귀의 통증 및 충만감, 이명, 현기증, 경부통증 및 두통 등이 있다. 대부분의 측두하악장애는 경미하고 자기 제한적이지만, 경우에 따라서는 만성적으로 지속되어 신체적, 정신적 문제를 유발하기도 한다.

4 평가

1) 간이평가(Screening evaluation)

설문지를 이용하여 저작근 및 측두하악관절 통증, 하악운동제한, 관절음, 구강안면통증 등의 증상 및 징후에 대해 평가한다(부록 11-1, p.192).

2) 포괄적 평가(Comprehensive evaluation)

주소, 현증, 의과적 병력, 치과병력 등을 문진한다(부록 11-2, p.193).

① **주소 및 현증** : 발병일, 발병사건, 증상의 빈도, 기간, 강도, 특징, 시간에 따른 경감이나 변화, 악화 및 완화 요인, 동반되는 증상 등에 대해 평가

② **의과적 병력** : 외상 유무, 과거 치료, 수술 및 입원 여부, 복용 중인 약물, 알레르기, 가족력

③ **치과병력** : 최근 또는 이미 존재하는 치아 관련 이상이나 질병

④ **구강악습관** : 이갈이, 이악물기, 코골이, 편측저작, 껌씹기, 손톱 · 입술 · 뺨 깨물기, 턱괴기, 전방두부자세

3) 신체검사(Physical examination)

(1) 통증

대개 둔하고 지속적인 통증이 턱 부위에 나타나며, 귀, 측두부, 안와 주위로 확산되기도 한다. 개구나 저작 등 턱을 움직일 때 악화되며, 통증으로 인해 하악의 운동이 제한될 수 있다. 아침에 통증이 심한 경우가 있는데 이는 야간에 이갈이나 이악물기 습관이 있는 환자에서 전형적으로 나타난다.

11

(2) 관절음

① 단순관절음(click) : '딱'하는 단발성의 관절음
② 거대관절음(popping) : 주위에서 들을 수 있는 큰 소리의 관절음
③ 염발음(crepitus) : 모래 갈리는 듯한 다발성의 지글거리는 소리

(3) 촉진검사

턱관절, 저작근 및 경부근육 등 통증이 있는 부위를 일정한 압력으로 촉진하여 통증 유무를 관찰한다(그림 11-20).

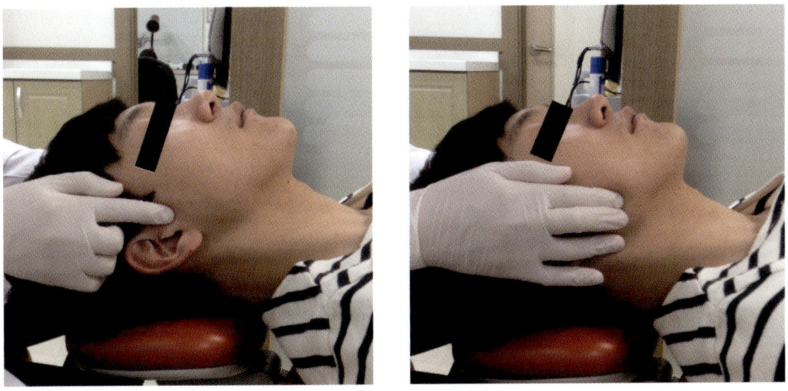

그림 11-20 악관절과 교근을 촉진하는 모습

(4) 하악운동

① 개구량 : 대개 성인에서 40~50mm 정도이며, 40mm 미만인 경우 개구제한으로 간주한다. 개구량이 제한된 경우 시술자가 억지로 개구시켰을 때 개구량이 증가하는지의 여부와 종말감을 확인한다(그림 11-21).

② 전방 및 측방운동 시 기능제한 여부 및 운동 시 통증 유무를 평가한다.

③ 개구경로가 똑바른지 편측으로 치우치는지를 확인한다(그림 11-22).

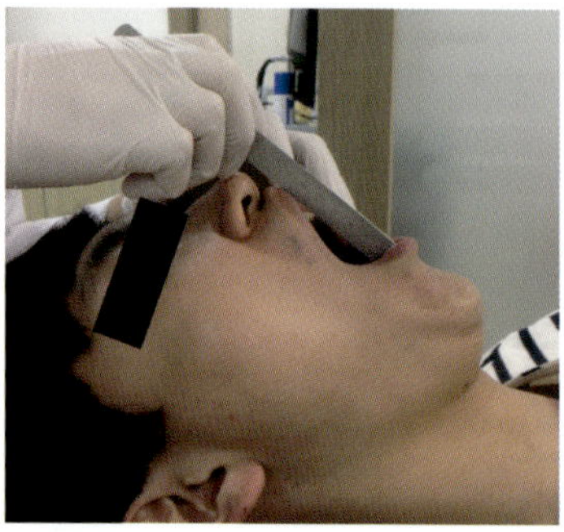

그림 11-21 개구량을 측정하는 모습

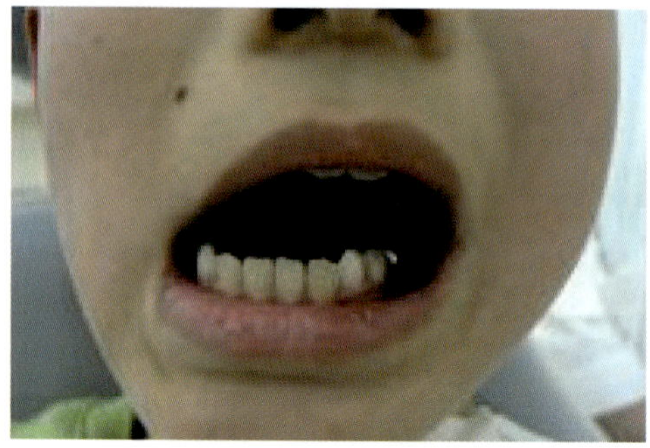

그림 11-22 개구 시 우측으로 편향되어 개구되는 모습

(5) 구내검사 (그림 11-23)

① 치열, 교합상태, 수직 · 수평피개, 정중선 편위 등 구강 내 특기할 이상소견의 유무를 관찰한다.

② 치아의 마모, 협점막과 혀의 치아압흔을 관찰한다.

4) 영상진단

(1) 파노라마 방사선사진

관절과두의 형태, 상하악 치아 및 치조골 등의 전반적인 선별검사(screening)에 사용된다(그림 11-24).

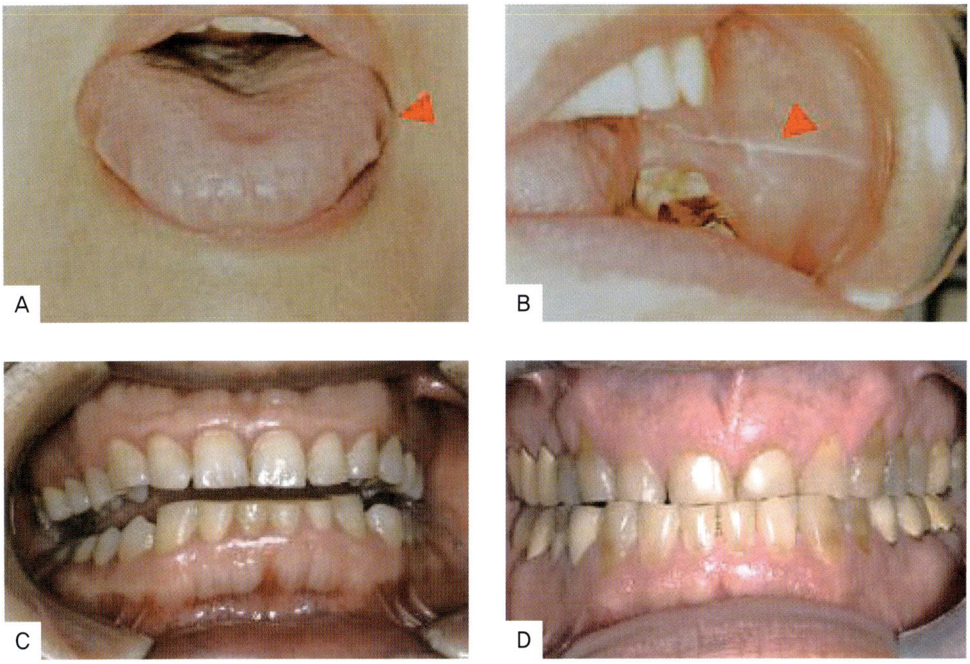

A. 혀 측면의 치아압흔　B. 협점막의 치아압흔　C, D. 치아의 전반적인 마모

그림 11-23 구내검사

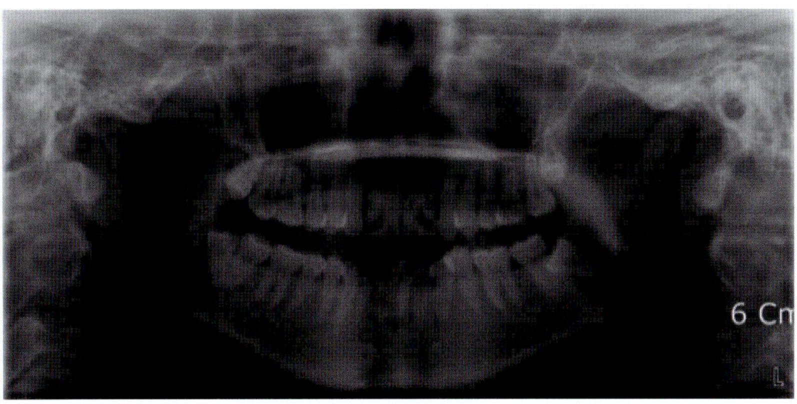

그림 11-24 파노라마 방사선사진

(2) TMJ 파노라마

개 · 폐구 시의 하악과두 위치를 비교하여 하악과두의 움직임을 관찰할 수 있다(그림 11-25).

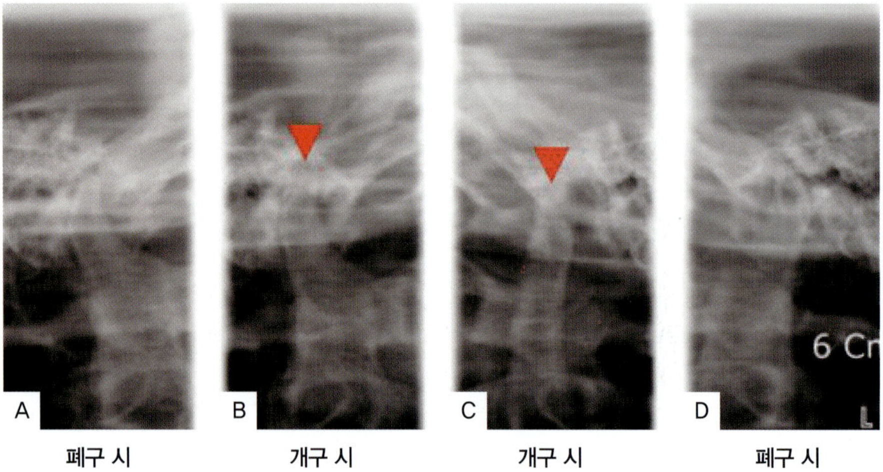

좌측 관절(C, D)은 개구 시 하악과두의 전방활주가 관찰되는 반면, 우측 관절(A, B)은 개구 시 하악과두의 활주가 관찰되지 않는 소견을 보인다.

그림 11-25 TMJ 파노라마

(3) 전산화단층촬영(Computed tomograph, CT)

골의 형태와 병적변화를 잘 관찰할 수 있어 유용하다(그림 11-26).

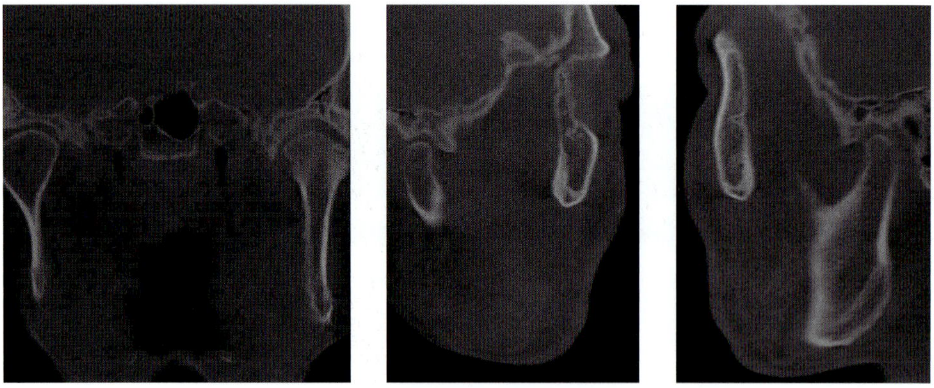

정면상에서 우측에 비해 좌측 하악과두의 형태이상이 관찰된다.

그림 11-26 전산화단층촬영

(4) 자기공명영상(Magnetic resonance imaging, MRI)

관절 및 관련된 주변 조직의 연조직 이상을 관찰할 수 있다. 개 · 폐구 시의 관절원판 위치를 각각 확인하여 관절원판변위를 진단할 수 있다(그림 11-27).

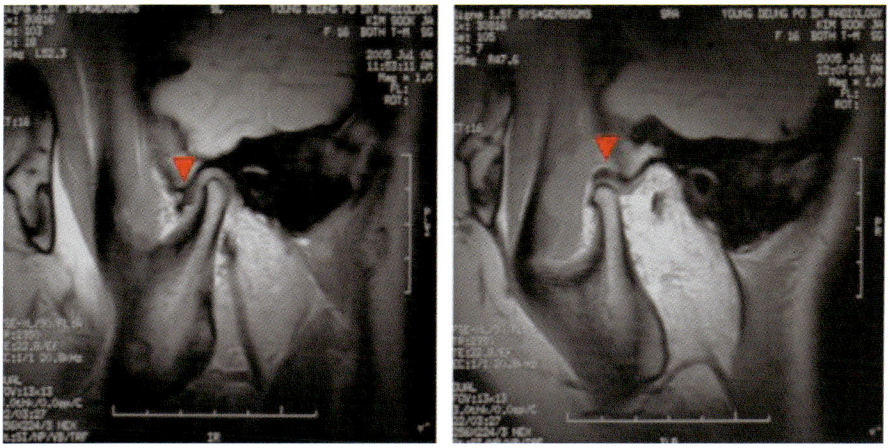

개구 폐구

정복성 관절원판변위 환자에서 폐구 시에 관절원판이 하악과두 전방에 위치하고, 개구 시에는 하악과두의 상방으로 정복된 것을 관찰할 수 있다.

그림 11-27 자기공명영상

(5) 관절경검사(Arthroscopy)

최소한의 침습적인 검사 및 치료법으로 활막염, 유착, 관절원판의 천공 등을 확인할 수 있다.

5) 행동 및 사회심리적 평가

구강안면통증 및 측두하악장애를 가진 환자들은 복합적인 만성 통증으로 고통받는 경우가 많으므로 행동 및 사회심리적 평가가 필요하다. 미네소타 다면적 인성검사(Minnesota Multiphasic Personality Inventory, MMPI)나 간이정신진단검사(Symptom Checklist-90-Revision, SCL-90-R) 등이 많이 이용된다.

6) 추가 검사

(1) 진단학적 마취

통증 부위에 마취주사를 투여하면 통증이 국소적인지 연관통인지를 구별할 수 있다.

(2) 치아모형검사

상하악의 관계 및 치열의 이상을 관찰할 수 있다.

(3) 실험실 검사

혈액질환, 류마티스질환, 대사질환, 기타 전신질환의 연관성을 확인할 수 있다.

5 치료

측두하악장애의 치료 목표는 통증과 불편감을 개선하여 편안한 턱의 기능을 회복하고 삶의 질을 회복하는 데에 있다. 대부분의 환자는 증상 정도가 심하지 않으며, 저절로 소실되기도 하므로 수술 등의 공격적인 치료방법보다 보존적이고 가역적인 술식을 우선적으로 고려해야 하며, 약 90% 정도는 이러한 방법으로 치료될 수 있다.

보존적인 방법으로 수개월간의 치료에도 통증이 지속되거나, 개구제한 등 관절낭 내의 장애가 개선되지 않을 경우 외과적 치료를 고려할 수 있다.

1) 자가요법

(1) 휴식(Rest)

장애가 있는 관절과 근육을 쉬게 함으로써 치유가 진행되면 증상이 개선될 수 있다.

(2) 자세훈련(Posture training)

두부전방자세나 앞으로 굽은 어깨 등의 나쁜 자세는 근육의 비정상적인 긴장을 증가시켜 두경부와 측두하악관절의 기능장애를 유발할 수 있으므로, 바른 자세를 유지하는 것이 중요하다.

혀와 하악의 안정위는 혀를 상악 전치 후방에 위치시키고 치아가 서로 닿지 않으며 입술은 살짝 다문 상태에서 턱이 이완된 상태로 유지하게 한다. 'N' 발음을 하는 위치로 유도하는 것이 도움이 된다.

(3) 하악운동요법(Mandibular exercise therapy)

근육의 신장운동은 근육의 길이와 기능을 정상으로 회복시키는 역할을 한다. 환자에게 통증이 느껴지기 직전까지 천천히 조심스럽게 입을 벌리도록 한다. 이때 혀를 상악 전치의 순면과 구개부에 닿도록 하여 과도하게 벌어지는 것을 막고, 올바른 경로로 열리도록 돕는다. 충분히 벌어져 근육이 이완되도록 해야 하며, 통증이 발생하면 통증으로 인해 보호성 상호수축으로 개구제한이 악화될 수 있으므로 조심해야 한다.

수동적 신장운동은 근육의 길이를 회복할 필요가 있을 때 시행하는데 환자가 엄지를 상악 전치에, 검지를 하악 전치에 위치시키고 부드러운 힘을 지속적으로 가하면서 개구운동을 하게 한다. 이 운동은 비정복성 관절원판변위 및 유착이나 관절의 섬유화, 측두하악관절 수술 후 등 개구가 제한된 환자에서 운동범위를 증가시키기 위해 시행할 수도 있다(그림 11-28).

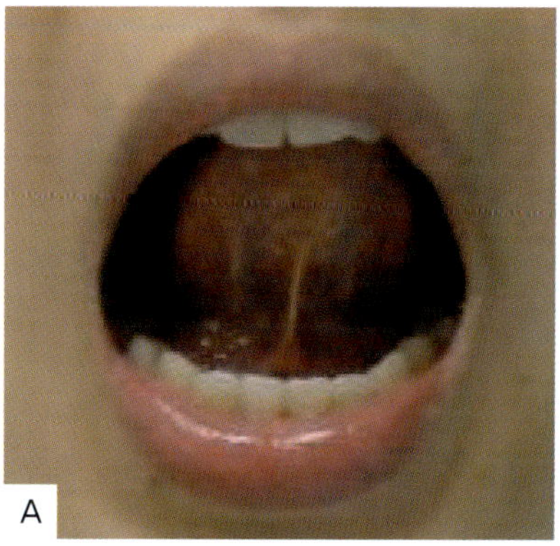

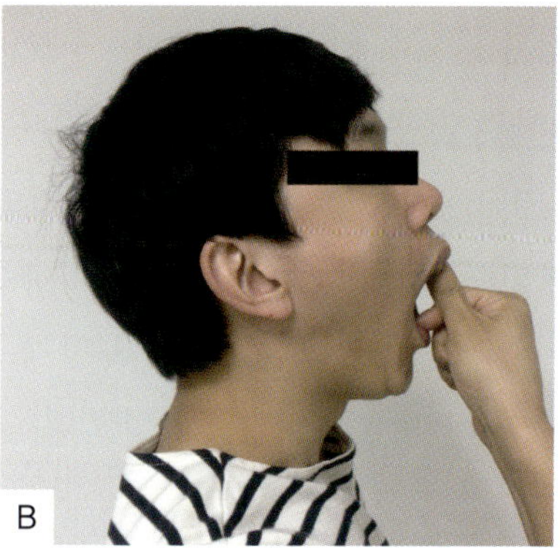

A. 근육 신장운동 B. 수동적 신장운동

그림 11-28 하악운동요법

(4) 행동요법(Behavioral therapy)

심리적 긴장과 스트레스는 조직의 민감화와 근긴장을 초래할 수 있으므로, 스트레스를 인지하여 그것을 경감시키고, 만성 통증과 관련된 부적응성 행동을 조절하도록 한다.

(5) 인지행동요법(Cognitive-behavioral therapy)

바이오피드백과 이완훈련이 여기에 해당하며 이갈이나 이악물기 등의 구강악습관을 인지하여 개선할 수 있도록 한다. 스티커나 타이머 같은 장치를 이용하면 인지하는 데 도움이 될 수 있다.

2) 물리치료

물리치료는 구강안면통증 및 측두하악장애의 치료에 가장 많이 쓰이는 치료방법 중 하나이다. 물리치료의 목표는 일차적으로 악관절의 운동성 및 기능을 회복하고 통증을 완화시키는 데 있으며, 나아가 기능장애를 유발할 수 있는 자세를 교정하고 근육을 신장시키거나 근력을 증가시키고 조절하는 데에 있다.

(1) 온열요법(Heat therapy)

온열요법은 표면열요법과 심부열요법으로 나눌 수 있으며, 근육이완 촉진, 통증 감소, 대사 증가, 결합조직의 신축성 증가를 유도한다. 외상이나 수술 직후, 순환장애, 출혈질환이 있는 경우에는 금기이며, 눈, 심장, 생식기, 악성종양이 있는 부위에 적용하면 안 되고, 임신부나 성장기 아이들의 골단에 사용해서도 안 된다. 그리고 조직을 지나치게 가열하면 결합조직을 변성시켜 콜라겐을 젤라틴으로 바꾸어 탄성이 감소되어 오히려 바람직하지 않은 결과를 초래할 수도 있으므로 주의해야 한다.

① **표면열요법** : 습열팩, 파라핀, 적외선램프 등을 사용하여 1회에 10~15분 정도 적용한다. 습열팩을 사용할 경우 수건으로 여러 겹 싸서 증상이 있는 부위에 적용하며, 열의 투과 깊이는 0.5~1cm 정도이다(그림 11-29).

② **심부열요법** : 초음파(ultrasound)는 조직 내 약 3cm까지 침투하여 심부의 온도를 상승시켜 혈류량을 증가시키고 대사산물의 제거를 도와주어 연조직이 신속하게 치유되도록 한다. 관절낭의 경직, 반흔조직, 근경련, 통증에 주로 사용되며, 턱관절 부위나 안면부 근육에는 대개 0.5~1W/cm^{2}의 강도로 약 3~5분간 적용한다. 초음파 적용 시 턱관절 부위의 연조직을 부드럽게 신장시키고 있어야 하며, 충분한 효과를 위해 피부에 초음파용 젤을 사용하거나 소염제, 진통제 등의 약제를 함께 사용하기도 한다(그림 11-30).

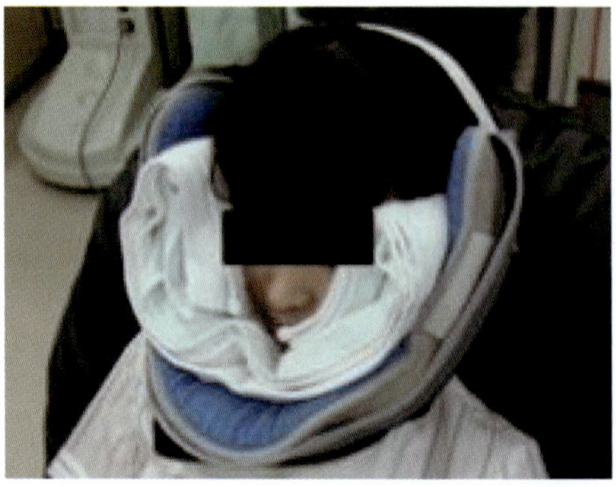

그림 11-29 **표면열요법**

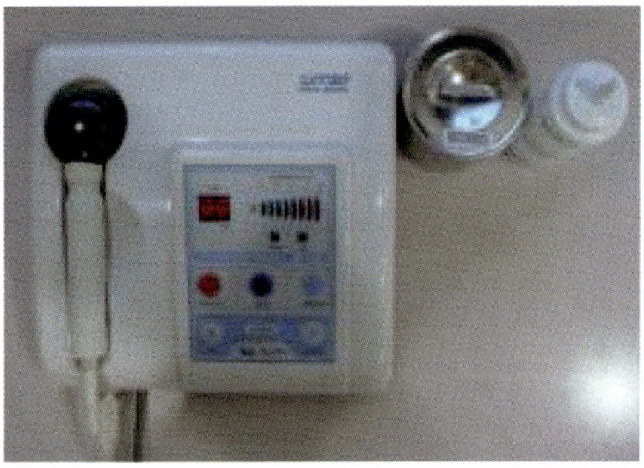
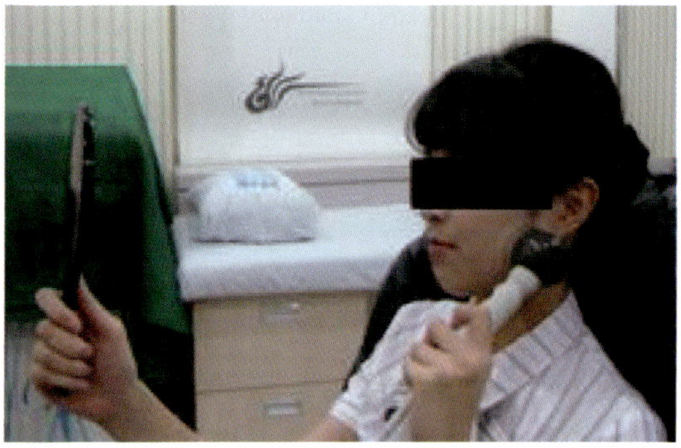

그림 11-30 심부열요법

(2) 냉각요법(Cold therapy)

얼음팩이나 냉각스프레이를 사용할 수 있으며, 혈관수축, 대사 저하, 부종 감소, 국소 염증반응의 최소화, 근경련의 감소 및 국소적 마취 효과로 인한 통증의 감소 효과를 나타낸다. 주로 급성기 통증에 사용되며, 순환장애, 개방창상 및 찬 것에 예민한 환자에게는 주의해서 사용해야 한다(그림 11-31).

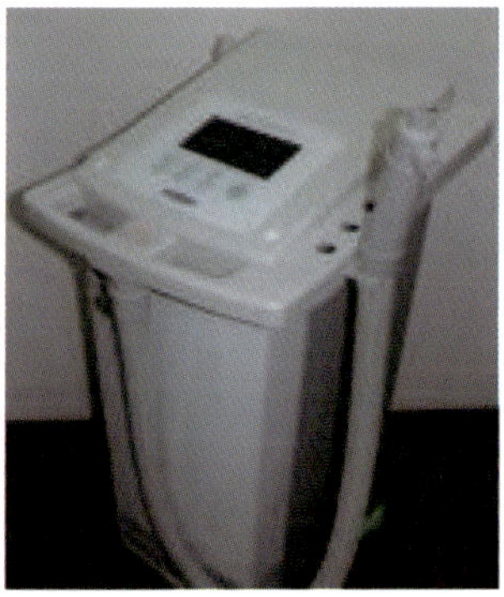

그림 11-31 냉각요법

(3) 전기요법(Electrotherapy)

전기자극은 통증 감소, 부종 저하, 근경련 감소 및 염증이나 대사이상의 감소를 위해 사용되며, 피부 개방창, 감염, 감각이상이 있는 부위에는 금기이다.

① 갈바닉자극(Galvanic stimulation) : 고전압 갈바닉자극기는 근경련, 부종 및 관절기능장애에 주로 사용되며, 작용형태에 따라 통증감소에도 효과적이다. 낮은 자극속도는 만성 통증에, 높은 자극속도는 급성 통증과 근경련의 치료에 사용된다.

② **경피성 전기신경자극**(Transcutaneous electric nerve stimulation, TENS) : 통증과 기능장애의 치료에 사용되며, 급 · 만성 통증에 모두 효과적이다(그림 11-32).

- **통상적인 경피성 신경자극**(conventional TENS) : 파장이 짧은 고주파의 중간 강도 자극을 가하는 것으로, 큰 지름의 고유감각수용성 신경을 선택적으로 활성화시켜 작은 지름의 섬유에 의한 유해수용성 자극을 차단하거나 조절하여 통증을 감소시킨다.
- **침술과 유사한 경피성 신경자극**(acupuncture-like TENS) : 강하고 낮은 주파수를 사용하며, 20~30분 정도의 유도시간이 필요하다. 통증 경감을 장시간 지속시켜 주지만, 통증부위의 너무 강한 수축으로 환자가 견디기 힘들어하는 경우도 있다.
- **돌발 경피성 신경자극**(burst TENS, pulse train) : 높거나 낮은 강도에서 모두 사용될 수 있으며, 복합된 펄스열(pulse train)은 낮은 속도의 파동으로 고주파의 격렬한 자극을 제공한다.
- **고빈도-고강도 경피성 신경자극**(brief intense TENS) : 짧은 시간 동안 높은 강도로 적용하여 5~15분 이내에 진통작용이 나타나 적용 후 수동적 조작술을 시행하기가 용이하다.

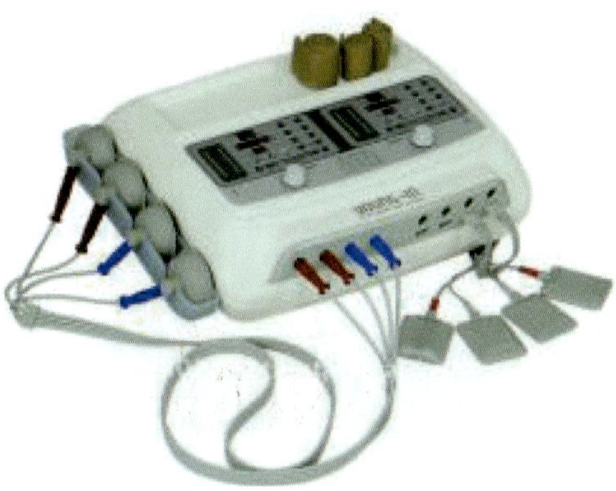

그림 11-32 **경피성 전기신경자극 치료기**

③ **전기침자극요법**(Electroacupuncture stimulation therapy, EAST) : 발통점을 자극하기 위해 바늘을 삽입한 후 손으로 자극하거나 전기적으로 자극한다. TENS에 비해 높은 전류를 저빈도, 저주파로 적용한다. 진통 효과, 마취 효과, 혈액순환 개선 효과, 소염 효과, 마비 개선 효과 등의 치료 효과가 보고되고 있다(그림 11-33).

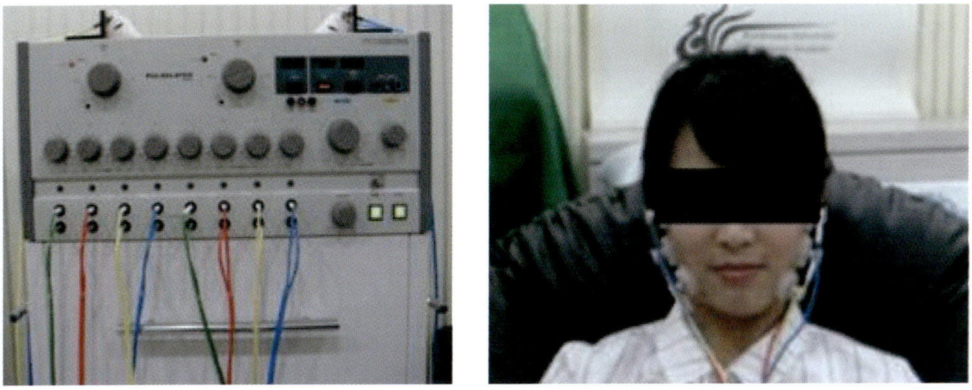

그림 11-33 전기침자극요법(EAST)

(4) 저출력 레이저요법(Low-level laser therapy, LLLT)

통증 감소를 위한 물리치료에 사용되는 레이저는 저출력 레이저이며, 대표적인 것으로 He-Ne 레이저(632.3nm)와 Ga-As 적외선 레이저(904nm)가 있다. 창상치유, 소염, 진통, 신경활성 증가 등의 효과를 보여 근육통증, 류마티스관절염, 퇴행관절염 등의 치료에 사용된다(그림 11-34).

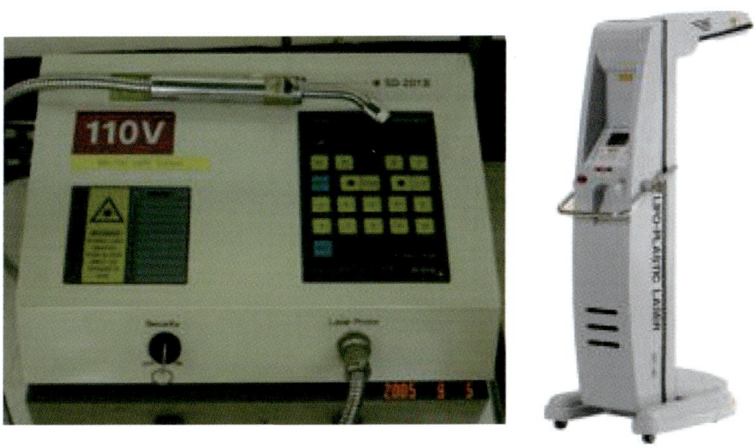

그림 11-34 저출력 레이저요법(LLLT)

(5) 전기영동요법(Iontophoresis)

전기적인 방법으로 약물을 이온화시킨 다음 조직 내로 통과시켜 약효를 극대화하는 치료법이다. 스테로이드나 살리실산 및 진통제 등이 이용되며, 주삿바늘에 공포를 느끼는 환자에게 효과적으로 사용될 수 있다. 염증성 관절이나 발통점 등으로 통증이 심한 경우, 관절 수조작을 하기 전, 심부조직에 대한 마사지 등에 이용한다(그림 11-35).

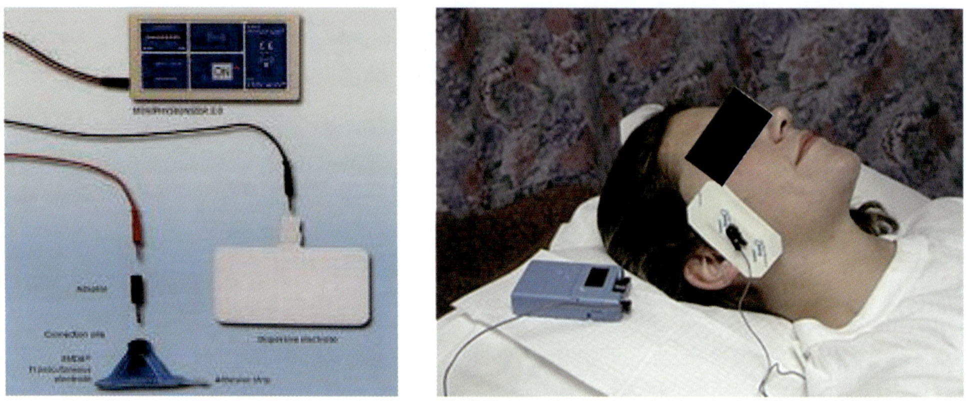

그림 11-35 전기영동요법

(6) 분사신장요법(Spray and stretch)

발통점을 제거하는 가장 보편적인 방법이다. 발통점이 있는 근육조직에 플루오로메탄(fluoromethane)이나 에틸클로라이드(ethyl chloride)와 같은 기화성 냉각제를 분사한 뒤 근육을 신장시키는 방법이다. 기화성 냉각제는 그 부위의 통증을 일시적으로 감소시켜 근육을 최대 길이까지 충분히 신장시킬 수 있도록 한다(그림 11-36).

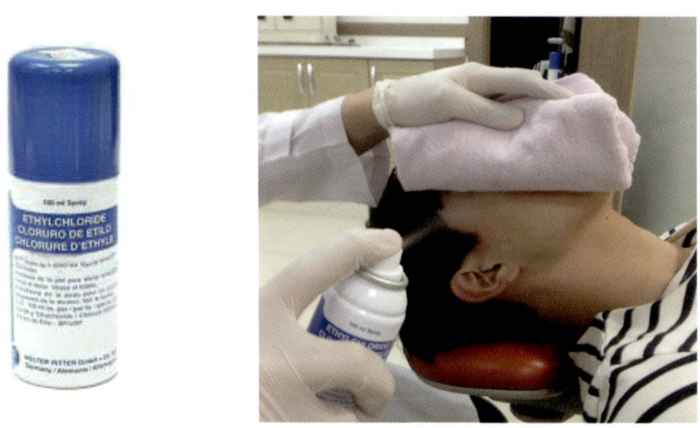

그림 11-36 에틸클로라이드 스프레이와 분사신장요법

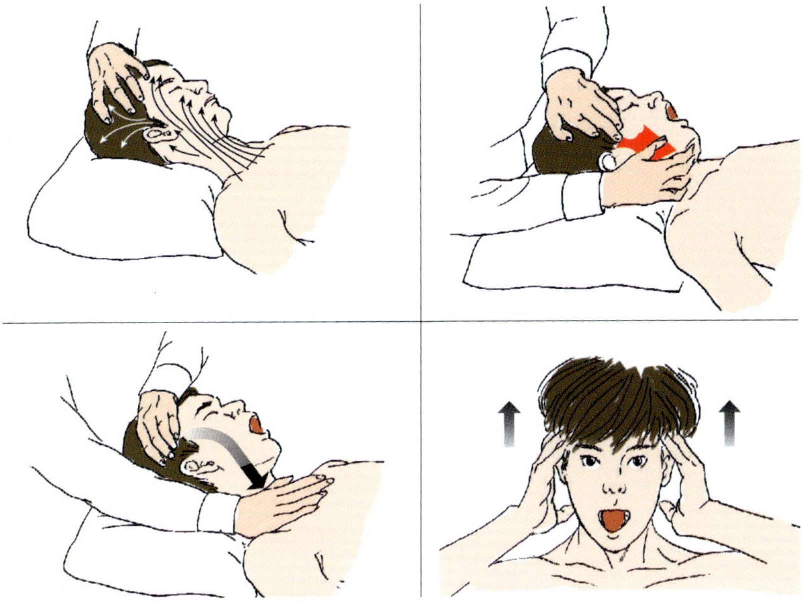

그림 11-36 에틸클로라이드 스프레이와 분사신장요법 (계속)

(7) 가동술(Mobilization)

물리치료와 함께 통증과 부종을 조절하기 위해 가동술을 시행하여 통증이 없는 정상적인 운동범위 회복을 돕는다.

① **연조직가동술**(soft tissue mobilization) : 마사지, 신장운동, 근육이완요법 등이 있으며, 과활성되었거나 뻣뻣해진 근육의 긴장도를 감소시켜 근육성 통증을 조절한다. 환자에게 통증부위를 매일 규칙적으로 마사지하도록 하고 통증이 증가하면 중단하도록 한다.

② **관절가동술**(joint mobilization, manipulation) : 관절을 수동적으로 신전시켜 관절 내의 압력을 감소시키고 운동성을 증가시키며 관절의 일시적인 유착을 해소할 수 있다. 시술자가 이환 측의 하악 구치부에 엄지손가락을 위치시키고 나머지 손가락으로는 턱을 편하게 감싼 상태에서 하방으로 힘을 가한다. 신전 상태를 몇 초간 유지한 다음 풀어주는 과정을 수차례 반복하며 통증이 발생하면 중단한다(그림 11-37).

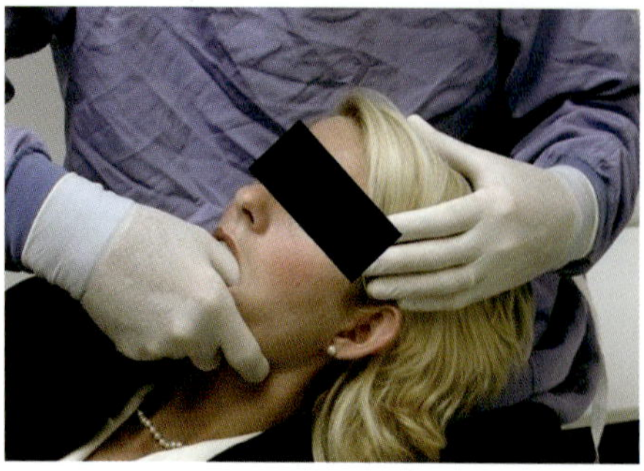

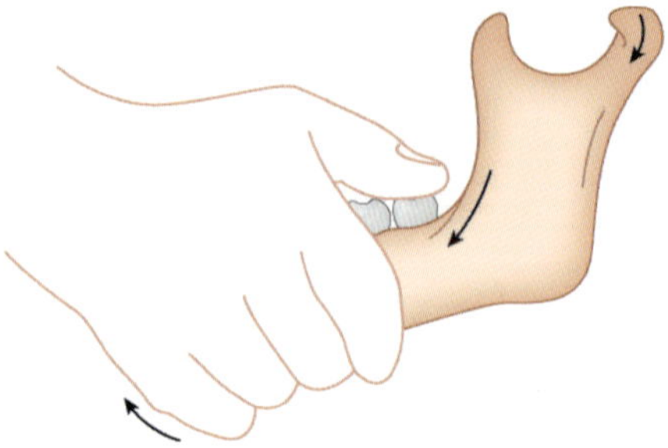

그림 11-37 관절가동술

(8) 발통점 주사요법(Trigger point injection, TPI)

발통점 주사는 근육의 발통점을 기계적으로 파괴시켜 국소적인 통증 및 연관통도 제거할 수 있어 치료와 진단의 목적으로 모두 유용하다. 사용되는 국소마취제로는 1% 프로카인(procaine) 또는 리도카인(lidocaine)이 적절하며, 부피바카인(bupivacaine)처럼 오래 지속되는 마취제의 경우 근독성이 있으므로 사용하지 말아야 한다(그림 11-38).

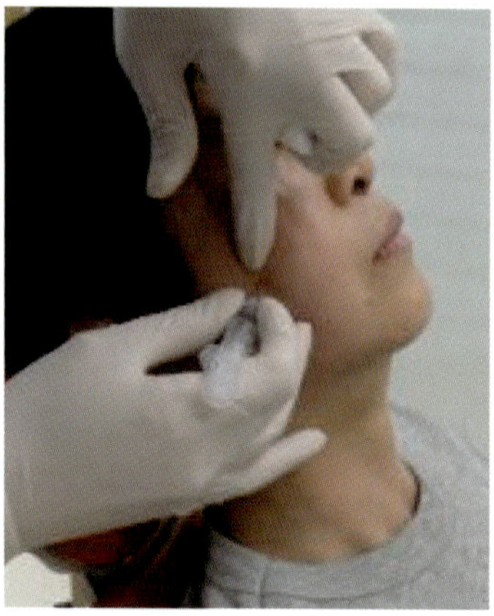

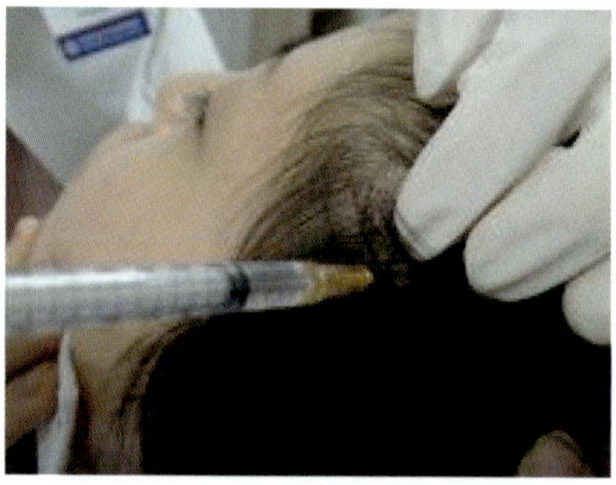

그림 11-38 발통점 주사요법(TPI)

3) 약물치료

약물치료는 적절하게 사용하면 환자의 통증을 조절하는 데 매우 신속하고 효과적이다. 적응증과 금기증, 발생 가능한 부작용과 합병증 등을 고려하여 신중히 투여해야 한다.

(1) 비스테로이드성 소염제(NSAIDs)

대부분의 통증에 효과가 좋으며, 염증반응을 감소시킨다. 위장장애나 출혈소인 증가 등의 부작용이 있을 수 있다. 그래서 위장장애가 적은 선택적 COX-2 억제제가 사용되기도 한다.

(2) 근이완제(Muscle relaxants)

급 · 만성의 근골격계 통증을 감소시키며 졸리거나 어지러운 부작용이 있다.

(3) 삼환계 항우울제(Tricyclic antidepressants)

만성 통증에 효과가 좋은데, 소량을 2주 정도 투여 후 경과 관찰한다. 졸리거나 어지럽고 변비, 구갈 등의 부작용이 발생할 수 있다.

(4) 항불안제(Anxiolytics)

취침 전 소량 투여 시 급성 근골격계 통증을 경감시킨다. 장기간 사용 시 내성과 의존성이 발생할 수 있어 수주일 이내로 단기간 사용하는 것이 권장된다.

4) 교합장치치료

경성 아크릴릭 레진으로 제작하며, 상악 또는 하악에 장착하여 수직고경을 일시적으로 증가시키고 과두의 위치를 변화시켜 악관절을 안정화시키며, 저작근의 비정상적인 활성을 감소시켜 통증이나 불편감을 개선한다. 또한 이갈이나 이악물기로부터 치아의 파절이나 마모를 예방하며, 외상성 교합의 개선 및 동요도가 심한 치아의 안정을 도모할 수도 있다.

근육통, 관절통, 관절음 및 개구제한, 과두걸림 등의 전반적인 TMD 환자에게 사용할 수 있고, 이갈이나 이악물기 등 구강악습관에도 사용된다.

(1) 교합안정장치(Stabilization splint)

관절을 안정화시키고, 근육을 이완시키며, 교합력을 적절히 재분산하고, 치아를 보호하는 등의 기능을 한다. 근육통, 관절통, 개구제한, 이갈이 등에 사용된다(그림 11-39).

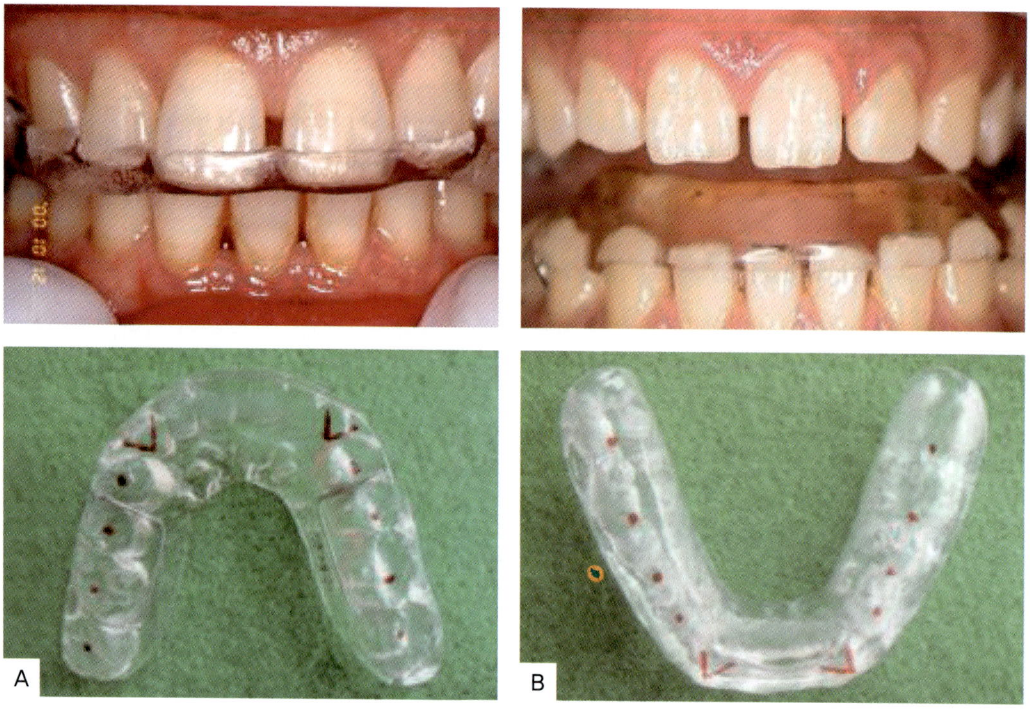

A. 상악 B. 하악

그림 11-39 교합안정장치

(2) 하악전방위치장치(Anterior positioning splint)

하악과두와 관절원판의 관계를 일시적으로 변화시켜 관절 내에 가해지는 해로운 하중을 감소시킨다. 관절음, 간헐적 과두걸림, 급성 과두걸림에 주로 사용되며, 속발성 근육통과 관절통의 감소에도 사용된다. 장시간 사용 시 구치부 개교합 양상의 교합변화가 나타날 수 있어 하루 중 일부 시간만 장착하며, 주기적인 관찰이 필요하다(그림 11-40).

(3) 연성교합장치(Soft appliance)

적절한 교합상태를 조절하기 어려워 근신경계를 정확하게 조절할 수 없으므로, TMD 치료보다는 운동선수나 소아의 외상방지 목적으로 사용한다(그림 11-41).

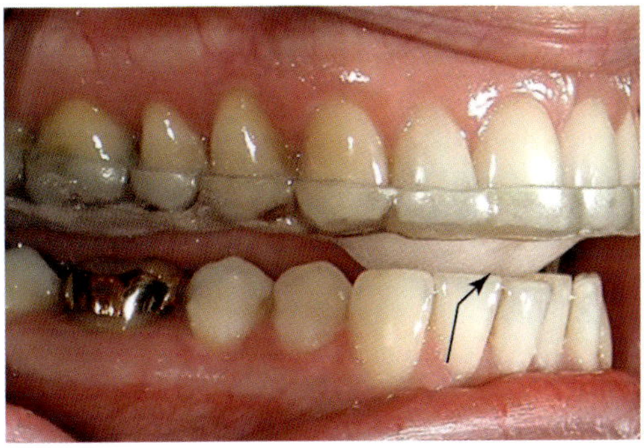

그림 11-40 하악전방위치장치

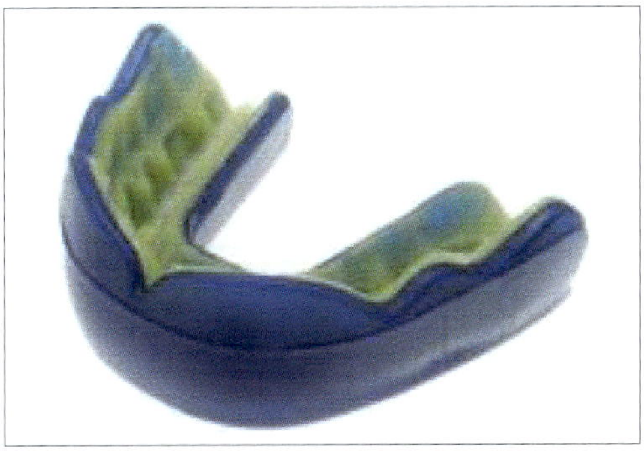

그림 11-41 연성교합장치

(4) 장치 사용 시의 주의사항

① 장치를 처음 사용하면 치아가 시리거나 통증을 느낄 수 있으나 대부분 며칠 후 사라진다. 만일 이러한 증상이 지속되면 담당의사와 상의해야 한다.
② 장치는 상온의 물에 담가 보관한다.
③ 장치는 칫솔로 닦고 치약은 사용하지 않으며 수방세세를 이용힌디.
④ 소독은 의치세정제를 이용하고, 열에 약하므로 끓이거나 가열하면 안 된다.
⑤ 장치를 장착한 후 담당의사의 진찰을 받지 않고 장기간 사용할 경우 부작용이 나타날 수 있으므로 주기적으로 진찰을 받아야 한다.
⑥ 장치의 분실과 파손에 주의한다.

(5) 장치 사용 시의 부작용

치아우식증, 치은염, 구취, 구강건조증, 발음장애, 교합접촉 및 악간관계의 변화, 심리적 의존 등의 부작용이 나타날 수 있다.

5) 보툴리눔독소 주사요법(Botulinum toxin injection)

(1) 작용기전

근신경계 접합부에서 아세틸콜린이 유리되는 것을 차단하여 근육의 활성을 감소시킨다. 또한 통증 전달물질의 방출을 억제하여 통증을 억제하는 것으로도 알려져 있다(그림 11-42).

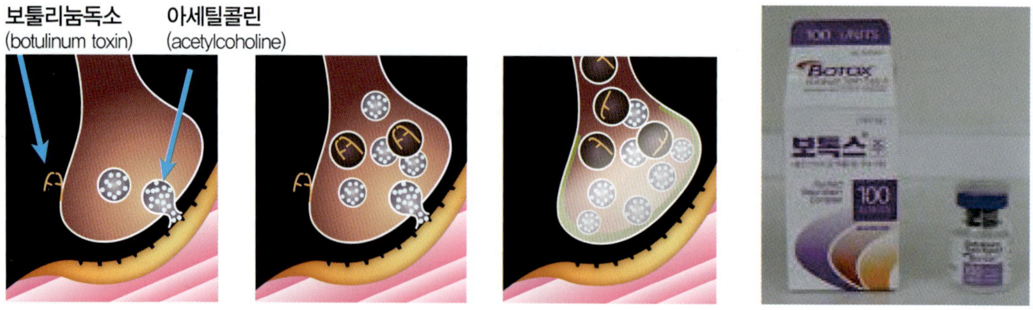

그림 11-42 보툴리눔독소의 작용기전과 약물

(2) 구강안면영역의 적응증

저작근 및 안면근육의 경련, 이상근긴장증, 저작근비대, 두통, 만성 근막통증, 이갈이, 미용 목적으로 사용된다.

(3) 금기증

아미노글리코사이드계 항생제 복용자, 중증근무력증 등 근신경계 질환자, 임부 및 수유부, 과민증 환자, 감염부위에는 금기이다.

6) 외과적 치료

측두하악장애에서 외과적 치료법은 충분한 보존적 치료가 선행되며, 측두하악장애의 원인과 증상이 측두하악관절 내부에서 기원하고 있다는 명백한 임상적 증거가 있을 때 선택하게 된다. 또한 외과적 치료를 결정할 때에도 보다 침습도가 낮은 치료법부터 고려하는 것이 바람직하다.

(1) 턱관절세척술(Arthrocentesis)

턱관절세척술은 관절강 내의 염증물질이나 변성된 관절액을 제거하여 통증을 완화시킬 목적으로 시행한다. 관절 부위를 국소마취하여 2개의 18게이지 주삿바늘을 상관절강에 삽입한 후 한 쪽을 관류액의 주입구로, 다른 한 쪽을 관류액의 배출구로 이용하여 100~150mL의 관류액을 흘려보냄으로써 관절강을 세척한다. 세척 후에는 히알루론산이나 부신피질호르몬제를 주입하여 추가적인 효과를 기대할 수 있다.

(2) 턱관절경수술(Arthroscopy)

관절경을 관절강 내에 삽입하여 관절의 상태를 꼼꼼히 살피고, 관절을 세척하며, 유착되었거나 비정상적인 관절원판조직이나 골조직 및 육아조직을 제거할 수 있다.

(3) 턱관절수술(TMJ surgery)

턱관절에 시행하는 일반적인 수술로는 관절원판절제술(discectomy), 하악과두절단술(mandibular condylotomy), 관절대체술(Joint replacement) 등의 술식이 있다. 각 술식에 대한 임상적 성공 및 실패 사례들이 다양하게 보고되고 있어 측두하악장애의 일반적인 치료법으로 시행하기는 어려우며, 보존적 요법과 비개방성 외과적 치료를 시행하고도 조절되지 않는 지속적인 관절통과 운동제한이 있는 경우 신중히 고려해서 결정해야 한다. 또한 수술 후 나타날 수 있는 이차적인 통증과 운동제한에 대해서도 고려해야 하며, 수술 후에도 지속적인 보존적 치료가 필요하다.

6 치과치료 시의 주의사항

① 딱딱한 음식을 섭취하거나 입을 크게 벌리는 등 턱에 무리가 가는 행동을 자제하고 충분한 안정을 취하도록 지도한다.
② 운동요법, 물리치료, 약물치료, 장치치료 등 병원에서 시행하는 치료를 충실히 이행하도록 지도한다.
③ 물리치료 후 통증이 증가하거나 또는 붓는 느낌이 들거나, 약물 복용 후 속이 쓰리고, 졸리거나 어지러운 등의 부작용이 발생할 때에는 바로 병원에 알리도록 지도한다.

부록 11-1 측두하악장애 간이설문지 예시

1. 입을 벌리거나 하품할 때 통증이나 불편감을 느낍니까?

2. 턱이 걸려서 움직이지 않거나 벌어지지 않거나 빠진 적이 있습니까?

3. 음식을 씹거나 말할 때와 같이 턱을 움직일 때 통증이나 불편감이 있습니까?

4. 턱에서 소리가 납니까?

5. 턱이 자주 뻣뻣하거나 조이거나 피곤하게 느껴집니까?

6. 귓속이나 귀 주위, 관자놀이 또는 뺨 주위가 아프게 느껴집니까?

7. 두통이나, 목통증, 치통이 자주 발생합니까?

8. 최근에 머리나 목, 턱 부위를 다친 적이 있습니까?

9. 최근에 이가 맞물리는 것이 이상하게 느껴집니까?

10. 턱관절 문제나 원인 모를 안면부 통증으로 치료를 받은 적이 있습니까?

11

부록 11-2 측두하악장애 검사지 예시

Orofacial pain evaluation chart	병 록 번 호			
	이 름		진 료 과	구강내과
	연 령		성 별	

진료과 구강내과

주치의

■ C.C

■ History of C.C

◈ Pain ○ No ○ Yes

① Site

② Onset

③ Characteristics

☐ spontaneous

☐ episodic : frequency

duration

☐ continuous

☐ by mechanical function

☐ awakening from sleep

Quality : ☐ bright ☐ dull

(☐ pickling ☐ burning ☐ pulsating)

Duration : ☐ momentary ☐ protracted

Localization : ☐ localized ☐ diffuse

Intensity : VAS/NRS ○ 0 ○ 1 ○ 3 ○ 4 ○ 5 ○ 6 ○ 7 ○ 8 ○ 9 ○ 10

④ Concomitant symptoms ○ No ○ Yes

☐ ear pain ☐ ear stuffiness ☐ tinnitus ☐ headache ☐ toothache ☐ dizziness

☐ cervical pain

⑤ Aggravating factors

⑥ Alleviating factors

◈ Sound ○ No

○ Yes ☐ Rt ☐ Lt ☐ Both ☐ Click ☐ Poping ☐ Crepitus

◈ Sound hx. ○ No

○ Yes ☐ Rt ☐ Lt ☐ Both ☐ Click ☐ Poping ☐ Crepitus

부록 11-2 측두하악장애 검사지 예시 (계속)

Orofacial pain evaluation chart	병 록 번 호			
	이 름		진 료 과	구강내과
	연 령		성 별	

◈ Locking ○ No ○ Yes ☐ Closed lock( ) ☐ Open lock( )
◈ Locking hx. ○ No ○ Yes ☐ Closed lock( ) ☐ Open lock( )

◈ Past consultation and/or treatments ○ No ○ Yes
- ☐ Medication
- ☐ Physical therapy
- ☐ Oriental medicine
- ☐ Splint
- ☐ Surgery
- ☐ Others

■ PMH

Trauma ○ No ○ Yes
Hospitalization ○ No ○ Yes

Illness and medication ○ No ○ Yes

Allergy ○ No ○ Yes
Family Hx ○ No ○ Yes
Others ○ No ○ Yes

■ PDH

Ortho Tx Hx ○ No ○ Yes
Others ○ No ○ Yes

■ Psychological issues

Marriage ○ No ○ Yes
Children ○ No ○ Yes
Work ○ No ○ Yes
Stress ○ No ○ Yes
Depression ○ No ○ Yes
Anxiety ○ No ○ Yes

■ Habits

Bruxism ○ No ○ Yes
Clenching ☐ No ☐ Day ☐ Night
Sleep position ☐ Supine ☐ Side ☐ Prone
Snoring ○ No ○ Yes
Gum chewing ○ No ○ Yes

부록 11-2 측두하악장애 검사지 예시 (계속)

Orofacial pain evaluation chart	병 록 번 호			
	이 름		진 료 과	구강내과
	연 령		성 별	

Hard food favorite ○ No ○ Yes
Unilateral chewing ○ No ○ Yes □ Rt. □ Lt. □ Rt. ↔ Lt.
Nail biting ○ No ○ Yes
Lip biting ○ No ○ Yes
Cheek biting ○ No ○ Yes
Tongue thrusting ○ No ○ Yes
Finger sucking ○ No ○ Yes
Chin leaning ○ No ○ Yes
Forward head posture ○ No ○ Yes
Oral breathing ○ No ○ Yes

Alcoho ○ No ○ Yes
Smoking ○ No ○ Yes
Caffein ○ No ○ Yes

■ General
Appetite ○ 좋음 ○ 보통 ○ 나쁨
energy lever ○ 좋음 ○ 보통 ○ 나쁨
Sleep ○ 좋음 ○ 보통 ○ 나쁨

■ HEENT, Neck/Back, other joints
Headache ○ No ○ Yes
Eye ○ No ○ Yes
Ear ○ No ○ Yes
Nose ○ No ○ Yes
Throat ○ No ○ Yes
Neck ○ No ○ Yes
Back ○ No ○ Yes
Other joints ○ No ○ Yes

■ Intraoral exam
Attrition □ Mild □ Moderate □ Severe
Tongue ridging □ Mild □ Moderate □ Severe
Cheek ridging □ Mild □ Moderate □ Severe

부록 11-2 측두하악장애 검사지 예시 (계속)

<table>
<tr><td rowspan="3">Orofacial pain evaluation chart</td><td>병 록 번 호</td><td colspan="3"></td></tr>
<tr><td>이 름</td><td></td><td>진 료 과</td><td>구강내과</td></tr>
<tr><td>연 령</td><td></td><td>성 별</td><td></td></tr>
</table>

■ Pint and tenderness (x) : mild x : moderate ⊗ : severed

Name Date Examinor

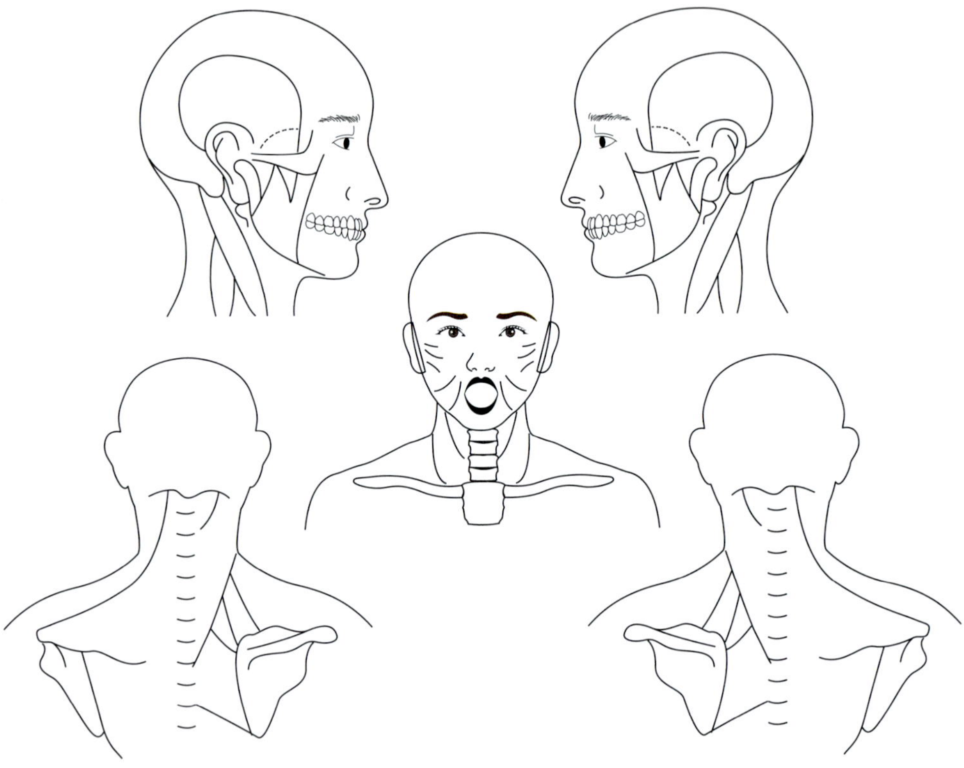

■ Range of Motion

	mm	pain	Location	Dev/Def	Driection	End feel	Limitation
Comfort open							
Active open							
Passive open							
Protrusion							
Rt. lateral							
Lt. lateral							

부록 11-2 측두하악장애 검사지 예시 (계속)

Orofacial pain evaluation chart	병 록 번 호			
	이 름		진 료 과	구강내과
	연 령		성 별	

Angle's Classification Rt : ○ I ○ II-1 ○ II-2 ○ III | Lt : ○ I ○ II-1 ○ II-2 ○ III

Overjet ( )(mm) Overbite ( )(mm) at #( ) and #( )

Midline shift ○ No ○ Yes ☐ Mx ☐ Mn ○ Rt ( )mm ○ Lt ( )mm

CO-CR discrepancy : Anterior ( )mm Vertical ( )mm Lateral ( )mm

C.O. stop

Rt. Lateral interference

Lt. Lateral interferene

Posterior protrusive contact

■ TMJ Noise dysfunction ☐ No sound

	Right		Left	
	Open	Close	Open	Close
0~15mm				
15~30mm				
30~mm				

Sound disappeared at protrusive mandibular position ☐ No ☐ Yes

☐ No sound

	Right	Left
Protrusive		
Rt. Laterotrusive		
Lt. Laterotrusive		

	Pain	Location
Right clenching		
Left clenching		
Clenching		
Loading test		
Resistance test		

전공의 Impression

Review Test

01. 측두골에서 관절의 전방 부위에 돌출되어 나온 부분은?

① 관절원판(articular disc)

② 관절융기(articular eminence)

③ 하악과두(condyle)

④ 근돌기(coronoid process)

02. 관절원판의 설명 중 옳지 않은 것은?

① 중앙부는 전후방에 비해 얇다.

② 후방보다는 전방이 두껍다.

③ 혈관과 신경분포가 없는 치밀결합조직이다.

④ 하관절강에서는 관절의 회전운동을 담당한다.

03. 조화로운 폐구운동과 하악의 위치 결정에 중요한 역할을 하는 저작근은?

① 측두근

② 교근

③ 외측익돌근 상근

④ 외측익돌근 하근

04. 다음 중 통증이 근육조직에 광범위하게 나타나는 것은?

① 관절통(arthralgia)

② 근통(myalgia)

③ 국소근통(local myalgia)

④ 근막통증(myofascial pain)

05. 개구제한으로 간주하는 개구량은?

① 30mm 미만 ② 35mm 미만

③ 40mm 미만 ④ 50mm 미만

06. 근육조직 내에 단단한 띠 모양의 발통점이 나타나는 통증은?

① 관절통(arthralgia)

② 국소근통(local myalgia)

③ 두통(headache)

④ 근막통증(myofascial pain)

07. 측두하악관절 장애에서 관찰할 수 있는 관절음으로 옳지 않은 것은?

① 천명음 ② 염발음

③ 단순관절음 ④ 거대관절음

08. 측두하악관절 장애의 물리치료 중 근육이완을 촉진하는 치료법은?

① 냉각요법 ② 온열요법

③ 레이저요법 ④ 전기요법

09. 표면열요법의 적용 시간과 열의 투과 깊이는?

① 1회에 10~15분 적용에 열의 투과 깊이는 0.5~1cm

② 1회에 5분 적용에 열의 투과 깊이는 0.5~1cm

③ 1회에 10~15분 적용에 열의 투과 깊이는 1~1.5cm

④ 1회에 5분 이상 적용에 열의 투과 깊이는 1~1.5cm

10. 측두하악관절 장애를 완화시키기 위한 교합장치가 아닌 것은?

① 교합안정장치

② 하악전방위치장치

③ 연성교합장치

④ 경성교합장치

정답 01. ② 02. ② 03. ① 04. ④ 05. ③ 06. ④ 07. ① 08. ② 09. ① 10. ④

Chapter 12 구강안면통증

구강안면통증은 크게 신경병성 통증과 두통으로 나눌 수 있다. 각 통증의 원인 및 임상증상, 치료에 대해서 살펴보기로 한다.

1 신경병성 통증 Neuropathic pain

신경병성 통증장애는 신경계의 기능적 이상으로 인해 통증이 발생하는 경우를 의미하며, 발작성과 지속성으로 분류된다.

1 발작성 신경병성 통증

발작성 신경병성 통증에는 삼차신경통과 설인신경통 등이 있다.

1) 삼차신경통(Trigeminal neuralgia)

삼차신경통은 수초간 지속되고 찌르는 듯한 발작성 통증으로, 대개 삼차신경의 상악분지나 하악분지에 편측으로 이환되며 50대 중년에게서 많이 발생한다.

(1) 원인

혈관에 의한 삼차신경근의 압박이나 자극에 의해 유발되며 간혹 골구조 이상이나 청신경초종(acoustic neuroma), 맥관종과 같은 종양 등에 의해서도 유발될 수 있다. 또한 젊은 연령층에서 이환될 경우 다발경화증(multiple sclerosis)과 연관이 있을 수 있다.

(2) 임상증상

삼차신경통 환자는 전형적으로 안면부에 발통대(trigger zone)를 가지고 있어 약간만 건드려도 통증이 나타나고, 세수, 칫솔질, 말하기, 면도, 화장 등의 일상적인 활동이나 자극에도 통증이 발현되기도 한다.

통증 발현기 사이에는 통증이 전혀 없는 시기(remission period)가 있다. 삼차신경통은 치통으로 오진되어 근관치료나 발치 등의 치과치료를 하게 될 수도 있으므로, 치과치료 시행 전 치통에 대한 정확한 임상적 증상의 확인과 검사가 필수적이다.

(3) 치료

카바마제핀, 옥스카바제핀 등의 항경련제를 사용한 약물치료나 미세혈관감압술(microvascular decompression), 신경차단술, 감마나이프수술 등의 신경외과적 수술법을 시행한다.

2) 설인신경통(Glosspharyngeal neuralgia)

설인신경통은 삼차신경통과 유사한 특징을 보이며, 귀, 혀의 기저부, 편도 등 설인신경이 분포하는 영역에 주로 나타난다.

2 지속성 신경병성 통증

이환된 뇌신경을 따라 지속적이고 진행성인 통증이나 작열감으로 나타난다.

(1) 원인

외상, 수술, 바이러스 감염 등으로 인한 신경조직의 변성으로 야기된다.

(2) 분류 및 임상증상

① 포진후신경통(Postherpetic neuralgia)

대상포진은 대부분 후유증 없이 3~4주 안에 치유되지만 일부 환자에게서는 피부의 비가역적인 손상과 감각장애를 일으킬 수 있다. 바이러스 감염 후 수일 이내에 감각과민과 함께 심한 작열성 통증이 지속적으로 나타난다.

② 외상후 및 수술후신경통(Posttraumatic and postsurgical neuralgia)

수술 중의 신경절단이나 구강 또는 안면의 외상 이후 손상된 신경이 지배하는 부위나 더 넓은 부위에서 지속적으로 벌레가 기어가는 느낌, 쑤시는 듯한 통증, 감각소실, 감각이상의 증상이 나타난다.

③ 비정형 치통(Atypical odontalgia)

원인이 불확실한 치통으로 40~50대 여성에게서 많이 발생하며, 치수염이나 치근단 염증, 치주염과 유사한 치통으로서 나타난다. 한 개에서 여러 개의 치아에서 통증이 발생하고, 통증은 수개월에서 수년간 특별한 변화 없이 지속되며, 국소마취치과치료에 반응하지 않아 치과의사를 곤혹스럽게 한다.

(3) 치료

신경병성 통증의 치료는 삼환계 항우울제나 가바펜틴, 프레가발린 등의 항경련제를 일차적으로 사용하게 된다.

12

2 두통 Headache

1 분류

두통은 국제두통학회의 최근 분류에 따라 **표 12-1**과 같이 나눌 수 있다.

표 12-1 두통의 분류

일차성 두통
1. 편두통(migraine) 2. 긴장성두통(tension-type headache) 3. 삼차자율신경두통(trigeminal autonomic cephalalgia) 4. 기타 일차성 두통(other primary headache)

표 12-1 두통의 분류 (계속)

이차성 두통
5. 두경부 외상성 두통(headache attributed to head and/or neck trauma) 6. 뇌 또는 경부혈관장애성 두통(headache attributed to cranial or cervical vascular disorder) 7. 비혈관성 두개 내 질환에 의한 두통(headache attributed to nonvascular intracranial disorder) 8. 물질 또는 물질금단에 의한 두통(headache attributed to substance or its withdrawal) 9. 감염에 의한 두통(headache attributed to infection) 10. 항상성 장애에 의한 두통(headache attributed to disorder of homeostasis) 11. 두개골, 목, 눈, 귀, 코, 부비동, 치아, 구강과 기타 안면 및 두개조직의 장애에 의한 두통과 안면통(headache or facial pain attributed to disorder of cranium, neck, eyes, ears, nose, sinuses, teeth, mouth, or other facial or cranial structures) 12. 정신과적 장애에 의한 두통(headache attributed to psychiatric disorder)
통증성 뇌신경 병변, 기타 안면통 및 기타 두통
13. 통증성 뇌신경 병변 및 기타 안면통(painful cranial neuropathies and other facial pains) 14. 기타 두통(other headache disorders)

2 원인

(1) 편두통(Migraine)

편두통의 발생기전은 삼차신경혈관계의 활성과 관련되어 있다고 알려져 있으며, 편두통을 유발하는 요인은 다양하며 월경, 배란 등의 호르몬 요인이나, 초콜릿, 치즈 등의 식이요인, 스트레스, 불안, 우울, 걱정 등의 심리적 요인, 빛, 냄새, 약물, 수면, 피로, 운동 등의 환경적 요인 등이 있다.

(2) 긴장성 두통(Tension-type headache)

신체적 스트레스나 나쁜 자세로 유발되는 근육긴장으로 인한 유해자극의 유입이 통증조절경로에 영향을 주어 두통을 야기한다. 또 정서적 스트레스로 인해 내인성 통증억제기전이 감소되어 긴장성 두통을 유발할 수 있다.

3 임상증상

(1) 편두통

편두통은 대개 편측으로 나타나는 박동성 두통과 메스꺼움, 구토 등을 특징으로 하는 질환으로, 주로 20~40대에게서 많이 발생하며, 여성에서 3배 정도 더 많다. 눈앞에 점이 나타나거나 시야가 일그러지는 시각전조 또는 감각이 이상해지는 감각전조 등의 증상이 동반되기도 한다.

(2) 긴장성 두통

인구의 30~78%가 살면서 한 번쯤은 경험하는 가장 흔한 일차성 두통이다. 측두부와 전두부 양측에 꽉 조이는 듯한 둔한 통증이 특징적이다.

4 치료

대부분의 두통치료는 비약물 치료와 약물 치료로 나뉜다.

1) 비약물 치료

행동요법으로 스트레스의 조절과 이완, 규칙적인 운동과 수면, 두통 유발인자의 회피 등이 있다.

2) 약물 치료

약물은 두통 발생을 차단하는 약물과 예방하는 약물로 나뉜다.

(1) 차단적 약물

차단적 약물은 가능한 한 빨리 통증을 멈추게 하고 관련 증상을 감소시키는 것으로, 진통제, NSAIDs 등이 사용되며, 편두통에 특화된 약물은 트립탄계 약물로서 수마트립탄(sumatriptan), 나라트립탄(naratriptan), 리자트립탄(rizatriptan), 졸미트립탄(zolmitriptan) 등이 있다.

(2) 예방적 약물

예방적 약물은 두통의 발생빈도와 강도, 지속시간을 줄이고 급성기 치료 효과를 향상시켜, 환자의 통증으로 인한 일상생활의 장애를 줄이는 것을 목표로 사용된다. 삼환계 항우울제, 항경련제, β-에피네프린차단제 등이 사용되며, 수개월 동안 지속적으로 약물 복용 후 두통이 잘 조절된다면 감량하거나 중단할 수 있다.

04. 신체적 스트레스나 나쁜 자세로 인하여 유발되는 통증은?

① 편두통
② 긴장성 두통
③ 외상후 신경통
④ 포진후신경통

05. 다음 중 편두통의 증상을 바르게 설명한 것은?

① 편측으로 두통이 나타나며 주로 청소년에게 발생한다.
② 여성보다 남성에서 더 많이 발생한다.
③ 이차성 두통이다.
④ 박동성 두통과 메스꺼움이 나타난다.

④ 02. ① 03. ② 04. ② 05. ④

부록 12-1 **두통평가지 예시**

Orofacial pain evaluation chart	병 록 번 호			
	이 름		진 료 과	구강내과
	연 령		성 별	

진료과 구강내과
주치의

1. 환자의 두통 치료 정도 : 3가지 중 한 가지에 표시하시오.
□ 의사에게 두통으로 처음 진료 받음
□ 과거 의사에게 두통으로 진료받았으나 병명을 모름
□ 과거 의사에게 두통으로 진료받았고 병명을 알고 있음
: 들은 진단명은? □ 편두통 □ 긴장성 두통 □ 군발성 두통 □ 기타 일차두통 □ 이차성 두통 □ 기타

2. 두통의 빈도
빈도 : □ 시간 □ 일 □ 주 □ 월 □ 연 □ 당 회
적어도 5차례 이상의 두통 발작을 경험한 적이 있다. ○ No ○ Yes
기간 : □ 30분 이하 □ 30분 이상 ~ 4시간 □ 4시간 ~ 72시간 □ 72시간 이상

3. 두통의 특성
Onset :
Intensity(NRS) : □ 0 □ 1 □ 2 □ 3 □ 4 □ 5 □ 6 □ 7 □ 8 □ 9 □ 10
□ 경도 : 두통이 있기는 하지만 일상활동에 지장을 주지는 않는다.
□ 중증도 : 두통으로 일상활동에 지장이 있기는 하지만 할 수 있다.
□ 심도 : 두통으로 인하여 일상활동을 할 수 없다.
Pain site :
□ 한 쪽 두부의 두통 □ 양쪽 두부의 두통
Pain quality :
□ Throbbing pain □ Non-throbbing pain
□ Nausea □ Vomiting
□ Photophobia □ Phonophobia
□ 걷기, 계단 오르기 등과 같은 일상적인 활동에 의해 악화됨

◈ 악화 요인
◈ 완화 요인
◈ Medication ○ No ○ Yes

◈ Aura
Visual : □ photopsia □ scotoma □ teichopsia
Sensory : □ paresthesia
Motor : □ focal fatigue □ dysphasia

부록 12-1 두통평가지 예시 (계속)

Orofacial pain evaluation chart	병 록 번 호			
	이 름		진 료 과	구강내과
	연 령		성 별	

◈ Autonomic : ☐ conjunctival injection ☐ lacrimation ☐ nasal congestion ☐ rhinorrhea
☐ eyelid edema ☐ forehead & facial sweating ☐miosis ☐ ptosis
◈ Motor weakness ○ No ○ Yes

4. Impression

☐ 긴장성 두통	☐ 무전조 편두통	☐ 유전조 편두통
☐ 개연적 긴장성 두통	☐ 개연적 편두통	
☐ 군집성 두통	☐ 기타 삼차자율신경두통(TAC)	
☐ 기타 일차성 두통	☐ 이차성 두통	

전공의

Review Test

01. 삼차신경통의 설명으로 옳지 않은 것은?

① 50대 중년에서 많이 나타난다.
② 수초간 지속되는 찌르는 듯한 발작성 통증이다
③ 세수나 칫솔질에도 통증이 발현된다
④ 바이러스 감염으로 인한 신경조직의 변성이 원인이다

02. 다음 중 국제두통학회의 분류에서 일차성 두통으로 분류되지 않는 것은?

① 두경부 외상성 두통
② 편두통
③ 긴장성 두통
④ 삼차자율신경두통

03. 다음 중 치통으로 오인하기 쉬워 발치나 근관치료를 할 위하

① 편두통
② 삼차신경통
③ 포진후 신경통 두통
④ 설인신경통

정답 01

Chapter 13 구강점막질환

구강점막은 상피가 치아에 의해 관통되는 독특한 구조로 되어 있어, 치아와 치은 사이에 접합(junction) 구조가 형성된다.

구강점막은 보호(protection), 감각(sensation), 분비(secretion) 기능을 가지고 있으며, 기회감염을 일으킬 수 있는 미생물에 대한 방어막 역할을 한다. 또한, 구강영역의 심부 조직과 기관을 환경으로부터 분리하고 보호한다.

이와 같이 중요한 기능을 하는 구강점막에는 어떠한 질환들이 발생하는지 살펴보기로 한다.

1 구강점막 병소의 감별진단

감별진단(differential diagnosis)은 환자의 유사한 증상이나 징후에서 두 가지 이상의 질환을 판별해 내는 것을 말한다.

감별진단의 단계는 ①비정상 분류, ②임상적 특징 목록화, ③초기 발현을 유발할 수 있는 조건 목록화, ④가능하지 않은 병인 제거, ⑤가능한 병인의 우선순위로 이루어져 있다.

임상적으로는 육안으로 나타나는 다음의 특징에 근거하여 병소를 분류하고 진단한다.

1 궤양성 및 수포성 병소

표피가 상실되면 표면에 염증이 생겨 붉은 테(halo)로 둘러싸이고 황색의 섬유성 침착물로 덮인 둥근 형태의 미란이나 궤양이 형성된다. 바이러스 감염에 의한 병소인 경우 초기에 수포가 생성되고, 이후 수포가 터지면서 궤양성 병소(ulcerative lesions)의 특징을 나타낸다.

2 백색 병소

구강점막의 백색 변화는 ①과각화나 증식에 의한 상피세포의 변화, ②상피세포는 변화가 없으나 그 아래쪽에 축적 이상이 생긴 병소, ③상피세포 위쪽에 병리학적으로 축적이 있는 병소 등에 의해 나타난다(그림 13-1).

임상검사 시 변화된 상피세포가 발견되면 병소가 벗겨지는지 확인해야 한다. 상피세포 위쪽에 있는 병적인 축적은 벗겨지거나 제거되며, 각화성 변화와 상피 아래 병소는 벗겨지지 않는다.

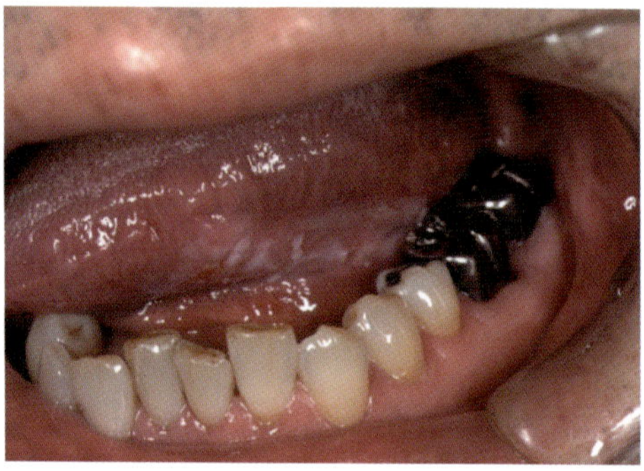

그림 13-1 혀 가장자리 부분에 생긴 백색병소

3 연조직비대

연조직비대(enlarged lesions)는 촉진을 통해 단단하고 비출혈성인 것, 단단하고 탄력성이 있는 것, 유두종 또는 사마귀 모양인 것 및 부드러운 것으로 분류된다.

4 착색 병소

착색 병소(dark lesions)는 주로 내인성 또는 외인성 물질이 조직에 침착함으로써 발생한다. 내인성 물질에 의한 착색은 대부분 혈색소(hemoglobin), 혈철소(hemosiderin), 멜라닌(melanin)에 의해 발생한다(그림 13-2).

외인성 착색은 보통 외상에 의해 점막 아래에 직접적으로 침착되지만, 일부는 흡수되어 결합조직에 침착되기도 한다(그림 13-3). 특정 약물의 복용은 내인성과 외인성 착색을 모두 유발할 수 있다. 경우에 따라 금속이 비정상적으로 축적되면 착색 병소가 나타나기도 한다.

색상은 청색, 갈색, 흑색 등으로 나타나며, 멜라닌의 경우 외상, 호르몬, 방사선 조사, 약물투여와 같은 다양한 자극에 의해 색소 분비가 증가하게 된다. 광범위한 착색 병소는 전신 질환에 의한 것일 수 있다.

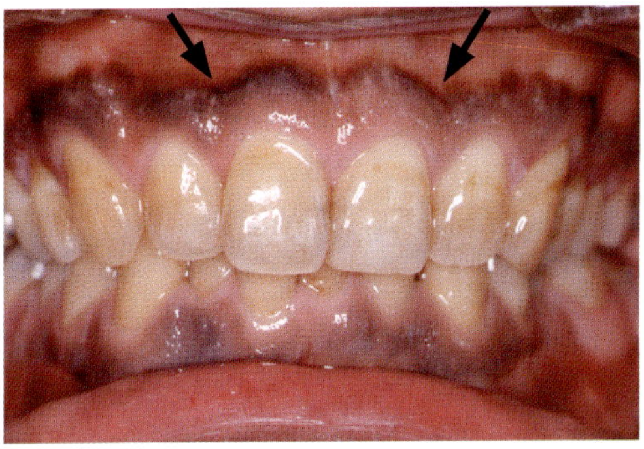

그림 13-2 멜라닌색소침착증

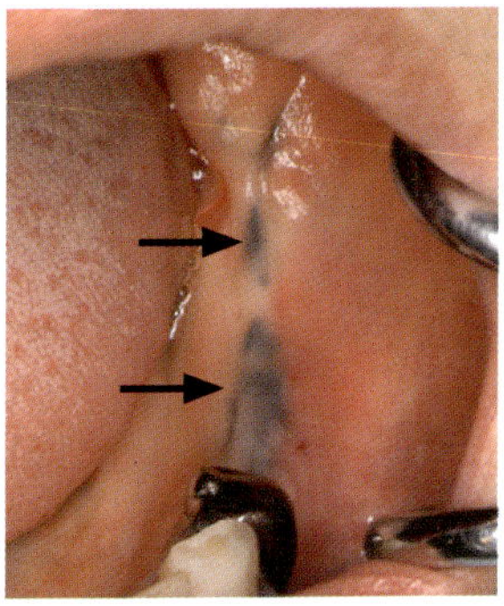

그림 13-3 외인성 색소침착

5 적색 병소

병소 부근의 혈관증식이나 확장에 의해 나타나는 적색 병소(red lesions) 는 보통 염증성 반응, 기계적 · 화학적 · 열에 의한 외상, 알레르기, 감염 등에 의해 유발된다.

상피의 위축에 의해 나타나는 적색 병소는 얇아진 상피를 통해 아래쪽 조직의 혈관색이 비쳐 보이는 경우이다. 적혈구증가증(polycythemia)에서는 혈액 농도의 증가에 의한 적색 병소도 나타날 수 있다.

2 궤양성 및 수포성 병소 Ulcerative and vesiculobullous lesions

1 원발성 포진성 치은구내염

(1) 원인

원발성 포진성 치은구내염(primary herpetic gingivostomatitis)은 단순포진바이러스(herpes simplex virus, HSV)가 최초로 구강점막을 침범했을 때 발생한다. 일반적으로 허리 위쪽의 감염은 1형 바이러스(HSV-1)에 의해 일어나고, 허리 아래쪽의 감염은 2형 바이러스(HSV-2)에 의해 일어난다. 주로 소아나 10대에게 발생한다.

(2) 임상증상

대부분 무증상이며 두통, 근육통, 오심, 식욕부진, 발열 등의 전구증상이 1~3일간 나타난다.

전구증상이 나타나는 수일 안에 경구개의 각화 점막, 부착치은, 설배면, 협설측 비각화 점막, 설복면, 연구개 등에 홍반과 군집성 수포, 궤양이 나타난다. 구강 내의 거의 모든 점막 및 입술에 수포가 발생하여 궤양과 미란이 형성되는데, 대개 10~14일 내에 치유된다(그림 13-4).

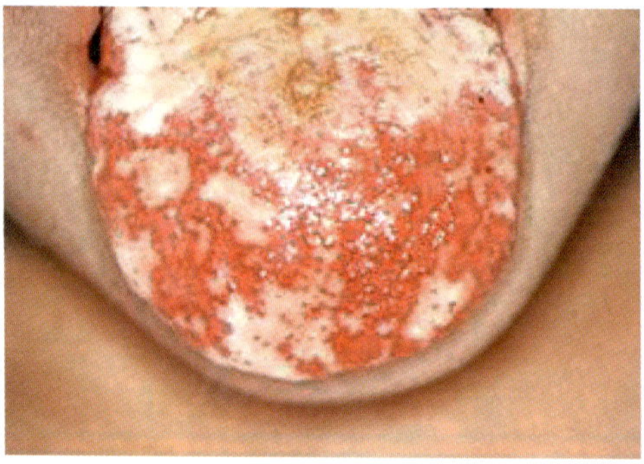

그림 13-4 **원발성 포진성 치은구내염**

(3) 치료

① 구강 통증이 심하여 음식물 섭취가 어렵고, 인두염으로 인해 삼키기 힘든 경우에는 입원 치료를 통해 수액 보충이 필요할 수 있다.

② 일반적으로 대증요법을 시행하여 통증을 조절한다.

- 충분한 휴식을 취하고 수분을 섭취하게 한다.
- 차가운 음료나 음식을 시원하게 하여 섭취하게 한다.
- 고열이 있는 경우 얼음찜질을 해주는 것이 도움이 된다.

③ 경우에 따라 아시클로버(acyclovir) 계열의 약물을 투여하여 잠복 바이러스를 없애고 감염성을 감소시킬 수 있다.

④ 통증 완화를 위해서는 리도카인(lidocaine) 양치액이나 0.3% H_2O_2 용액, 클로르페니라민말레산염(chlorpheniramine maleate; 항히스타민제) 용액 등이 사용된다.

⑤ 경구용 진통해열제나 클로르헥시딘 등의 구강양치액도 많이 사용된다.

⑥ 이차감염이 의심되는 경우에는 적절하게 항생제를 투여한다.

(4) 치과치료 시의 주의사항

① 바이러스 감염에 의해 발생된 것이므로 병소를 손으로 만지지 않도록 주의시킨다.

② 손을 자주 씻고 감염된 손으로 눈을 문지르거나 긁지 않도록 설명한다.

③ 타액 등에 의해 전파될 수 있음을 주지시킨다.

2 재발성 단순포진

(1) 원인

재발성 단순포진(recurrent herpes simplex)은 원발성으로 나타난 HSV-1의 감염이 신경절에 잠복했다가 재활성화된 경우에 나타난다. 재활성화에 중요한 요인에는 스트레스, 발열, 외상, 태양광선, 월경 등이 있다.

(2) 임상증상

4~5일의 잠복기와 1~2일 동안 권태감을 보이는 전구단계 후에 보통 14일 정도 증상이 지속된다. 발병 초기에는 종창, 소양(가려움), 통증, 홍반 등이 발생하며, 초기 이후에 집단적으로 수포가 발생했다가 파괴되면서 미란이나 궤양이 형성된다. 구강 내에서는 주로 경구개, 부착치은, 치조능선 등과 같이 골막에 부착된 점막에만 이환된다.

피부 병소는 입술, 코, 이마, 뺨, 눈꺼풀, 손가락 등에 많이 발생하며, 눈에는 포진성 각결막염이 발생할 수 있다(그림 13-5).

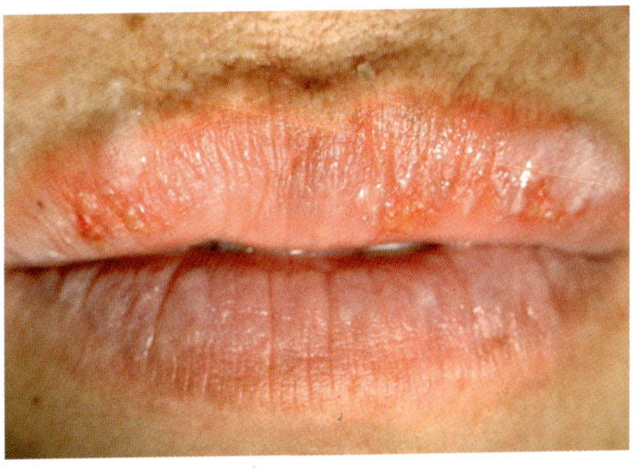

다발성의 황색 소수포가 무리지어 관찰된다. 백색 침착물은 항바이러스제 연고를 바른 흔적이다. (전남대 구강내과 제공)

그림 13-5 **상순에 발생한 단순포진**

(3) 치료

① 보존적이고 대증적인 요법을 시행하며 충분한 수분 섭취와 휴식이 필요하다.
② 초기 단계나 증상이 심한 경우 바이러스 억제제인 아시클로버(Zovirax)를 투여한다.
③ 수포가 터져 조직이 노출된 경우 이차감염을 막기 위해 항생제 연고를 사용한다.
④ 자주 발생하는 일광성 포진(herpes solaris)에는 태양광선 차단 크림을 사용한다.
⑤ 전구증상을 완화하기 위해 냉찜질을 하거나 비타민 C(아스코르빈산, ascorbic acid) 투여가 필요할 수 있다.

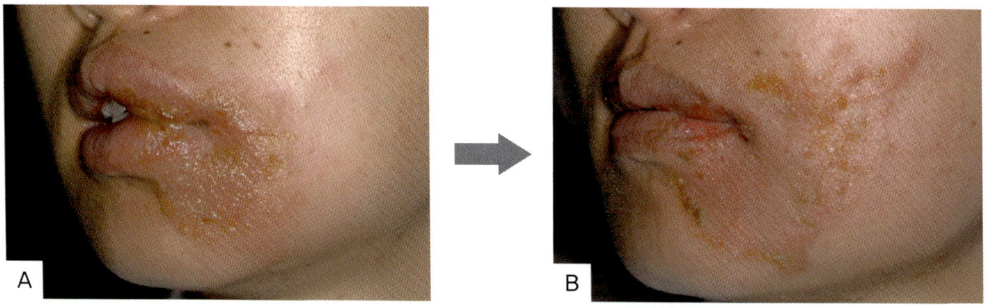

임신 중 항바이러스 제제를 사용할 수 없어 저출력 레이저 치료만 시행하여 치료했다.
(전남대 구강내과 제공)

그림 13-6 재발성 단순포진 바이러스 질환의 저출력 레이저 치료

(4) 치과치료 시의 주의사항

① 햇빛 노출, 스트레스, 손상, 면역저하 등이 원인이 될 수 있음을 알려준다.
② 타액 등의 접촉에 의해 전염될 수 있음을 알려준다.
③ 바이러스에 감염되어 발생한 것이므로 손을 자주 씻고 병소를 손으로 만지지 않도록 주의시킨다.

3 수두 및 대상포진

1) 수두(Varicella)

(1) 원인

수두대상포진바이러스(varicella-zoster virus, VZV)의 일차감염으로 발생한다. 주로 2~6세 소아에게서 자주 발생하며 공기로 감염된다.

(2) 임상증상

보통 12~21일의 잠복기를 거친 후 전신증상이 나타난다.

구강점막에 수포를 형성한 이후에 홍반성의 편평하고 피막으로 덮인 궤양이 형성되는데, 반흔 없이 치유된다(그림 13-7).

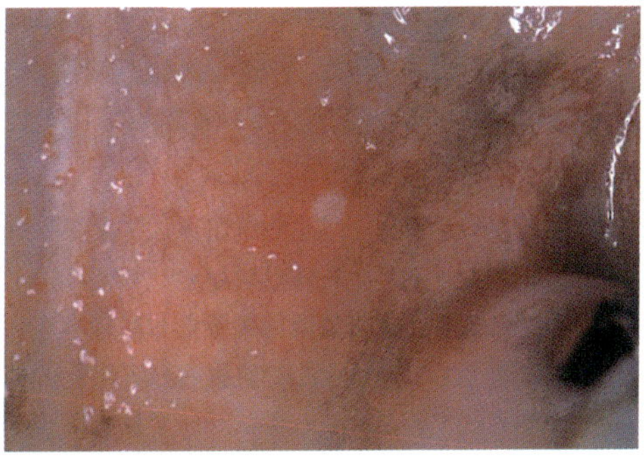

그림 13-7 **수두 환자의 협점막에 발생한 궤양**

2) 대상포진(Herpes zoster)

(1) 원인

피부와 신경절에 수두대상포진바이러스(VZV)가 잠복해 있다가 재활성화되어 대상포진을 유발한다. 대상포진 발생률은 나이와 면역억제 정도에 따라 증가한다. 75세 이상에서는 1,000명당 10명 정도 발생한다. 고령자, 항암치료 중인 환자, 장기이식 등으로 장기간 면역억제제를 복용 중인 환자, AIDS 환자에게서 대상포진이 흔하게 나타날 수 있다.

(2) 임상증상

피부의 대상포진은 쑤시고 타는 듯한 통증이 전구증상으로서 나타나며, 2~4일 이내에 수포가 발생한다. 보통 열이나 림프절병증은 거의 없다. 지배영역을 따라 수포, 궤양, 가피(eschar)가 편측성 및 군집성으로 분포한다. 병소는 2~4주 이내에 치료되고 종종 흉터와 색소침착을 남긴다.

구강점막의 병소는 초기에 감각이상, 지각과민, 타는 듯한 압통 등이 나타나다가 점막에 검은 홍반 및 수포가 형성된 후 궤양이 나타난다. 궤양은 종종 융합되어 조개껍질 모양의 큰 궤양을 형성한다. 궤양은 뚜렷한 편측성 병소로 나타나며 극심한 통증을 수반한다. 보통 흉터 없이 10~14일 후에 치유된다.

이환되는 신경에 따라 나타나는 부위가 다양하다. 상악신경의 경우 구개, 구개궁, 구개수, 상악 치은, 상협부, 구순점막 등에 이환되며, 하악신경의 경우 혀, 하협부, 구순점막, 하악 치은, 구강저 등에 이환된다(그림 13-8).

대상포진의 가장 중요한 합병증은 대상포진후신경통(postherpetic neuralgia)이다.

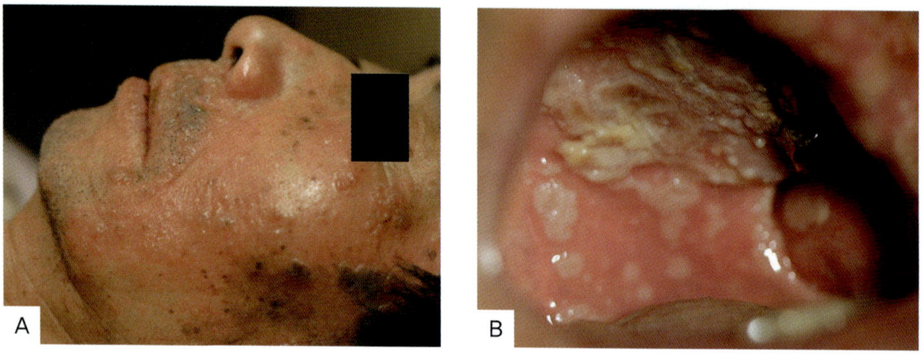

왼쪽 얼굴 피부에 발적과 다발성의 군집성 작은 수포가 보이고(A), 오른쪽 구강점막에는 두꺼운 괴사성 위막이 관찰된다(B). (전남대 구강내과 제공)

그림 13-8 왼쪽 삼차신경에 이환된 대상포진

3) 치료

통증조절, 전신건강의 회복, 탈수 예방, 감염 위험을 최소화하는 것이 치료 목표이다. 이차감염을 막기 위해 소독제나 항생제를 국소에 사용하기도 하고, 통증 감소를 위해 항우울제인 아미트립틸린(amitriptyline)을 단기간 사용하기도 한다.

안면 피부, 안구 또는 피부가 광범위하게 이환된 경우는 피부과 입원치료가 필요하다.

① 해열진통을 위해 아세트아미노펜(acetaminophen) 또는 이부프로펜(ibuprofen)을 투여할 수 있다.

② 항바이러스제로 아시클로버(acyclovir; 800mg씩 하루 5번 10일간), 발라시클로버(valacyclovir; 1,000mg씩 하루 3번 10일간)를 투여할 수 있다.

③ 스테로이드 제제인 프레드니솔론(prednisolone)은 합병증인 대상포진후신경통(postherpetic neuralgia) 예방에 도움이 된다.

④ 아시클로버 크림(acyclovir cream)은 1일 5회 5일간 바른다.

⑤ 수포와 부종이 심하면 저출력 레이저요법이 통증 경감과 증상 제거에 도움이 된다.

4) 치과치료 시의 주의사항

① 수두의 경우 전염성이 강하며 공기나 피부 병소를 통해 감염될 수 있음을 설명한다.
② 수포가 형성되었을 때 긁지 않도록 주의를 기울여야 하며 충분한 휴식과 수분 섭취가 필요하다는 것을 설명한다.
③ 대상포진은 면역력이 저하되면 나타나는 바이러스 감염임을 설명한다. 전염되는 질환이므로 면역력이 약한 환자와의 접촉을 피하도록 주의시킨다.
④ 원활한 회복을 위해서는 충분한 휴식과 수분 섭취가 필요하다는 것을 설명한다.
⑤ 대상포진후신경통을 예방하기 위해서는 조기에 치료하는 것이 중요하다는 것을 설명한다.
⑥ 대상포진 치료 이후에도 통증이 지속되면 반드시 병원에 내원하도록 지도한다.

13

4 외상성 궤양

1) 원인

외상성 궤양(traumatic ulcer)은 점막의 기계적 손상(국소의치, 날카로운 치아, 보철물 변연의 자극)으로 미란과 궤양이 발생한다.

2) 임상증상

특히 새로 국소의치를 장착한 후 나타나는 욕창(pressure sore)이 가장 흔하다. 통증이 심하여 때때로 보철물을 사용할 수 없게 되며, 통증 역치가 높은 환자의 경우 만성 궤양과 함께 궤양 주변에 증식성 변화가 나타난다(그림 13-9).

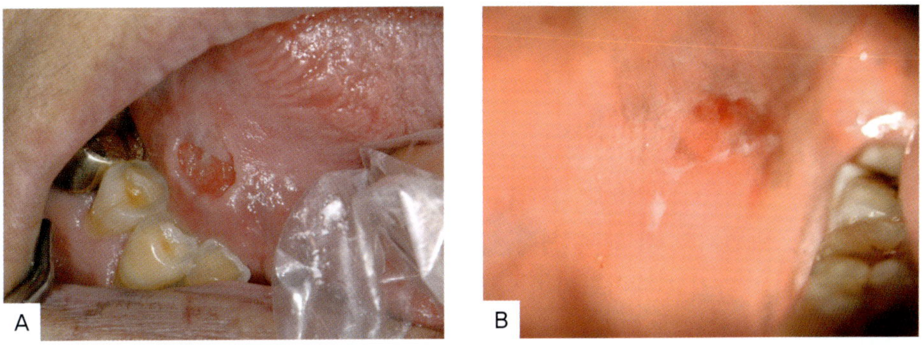

심한 교모와 마모에 의해 날카로워진 치아의 변연융선에 의해 만성적인 외상을 입음으로써 혀 측면에 외상성 궤양이 형성된 것으로 추정된다(A). 오른쪽 협점막에 위아래 구치에 의한 교상으로 얕은 궤양이 발생했다(B). (전남대 구강내과 제공)

그림 13-9 외상성 궤양

3) 치료

일차적으로 궤양의 원인을 찾아 제거하는 것이 중요하다.

① 통증이 심한 경우에는 통증을 조절하기 위해 경구용 진통소염제나 도포용 국소마취제를 투여한다.
② 궤양 부위에 이차적인 세균이나 진균 감염이 나타난 경우 항생제나 항진균제를 사용한다.
③ 스테로이드 제제를 국소 도포할 수도 있다.

4) 치과치료 시의 주의사항

① 대부분의 외상성 궤양이 보철물에 의한 손상에 기인한 것이므로, 일차적인 원인이 제거될 수 있도록 설명하고 관리해야 한다.
② 구강점막에 자극을 줄 수 있는 단단하거나 질긴 음식 및 자극적인 음식의 섭취를 피하게 한다.

5 재발성 아프타성 구내염

1) 원인

재발성 아프타성 구내염(recurrent aphthous stomatitis)의 정확한 원인은 아직 밝혀지지 않았지만, 국소적 면역이상이 가장 관련이 깊다. 그 밖의 원인 인자로는 알레르기, 유전적 소인, 위장장애, 영양결핍, 혈액학적 질환, 호르몬 불균형, 감염, 외상, 스트레스 등이 거론되고 있다.

2) 임상증상

많이 발병하는 연령은 20~40세 사이로, 주로 여성에게서 나타난다. 병소는 구강점막에 국한되며 궤양이 발현되기 전 2~48시간 사이에 전구증상으로 작열감이 나타난다. 각각의 병소는 둥근 외형을 가지고 대칭적이며 얕은 특징을 보인다. 자주 발생하는 부위는 비각화성 구강점막부위로 협부, 구순, 설배면과 혀 경계부분, 전정, 구강저 등이다. 각화부위인 고유치은이나 경구개 등에는 거의 나타나지 않는다(그림 13-10).

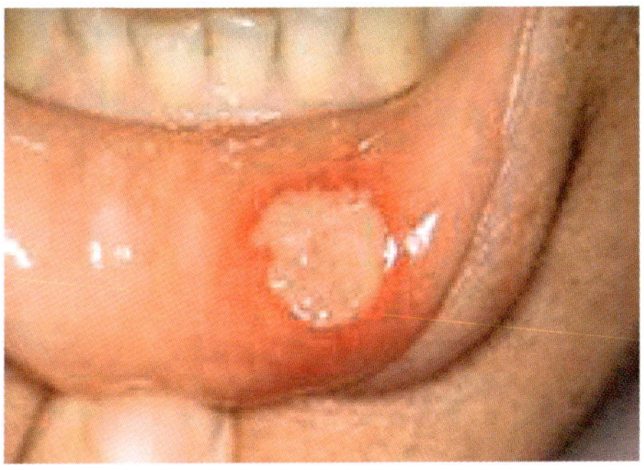

그림 13-10 재발성 아프타궤양

(1) 소형 아프타(Minor type, Mikulicz's aphthae)

가장 많이 발생하는 유형(80%)으로, 지름 3~10mm 정도의 크기로 7일 이내에 치유가 시작된다. 대부분 한 번 발병할 때 2~6개의 병소가 생기며 매년 3~4회 정도 발병한다.

(2) 대형 아프타(Major type, Sutton's aphthae)

지름 1cm 이상의 깊은 궤양이 나타나는 경우이다. 병소가 광범위할 때, 협부의 부종이나 개구장애, 종종 국소적인 림프절에 통증성 종창이 동반된다.

(3) 포진형 아프타(Herpetiform type, Cook's aphthae)

다수(20~100개)의 작은 수포 모양의 궤양이며, 성인에게서만 발생한다(그림 13-11). 구강점막의 넓은 부위에 걸쳐 작은 반점 모양의 궤양이 나타난다. 포진성 치은구내염(herpetic gingivostomatitis) 병소와 구별하기 힘들어 진단 시 주의가 필요하다.

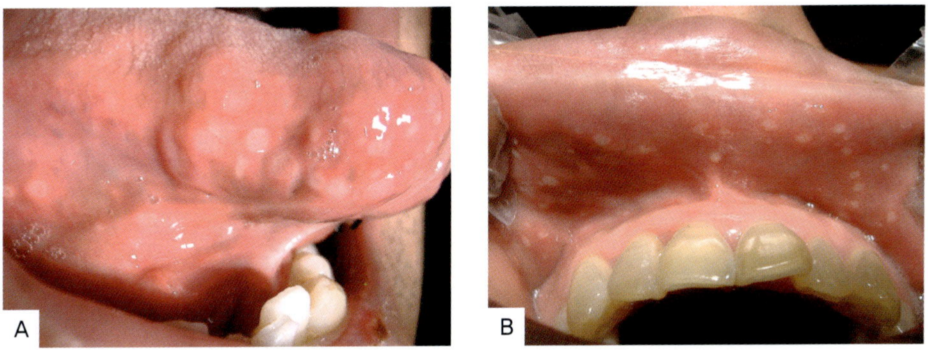

다수의 편평한 원형 궤양이 비각화 점막인 혀의 아래쪽(A)과 위입술 안쪽 점막(B)에 무리지어 발생했다.

그림 13-11 포진형 아프타궤양

13

3) 치료

① 재발성 아프타궤양은 보통 1~3주 내에 저절로 치유된다.

② 통증 완화 및 식사 시 불편감 완화를 위해 국소마취제인 2% 리도카인(lidocaine) 양치액을 사용할 수도 있고, 스테로이드인 0.05%(또는 0.1%) 덱사메타손(dexamethasone) 양치액으로 1일 4회 양치할 수 있다. 스테로이드 성분의 양치액은 시판되지 않으므로 사용하려면 직접 조제해야 한다.

③ 덱사메타손 구강 양치액은 액상으로, 구강점막에 접촉해 있는 동안 점막에 흡수되어 약효가 나타난다.

④ 도포용 스테로이드에는 오라메디연고(Oramedy ointment, 0.1%, 동국제약)나 페리덱스연고(Peridex ointment, 녹십자, 상아제약)를 사용한다.

⑤ 병소가 심하면 전신적 스테로이드로서 프레드니솔론(prednisolone) 5mg을 1일 3회 경구 투여하기도 한다. 고용량 스테로이드를 전신에 2주 이상 투여 시 부신기능억제(adrenal suppression)가 발생할 수 있으므로 이를 예방하기 위해 점차적으로 감량해야 한다.

4) 치과치료 시의 주의사항

① 명확한 원인은 알려져 있지 않으나 구강암이나 감염성 질환이 아님을 이해시킨다.

② 비교적 흔한 연조직 질환이지만 완치되지 않으므로 꾸준한 관리와 치료가 필요하다.

③ 작고 부드러운 칫솔을 사용하게 한다.

④ 구강점막에 자극을 줄 수 있는 단단하거나 질긴 음식 또는 자극적인 음식의 섭취를 피하도록 주의시킨다.

⑤ 경과에 따라 추가적인 혈액검사나 조직검사가 필요할 수 있다.

3 백색 및 적색 병소 White and red lesions

1 구강칸디다증

1) 원인

구강칸디다증(oral candidiasis)은 구강 내 상주균이며 진균(fungus)의 일종인 칸디다 알비칸스(*Candida albicans*)에 의한 구강점막의 표층성 감염을 말한다. 감염 자체는 한 가지 원인보다는 여러 가지 소인이 충족되었을 때에 일어난다. 즉, 장기간 광범위 항생제요법, 유년기, 임신, 타액분비 감소, 의치, 관리되지 않은 당뇨병, 스트레스로 인한 쇠약, 영양 불균형, 잠재성 악성종양, HIV 감염에 의한 면역억제 등으로 신체의 면역력이 감소된 상황에서 경쟁적 구강 내 세균(microflora)이 감소하거나 숙주의 저항성이 떨어졌을 때에 발생한다.

2) 임상증상

(1) 급성 위막성 칸디다증(Acute pseudomembranous candidiasis)

긁어서 벗겨지는 크림과 같은 반점이 특징적으로 나타난다(그림 13-12).

(2) 급성 위축성 칸디다증(Acute atrophic candidiasis)

염증으로 인한 상피층의 적색성 위축 및 통증을 수반한다.

(3) 만성 증식성 칸디다증(Chronic hypertrophic candidiasis)

다발성 또는 광범위한 백색 병소를 일으키며 두께가 다양하고 반점 모양이며, 위막성 병소와는 달리 가쪽으로 힘을 가해도 벗겨지지 않는다. 칸디다백반증(candidal leukoplakia)이라고도 한다.

(4) 만성 위축성 칸디다증(Chronic atrophic candidiasis)

가장 흔한 형태는 구각구순염(angular cheilitis)인데, 구각부위 즉, 구순의 외측열에 비치유성 열구가 특징인 구강외 감염의 형태로서 나타난다.

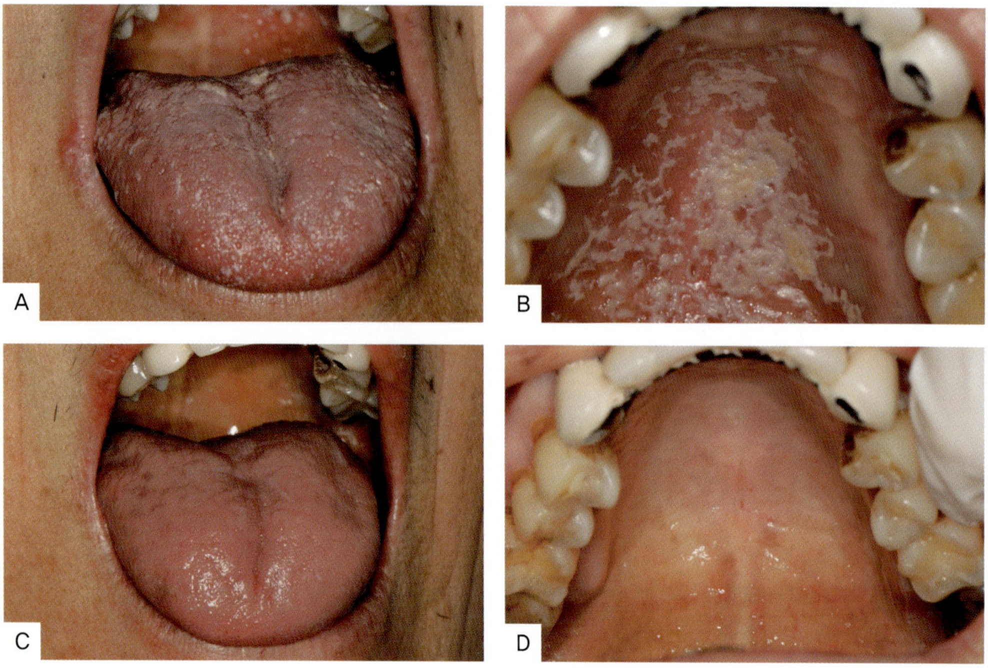

치료 전 모습(A, B). 니스타틴 양치액을 일주일간 사용 후 거의 개선되었다(C, D). (전남대 구강내과 제공)

그림 13-12 급성 위막성 칸디다증

3) 치료

질병 소인을 제거하고 항진균제를 사용하는 것이 일반적이다.

① 국소적으로 적용하는 항진균제는 니스타틴(nystatin) 시럽, 플루코나졸(fluconazole) 건조시럽, 클로르헥시딘 양치액 등을 주로 사용한다.

② 구순 주위에는 클로트리마졸(clotrimazole) 성분의 크림을 바르는 경우도 있다.

③ 경구용 항진균제를 복용해야 하는 경우는 혈액검사를 통해 간기능(AST, ALT)을 확인하면서 사용해야 한다. 케토코나졸(ketoconazole)이나 플루코나졸(fluconazole)을 주로 처방하며 항진균 효과를 충분히 나타내려면 적어도 2주 이상 사용하는 것이 권장된다.

④ 증상이 심한 경우는 암포테리신 B(amphotericin B)를 정맥에 주사한다.

4) 치과치료 시의 주의사항

(1) 니스타틴 시럽 사용법(PMS 니스타틴 시럽) (그림 13-13)

① 횟수 및 시기 : 하루 3~4회. 아침, 점심, 저녁 식후(양치질 후), 잠자기 전
② 사용량 : 약 4~6mL(한 모금, 한 숟가락 분량)
③ 입안에 약 3분 동안 머금고 있다가 삼킨다.
④ 약을 사용한 후 물로 입안을 헹구면 효과가 감소되므로 1시간 정도는 물과 음식을 삼가는 것이 좋다.
⑤ 입가에 염증이 있는 경우 약물을 입가에도 묻힌다.
⑥ 의치를 끼는 경우는 취침 전 의치를 시럽액에 담가두어 의치에 남아있는 진균도 함께 제거한다.
⑦ 사용 전에 잘 흔들어 사용하고, 사용 후에는 냉장보관한다.

(2) 플루코나졸 건조시럽 사용법(Diflucan®) (그림 13-14)

① 횟수 및 시기 : 보통 1일 1회 취침 전
② 사용량 : 1회 5mL(50mg)
③ 가급적 오랫동안(약 5~10분간) 입안에 머금고 있다가 삼킨다.
④ 약을 사용한 후 물로 입안을 헹구면 효과가 감소되므로 1시간 정도는 물과 음식을 삼가는 것이 좋다.
⑤ 입가에 염증이 있는 경우 약물을 입가에도 묻힌다.
⑥ 의치(틀니)를 끼는 경우는 취침 전 의치를 시럽액에 담가두어 의치에 남아있는 진균도 함께 제거한다.
⑦ 사용 전에 잘 흔들어 사용하고, 사용 후에는 냉장보관한다.

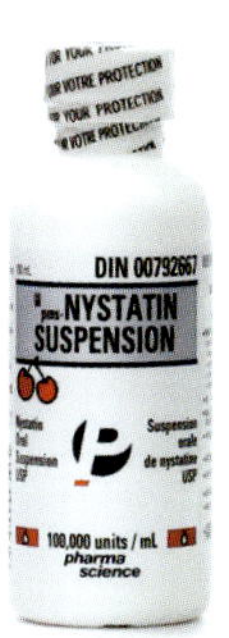

(제이텍 바이오젠 제공)

그림 13-13 PMS 니스타틴 시럽

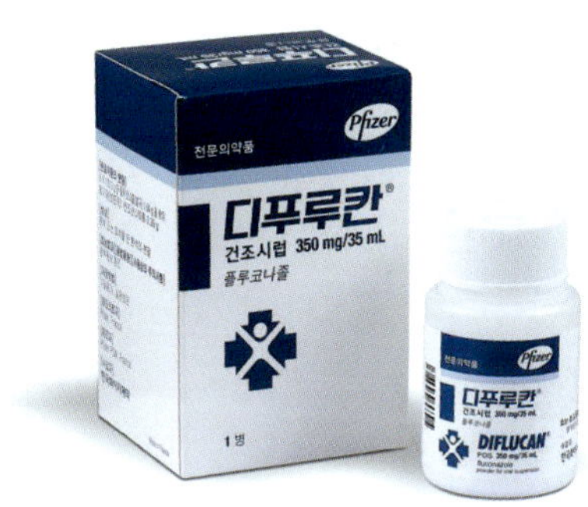

(한국화이자제약 제공)

그림 13-14 플루코나졸 건조시럽

2 의치구내염

(1) 원인

의치구내염(denture stomatitis)(그림 13-15)은 일반적으로 만성 위축성 칸디다에 감염되어 발생한다. 잘 맞지 않는 의치를 사용하거나 구강 내에 의치를 계속 장착하고 있는 경우(특히 취침 중)에 많이 발생한다. 또한 의치의 위생이 적절하지 못하거나 구강건조증 및 전신적인 약물투여도 원인이 된다.

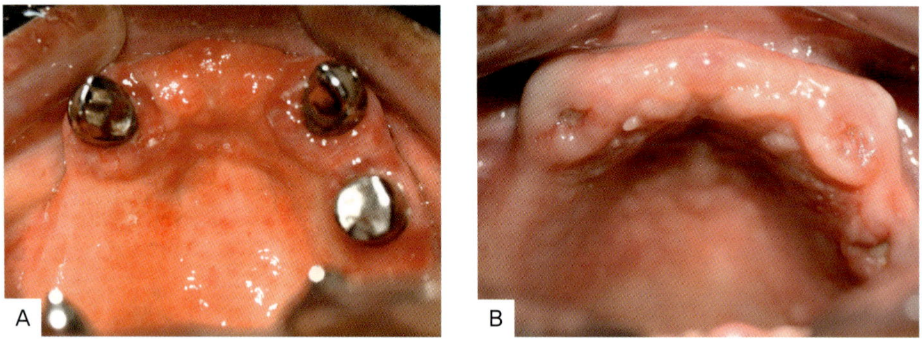

의치를 장착하고 있던 상악 치은과 구개 부분에 심한 발적과 유두종성 증식이 관찰된다(A). 잔존치아를 모두 발치하고 니스타틴과 헥사메딘(hexamedin)으로 입안을 헹구는 치료를 한 지 6일째 모습으로(B), 발적은 거의 사라졌으나 유두성 병소는 남아 있다. (전남대 구강내과 제공)

그림 13-15 의치구내염

(2) 임상증상

① 의치구내염은 혀의 배면과 구개에 호발하며 홍반성 반점이 나타난다.

② 구개에 발생한 경우 초기 병소는 구개의 소타액선 입구에만 충혈된 적색의 침상 부위가 나타난다.

③ 병소가 진행됨에 따라 상피의 박리를 동반한 미만성의 붉은 점이 경구개부에 나타나고, 이어서 유두상으로 증식하는데, 증식은 전반적으로 나타날 수도 있고 이완된(relief) 부위에만 나타날 수도 있다.

④ 환자들은 뜨겁거나 차가운 액체 또는 자극적인 음식 섭취 시 심한 통증과 작열감을 호소한다.

(3) 치료

① 일반적으로 항진균제인 니스타틴, 플루코나졸, 암포테리신 등을 투여한다.

② 잘 맞지 않는 의치는 재이장 또는 재제작을 고려해야 한다.

(4) 치과치료 시의 주의사항

① 취침 시에는 의치를 장착하지 않도록 지도한다.
② 의치세정제를 주기적으로 사용하여 의치를 관리하도록 지도한다.

3 구각구순염

(1) 원인

구각구순염(angular cheilitis)(그림 13-16)은 주름진 구각 부위가 칸디다 알비칸스(*Candida albicans*)에 감염되거나 경우에 따라 기타 세균과의 혼합감염이 원인이 되어 발생한다. 관련된 소인으로는 의치에 의한 상하악의 수직고경 감소, 영양결핍(비타민 B 결핍), 철결핍성 빈혈 등이 있다.

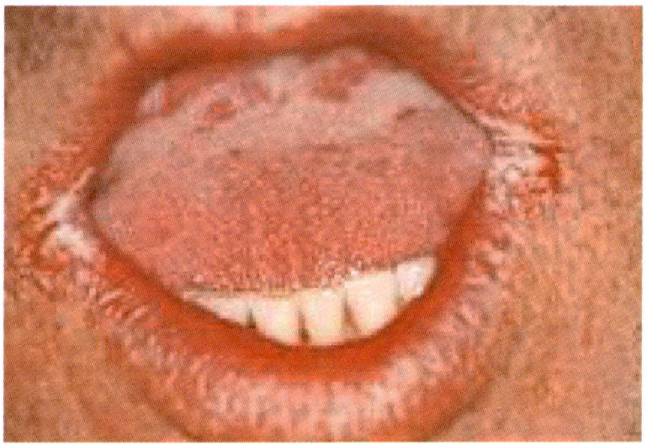

그림 13-16 구각구순염

(2) 임상증상

구각 부위가 주름져 있고 붉게 갈라지며 가피가 형성된다.

(3) 치료

① 의치의 수직고경을 조절하는 등 관련 소인을 교정한다.
② 항진균제를 사용하여 감염을 치료한다.

4 편평태선

(1) 원인

편평태선(lichen planus)은 면역학적인 이상, 정신적 스트레스, 전신쇠약, 약물에 대한 과민반응, 세균이나 진균 감염, 유전적 소인 등과 관련이 있는 것으로 알려져 있는데, 면역매개변성(immune-mediated degeneration)이 가장 유력한 원인이다.

(2) 임상증상

편평태선의 가장 특징적인 소견은 위캄선조(Wickham's striae)이며, 과각화(hyperkeratosis)된 구강점막이 레이스 모양의 백색선으로 나타난다. 편평태선의 그물형(reticular form)에서 특징적으로 나타난다(그림 13-17).

구강 내 편평태선은 보통 협점막, 혀, 치은, 구순 안쪽(구순점막) 순으로 발생한다. 또한, 구강점막에 병소가 있는 환자의 20~60%에서는 피부에도 병소가 나타난다.

임상적으로는 5가지 형태가 있으며 다음과 같은 증상을 나타낸다.

① 그물형(reticular form) : 대부분 무증상, 일부에서 화끈거리는 통증
② 구진형(plaque form) : 표층부의 비후로 인한 백색 병소
③ 위축형(atrophic form) : 발적 또는 궤양
④ 미란형(erosive form) : 궤양, 심한 통증
⑤ 수포형(bullous variant) : 궤양, 심한 통증

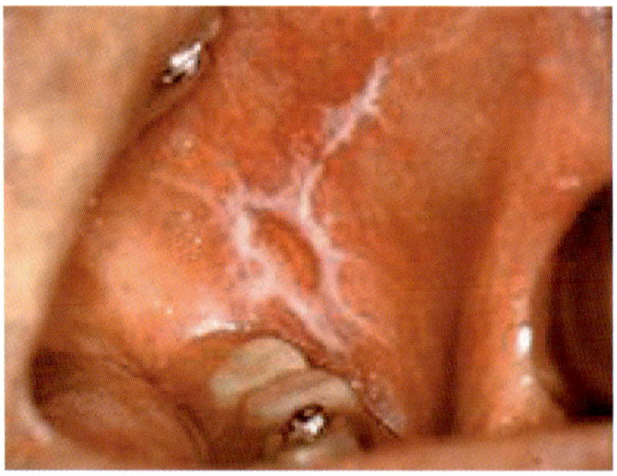

그림 13-17 오른쪽 뒤의 협점막에 발생한 그물형 편평태선

(3) 치료

병소를 완전히 치유하기는 어렵고 대증요법을 사용한다.

① 주로 코르티코스테로이드(corticosteroid) 성분의 약물을 사용하는데, 구강 내 도포용 스테로이드연고인 오라메디, 페리덱스나 0.05% 덱사메타손(dexamethasone) 양치액을 처방한다.

② 병소가 심한 경우 전신적으로 스테로이드를 투여할 수 있다. 프레드니솔론 5mg 1정을 1일 3회, 1일 최대 60mg까지 경구투여한다.

③ 이차감염을 예방하기 위한 항균제 양치액도 사용할 수 있다.

(4) 치과치료 시의 주의사항

① 주로 면역이상에 의한 병소이므로, 스트레스를 잘 관리하고 과로하지 않도록 주의시킨다.

② 전염되지는 않으나 경우에 따라 조직검사가 필요할 수 있다는 것을 설명한다.

③ 증상을 조절할 수는 있으나 완치되지는 않는다는 것을 설명한다.

④ 자극적이거나 매운 음식을 피하게 한다.

⑤ 피부 병소가 동반될 수 있다는 것을 설명한다.

4 혀질환 Tongue disease

1 양성이주설염 및 지도설

(1) 원인

정확한 원인은 밝혀지지 않았으나 유전적, 정신적, 영양학적 요인이 영향을 미치는 것으로 알려져 있다.

(2) 임상증상

혀의 사상유두와 심상유두가 퇴축되면서 불규칙한 모양의 적색 또는 분홍색 반점이 나타난다. 특징적인 소견은 매일 반점의 위치가 이동하는 것처럼 보이는데, 이는 한쪽으로 병소가 확대되고 한쪽에서는 회복되기 때문이며, 특정 부위에서 병소가 지속되는 기간은 3~7일 정도이다.

병소의 크기는 다양하며 통증과 작열감의 정도도 다양하다. 자극적인 음식이나 채소, 조미료, 탄수화물 및 알코올, 흡연에 의해 통증이 더욱 심해지는 경향이 있다(그림 13-18).

보통 연령이 증가함에 따라 증상이 감소한다.

(3) 치료

① 작열감 또는 통증이 있으면 대증요법으로 증상을 완화시킨다.
② 일반적으로 통증 완화를 위해 스테로이드 양치액이나 리도카인 양치액을 사용한다.

(4) 치과치료 시의 주의사항

보통 치료는 불필요하며, 환자에게 병변이 양성임을 설명해 주어야 한다.

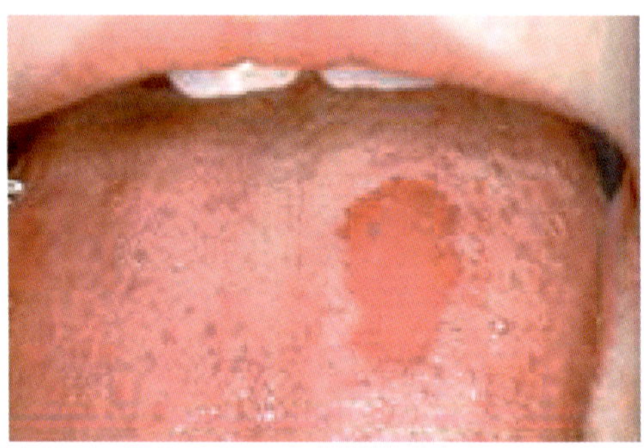

그림 13-18 **양성이주설염**

2 모설 및 흑모설

(1) 원인

구강 위생의 불량, 과도한 흡연, 방사선, 정신적 스트레스, 만성 자극 등으로 인해 혀의 사상유두가 늘어나면서 나타난다. 박리세포학적 검사를 해보면 일반적으로 칸디다균이 검출된다. 이는 표층부의 칸디다증이 상피증식을 자극함을 의미한다. 두꺼워진 혀 표면에 커피, 차, 담배 등이 이차적으로 착색된 경우를 종종 흑모설(black hairy tongue)이라고 한다(그림 13-19).

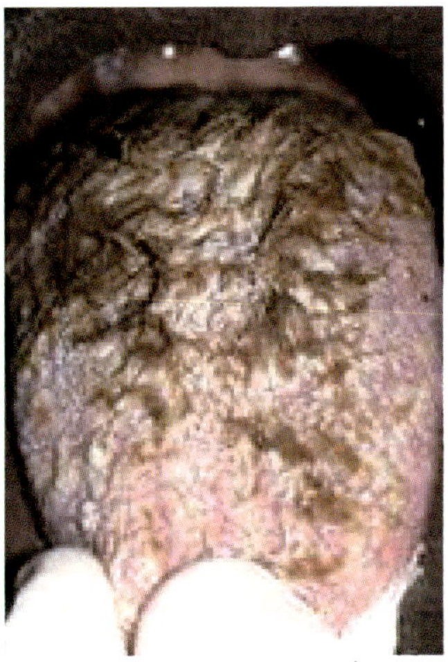

그림 13-19 흑모설

(2) 임상증상

사상유두가 3mm 이상 늘어나면서 구강 내에 불쾌감을 유발할 수 있으나 증상은 없다. 혀의 측면보다는 중앙에서 광범위하게 사상유두가 커진다. 색소 생성균이 집락을 이루는 경우 황백색, 갈색 또는 흑색으로 보이기도 한다.

(3) 치료

① 혀세정기(tongue cleaner) 등으로 구강의 위생상태를 개선한다.
② 혀를 솔질하거나 수저 등으로 모설 부위를 긁어 벗겨내면 대부분 빠르게 회복된다.
③ 세균 집락의 자극에 의한 증상이 있는 경우 항균제나 항진균제와 같은 약물을 사용한다.

3 정중능형설염

(1) 원인

정중능형설염(median rhomboid glossitis)은 설배면 후방 정중선 부위의 유두가 소실되어 나타나는 마름모 형태의 홍반성 반점이다. 과거에는 발육결손으로 간주하여 치료하지 않았으나, 최근에는 만성 위축성 칸디다증(chronic atrophic candidiasis)의 일종으로 보고 치료하는 추세이다.

흡연, 의치 장착, 코르티코스테로이드의 분무 또는 흡인, 사람면역결핍바이러스(HIV) 감염 등에 의해 유발될 수 있다.

(2) 임상증상

이환된 부위는 대개 혀 후방 1/3의 정중앙에 대칭적으로 나타난다. 병소 부위의 사상유두가 소실되고 약간 융기된다. 균일한 붉은 핑크빛을 띠고 탈색(blanching)되지 않으며 통증이나 촉진에 민감하지 않다. 병소의 경계는 분명하고 종종 각진 모양이나 기하학적 형태를 나타낸다(그림 13-20).

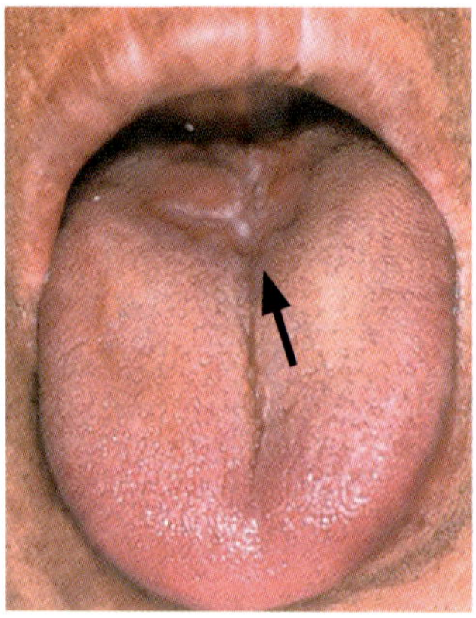

그림 13-20 **정중능형설염**

(3) 치료

① 금연 등 전구요인의 제거와 함께 장기간의 항진균제 치료가 도움이 될 수 있다.
② 대부분의 경우 진단을 위한 생검은 불필요하다.
③ 증상이 없고 칸디다증으로 잘 진행되지 않는 경우에는 보통 치료하지 않는다.

Review Test

01. 다음 중 구강점막의 기능이 <u>아닌</u> 것은?

① 보호(Protection) ② 배출(Emission)
③ 감각(Sensation) ④ 분비(Secretion)

02. 원발성 포진성 구내염의 원인균은?

① Human papilloma virus
② Varicella-zoster virus
③ Herpes simplex virus
④ Paramyxovirus

03. 수두 바이러스가 잠복해 있다가 재활성화되어 일어나는 질환은?

① 편평태선
② 대상포진
③ 재발성 단순포진
④ 재발성 아프타성 구내염

04. 다음 중 바이러스성 감염 질환은?

① 결핵
② 구강칸디다증
③ 의치성 구내염
④ 원발성 포진성 치은구내염

05. 구강칸디다증의 설명으로 옳은 것은?

① 장기간 지속되는 결합조직의 만성염증이다.

② 통증을 유발하는 작은 수포가 편측으로 나타난다.

③ 구강점막에 나타나는 진균의 표층성 감염이다.

④ 상피세포의 과각화를 볼 수 있다.

06. 편평태선에 대한 설명으로 옳은 것은?

① 세균에 의한 화농성 염증이다.

② 통증을 유발하는 작은 수포가 편측으로 나타난다.

③ 구강에 가장 흔히 발견되는 진균성 질환이다.

④ 협점막에 그물 모양으로 백색병소가 발생한다.

07. 재발성 단순포진은 원발성 단순포진바이러스가 신경절에 잠복했다가 재활성화되어 나타난다. 다음 중 재활성화 인자가 아닌 것은?

① 월경 ② 외상 ③ 스트레스 ④ 캔디다균 감염

08. 다음 중 아시클로버를 처방하여 치료할 수 있는 질환은?

① 대상포진

② 편평태선

③ 재발성 아프타성 구내염

④ 외상성 궤양

정답 01. ② 02. ③ 03. ② 04. ④ 05. ③ 06. ④ 07. ④ 08. ①

Chapter 14 타액선질환

타액(침)은 자정기능, 항균기능, 완충기능, 소화기능, 윤활기능 및 조직보호기능 등을 가지고 있는데, 이러한 타액의 분비량과 조성에 변화가 생기면 다양한 질환이 발생할 수 있다. 어떠한 질환이 발생하는지 살펴보기로 한다.

1 반응성 질환 Responsive disease

1 점액유출현상

(1) 원인

점액유출현상(mucus extravasation phenomenon)은 임상적으로 흔히 점액류(점액낭종, mucocele)라고 불리며, 나중에 설명할 점액저류낭과는 병인이나 조직학적으로 뚜렷이 구분된다. 일반적으로 소타액선 배설관에 가해진 기계적 외상에 의해 발생하며 하순에 많이 발생한다.

(2) 임상증상

점액류는 흔히 무통성의 매끈한 표면을 가지며 전체적으로 청색을 띠거나 투명한 색조를 지닌다. 크기는 보통 수mm에서 수cm까지 있다(그림 14-1). 소아와 청소년에게 많으며, 절반 이상이 21세 이전에 발생한다.

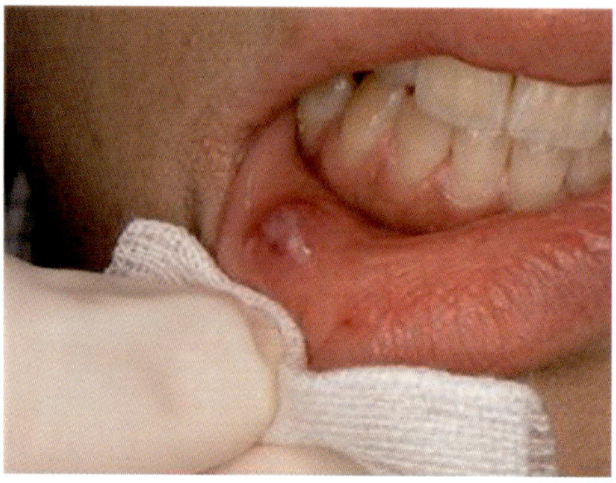

(부산대 구강내과 제공)

그림 14-1 점액류

(3) 치료

① 우선적으로 병소의 외과적인 절제를 고려해야 하는데, 재발 방지를 위해서는 관련된 소타액선을 절제할 필요가 있다.

② 표재성 점액류인 경우 특별한 치료는 불필요하다.

2 점액저류낭

(1) 원인

점액저류낭(mucous retention cyst)은 내강이 상피세포층으로 둘러싸여 있어서 점액류와는 명확하게 구별된다. 외상 유무와 관계없이 타액선 도관이 막힘으로써 점액이 고여 발생한다.

(2) 임상증상

점액저류낭은 구개, 협점막, 구강저, 상악동 등에 많이 발생하며, 외상 유무와 관계없이 이동성의 무통성 종창이 발생한다. 상악동에 발생한 점액저류낭의 경우 상악동저에 반월형의 방사선 불투과성 병소로서 나타난다. 병소 크기는 3~10mm 정도이다(그림 14-2).

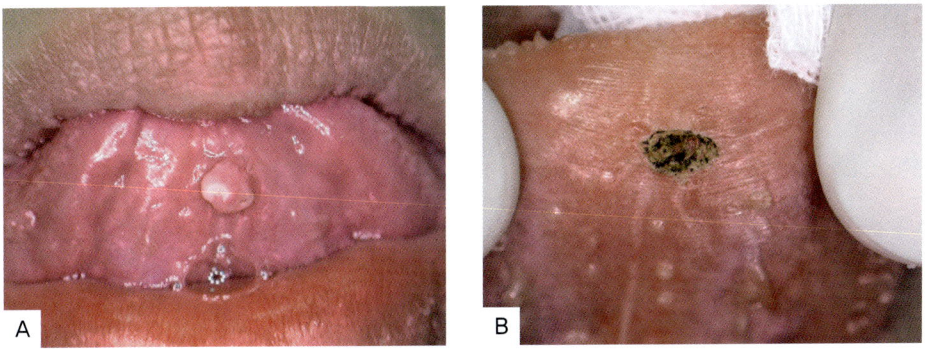

혀에 발생한 점액저류낭(A)과 CO_2 레이저로 제거한 모습(B) (전남대 구강내과 제공)

그림 14-2 **점액저류낭**

(3) 치료

병소와 함께 관련된 소타액선의 소엽을 완전히 절제한다. 적절한 치료가 이루어지면 예후는 비교적 좋다.

3 하마종

(1) 원인

구강저에 발생한 점액류를 임상에서는 보통 하마종(ranula)이라고 하며, 주로 설하선과 연관되어 발생한다. 원인은 주로 타석에 의한 타액선 도관의 폐쇄이다.

(2) 임상증상

하마종은 보통 구강저에 파동성의 편측성 연조직 덩어리 형태를 나타내며, 청색을 띠고 그 모양이 불룩한 개구리 배와 유사하다. 크기가 커질 경우 혀의 편위가 일어나 정중선을 넘을 수도 있으며 표피낭종(epidermal cyst)과의 감별진단이 필요하다(그림 14-3).

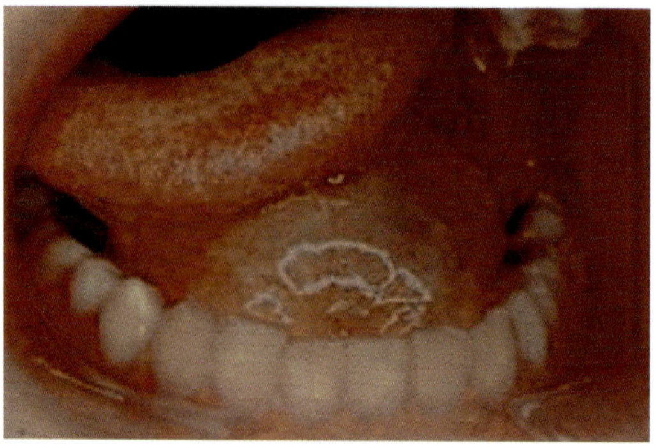

그림 14-3 하마종

(3) 치료

외과적으로 절제하며, 크기가 큰 경우 감압술을 통해 크기를 감소시킨 후 절제한다.

2 감염 및 염증성 질환 Infectious and inflammatory disease

타액선 염증에서는 타액선의 통증성 종창과 다양한 기능이상이 발생하며, 세균과 바이러스가 원인인 경우가 대부분이다. 그 밖에 알레르기반응에 대한 속발성 염증반응이나 전신질환의 한 증상으로도 나타난다.

타액선에 염증이 생기면 타액 분비량이 감소되고, 타액의 점도나 혼탁도가 증가한다. 또한, 타액 분비의 감소로 인한 상행감염(ascending infection)의 가능성이 증가한다. 일반적으로 이하선이 가장 많이 이환된다.

1 바이러스감염

1) 유행성 이하선염(Mumps, Epidemic parotitis)

(1) 원인

파라믹소바이러스(paramyxovirus)에 감염되어 발병하며 일차적으로 타액선을 침범하나 생식선과 중추신경계도 침범한다. 5~9세에 50% 정도, 14세 이전에 90%가 발병한다. 계절적으로 봄, 겨울에 많이 발생한다. 급성 비화농성(non-suppurative) 타액선염인 경우 이하선염과 반드시 감별진단해야 한다.

(2) 임상증상

① 미약한 발열, 권태, 식욕부진, 급성 타액선 종창
② 대부분 이하선, 화농성 삼출물이 없이 보통 양측성
③ 한쪽이 1~2일 먼저 부어오르기 시작
④ 타액선이 팽대해지면서 압통 발생
⑤ 신 음식(sour food)을 먹을 때 통증 발생
⑥ 타액선 부위의 피부가 부어오르면서 타액선과 개구부 주위 염증 발생
⑦ 대부분 자기한정성(self-limiting)
⑧ 소아의 경우 진단이 쉬운 편임
⑨ 성인의 경우 병력 조사와 함께 급성기에 혈청 내 아밀라아제(amylase) 수치 증가 또는 회복기에 혈청 내 항체가(antibody titer)가 4배로 증가
⑩ 합병증에는 뇌막염, 뇌염, 청각소실, 심근염, 갑상선염, 고환염, 부고환염, 췌장염, 난소염 등이 있음

(3) 치료

① 환자의 건강상태를 계속 유지시키는 방법으로 치료한다(수분공급, 해열제 투여).
② 백신접종에 의한 예방이 최선책이다.
③ 만성적인 재발성 종창이 관찰될 경우 속발성 만성 세균성 타액선염의 발병을 의심해야 한다(특히 소아의 경우).

2 세균감염

1) 급성 세균성 타액선염(Acute bacterial sialadenitis)

(1) 원인

급성 화농성 이하선염(acute suppurative parotitis)으로 불리며 대부분 성인에게서 발병하는데, 쇠약해진 경우나 만성 질환을 앓고 난 후에 호발한다. 평균 발병 연령은 70세 정도이고, 대부분의 경우 페니실린 내성 황색포도구균(MRSA)이 원인균이다. 탈수와 불량한 구강위생 등이 중요한 기여요인으로 판단된다.

14

(2) 임상증상

① 80~90%에서 편측성의 급작스러운 통증이 발생한다.
② 귀 부위의 단단하고 발적된 종창이 발생하고 이것이 하악의 각 부위로 파급된다. 입을 벌릴 때나 음식을 씹을 때 통증이 증가한다.
③ 이하선공간 내에 한정되며 급격하게 체온이 상승하고, 백혈구 수가 20,000/mm^3 이상 된다.
④ 이하선관 개구부를 압박하면 화농성 삼출물(exudate)이 배출된다.
⑤ 타액선조영술(sialography)은 절대 금기이다.
⑥ 감별진단으로서 방선균증(actinomycosis)에서는 유황과립(sulfur granule)을 포함하는 화농성 삼출물이 관찰된다.

(3) 치료

① 배양(culture), 감수성 검사(sensitivity test)를 통해 선정한 항생제를 투여한다. 증상이 완전히 소실될 때까지 투여하며, 증상이 심한 경우 정맥주사로 다량을 투여한다.
② 적당한 수분 공급과 함께 전해질 균형을 유지한다.
③ 타액 분비 촉진을 통해 배농(사탕, 과즙 등의 사용이 가능)한다.
④ 외과적 배농 시 안면신경을 침범하지 않도록 주의해야 한다.

2) 만성 · 재발성 세균성 타액선염(Chronic · recurrent bacterial sialadenitis)

(1) 원인

성인 또는 소아에게도 발생하며, 수일~수개월간 지속되면서 간헐적인 악화와 완화를 반복한다. 약 50%에게서 한쪽 타액선만 침범한다. 타액선은 만성적 염증으로 기능저하나 소실이 있을 수 있다. 대부분의 경우 뚜렷한 원인 없이 특발성(idiopathic)으로 발생하며 소아의 재발성 이하선염 원인균은 주로 녹색연쇄구균이다. 대개 사춘기에 이르면 사라지는 경우가 많다.

(2) 임상증상

① 과거 유사한 병력이 있고, 하악각 부위의 편측성 급성 종창이 반복하여 발생한다.
② 이하선염 부위에서 화농성 삼출물이 배출되어 바이러스나 알레르기와 감별진단에 도움이 되며, 발열이나 백혈구 증가는 거의 없다.

③ 미약한 동통이 있는 경우 항생제를 사용하면 1주일 정도에 치료된다.
④ 여러 번 재발하는 경우 타액선 실질조직의 섬유증(fibrosis)으로 인하여 타액의 양이 감소하고, 타액선 조영촬영상에서 타액선확장증(sialectasis)이 관찰된다.

(3) 치료

① 전신적인 항생제 투여와 항생제를 이용한 도관 세정(ductal irrigation)을 한다.
② 만성인 경우 조영제의 주입이 배농을 촉진한다.

3 타석증

(1) 원인

타석(sialolith)은 대타액선 또는 소타액선의 선조직 실질이나 선관 내에 발생하는데, 세균, 이물질, 파괴된 상피세포 등으로 구성된 중심부에 칼슘염이 동심원 모양으로 침착된다. 결정 구조는 주로 수산화인회석(hydroxyapatite)이다(그림 14-4).

형성 원인은 명확하지 않으나 염증, 국소자극, 약물 등으로 인한 타액의 정체(stagnation) 및 석회화로 판단된다. 보통 악하선에서 80~90%, 이하선에서 5~15% 정도 발생하며, 주로 중년층에서 나타난다.

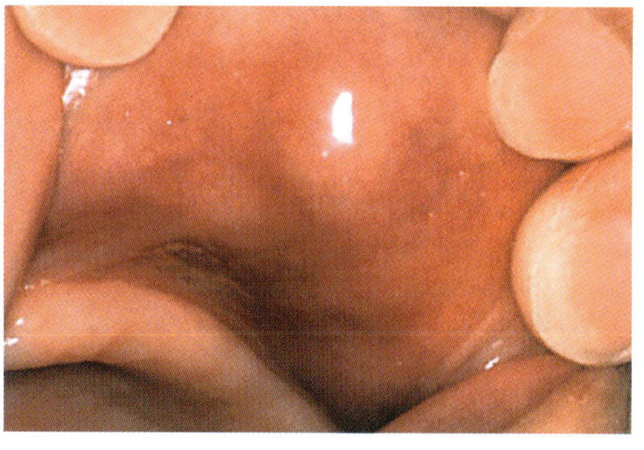

그림 14-4 소타액선에 발생한 타석

(2) 임상증상

① 주요 증상으로서 대타액선 부위에 통증을 동반하는 간헐적 종창이 식사 시에 증가하고 식사 후에 감소한다.

② 타석 뒤쪽에 타액이 정체되면 통증이 나타나며, 타액 정체에 의한 염증 및 타액선 실질조직의 섬유화나 위축이 초래된다.
③ 만성인 경우 누공이 형성되기도 하며, 타석이 있는 부위의 점막에 궤양(ulcer)이 형성되기도 한다.
④ 타석이 악하선에 자주 발생하는 이유는 악하선관(Wharton's duct)이 길고 자주 구부러지면서 진행하기 때문이며, 이하선보다 더 점액성의 타액이 분비되기 때문이다.
⑤ 소타액선의 타석증은 90% 이상이 상순이나 협점막에서 발생한다.
⑥ 일반적으로 방사선사진에 의한 진단이 사용되며, 조영제 사용 시 통상적인 방사선사진에서 관찰되지 않는 타석이 관찰되기도 한다.

(3) 치료

① 작은 타석일 경우 손으로 조작하여 제거할 수도 있지만, 큰 타석일 경우는 외과적으로 제거해야 한다.
② 타석증이 자주 재발되거나 다발성인 경우 이환된 타액선을 완전히 제거할 필요가 있다.

3 타액선종양 Tumor in salivary gland

1 양성 상피종양

1) 다형선종(Pleomorphic adenoma)

가장 흔히 발생하는 타액선의 신생물로, 조직 소견은 성질과 분포가 다양한 상피성분과 점액종 모양의 간엽간질이 특징적이다. 서서히 계속되는 팽창으로 인접한 정상 타액선조직이 위축 또는 압박될 수 있다.

(1) 임상증상

① 대부분 이하선에 발생하고, 30~50대 여성에게 호발한다.
② 작고 무통성의 작은 결절로 시작되어 서서히 점차적으로 커지거나 때로는 간헐적으로 증식한다.

③ 국소적 불쾌감을 호소한다.

(2) 치료

① 외과적 절제가 우선되며 완전히 제거할 수 있다.
② 방사선 치료는 별로 효과가 없다.
③ 약 40%의 재발률을 나타내며, 재발 시 약 3~15% 정도에서 악성으로 전이되기도 한다.

2) 단형선종(Monomorphic adenoma)

드물게 발생하며 정연한 형태의 상피구조를 가진다.

(1) 와르틴종양(Warthin's tumor, Papillary cystadenoma lymphomatosum)

① 원인

발생 원인은 흡연과 연관성이 높다.

② 임상증상

주로 이하선에 호발하며, 귀의 앞부분에 낭종 모양 종창으로 나타난다. 조직소견이 아주 특징적이며, 상피와 림프조직으로 구성되며 낭종이 형성되는 선종이다. 남성에게 많이 발생하고 대개 40~70세 사이에 발생한다.
편측성이고 지름 3~4cm보다 커지는 경우는 드물며, 일반적으로 이하선낭 바로 아래에 있어서 낭을 뚫고 증식되어 나올 수 있고, 무통성이며 단단하다.

③ 치료

외과적 절제로 치료 가능하며, 보통 안면신경을 손상시키지 않는다. 재발이 거의 없고 악성으로 전환되는 일도 드물다.

(2) 기저세포선종(Basal cell adenoma)

① 임상증상

이 종양은 둥글고 매끈하며, 경계가 뚜렷한 결합조직의 낭을 가지고 있는데, 기저세포와 유사한 일정한 모양의 세포가 호염기성 핵과 불분명한 세포질을 나타낸다.
또, 상피세포 사이의 간질에서는 현저한 혈관분포를 나타낸다.

14

이하선에서 90% 이상 발생되며, 서서히 증식하고 통증이 없다. 소타액선의 경우 상순에서 많이 발생하며, 약 5:1 정도의 비율로 남성에게 많고 60세 이후에 주로 발생한다. 이 종양은 둥글고 매끈하면서 경계가 뚜렷한 낭을 가진다.

② 치료

외과적 절제로 쉽게 제거되며 재발은 드물다.

2 악성 상피종양

1) 점액표피암종(Mucoepidermoid carcinoma)

낭이 형성되어 있지 않은 종양으로 점액분비세포(mucus-secreting cell), 유표피세포(epidermoid type cell), 중간세포(intermediate cell) 들이 다양한 분포를 이루며 덩어리를 형성한다. 악성도가 높을 경우 점액세포성분이 현저히 나타나지는 않는다. 이하선에서 가장 많이 발생하고, 모든 연령층에서 나타나지만 20~40대가 가장 흔하다. 악성도에 따라 임상 조직학적으로 2가지 형으로 나뉜다.

(1) 임상증상

① 잘 분화된 낮은 악성도(low-grade)를 보이는 경우 천천히 증식되며 5cm 이내의 크기로 점액류와 유사한 낭종을 형성한다. 무통성 종괴로 다형선종과 유사하다.

② 미분화된 높은 악성도(high-grade)를 보이는 경우 증식이 빠르며 초기에 통증을 나타낸다. 이하선에서 발생 시 안면신경에 마비가 올 수 있다. 주위 림프절로 전이되어 폐, 골조직, 뇌, 피하조직 등으로 원격전이도 흔하게 나타난다.

(2) 치료

① 주로 외과적 절제를 우선한다.

② 악성도가 높은 경우 수술 후 방사선 치료를 수반하며 필요 시 림프절을 제거한다.

③ 5년 생존율은 악성도가 낮을 경우 92% 정도(국내 65%)이고, 악성도가 중간이거나 높은 경우 49%이다.

④ 모든 경우에서 치료 후 10~15년 후에 사망하는 것으로 알려져 있으며, 장기간 계속적 관찰이 요구된다.

2) 선낭암종(Adenoid cystic carcinoma, Cylindroma)

천천히 증식하는 침투성 병소의 암으로, 높은 재발률을 보이며 15~20년 후 생존율이 낮다. 초자화(유리화, vitrification)된 기질의 결합조직, 체 모양, 원통 모양, 도관 모양, 충실성 기저상 형태의 증식양상을 갖는다.

(1) 임상증상

① 구개점막에 가장 많고 다음으로 이하선, 악하선, 혀 등에서 발생한다.
② 40~50대 여성에게 많이 발생한다.
③ 초기에는 국소에 통증이 있고, 안면신경에 마비가 오며 심부조직 고착, 국소적 침투 등을 나타낸다.
④ 구강 내 발현 시 표면 궤양이 관찰되고 다형선종과 임상적으로 유사한 성질을 가진다.

(2) 치료

① 외과적 절세와 방사선 치료를 병행한다.
② 진행 후기에는 전이되는 경향을 나타내며, 약 30%에서 경부림프절로 이환된다. 치유율이 낮다.
③ 소타액선 침범 시나 신경 침범 시, 충실성(solid) 종양의 체 모양 조직소견을 가진 종양은 예후가 나쁘다.

4 구강건조증 Dry mouth, Xerostomia

구강건조증은 구강 내에서 건조감을 느끼는 주관적인 자각증상이다. 타액 분비율과의 직접적인 연관성이 부족한 경우도 있으므로 타액분비저하증(hyposalivation)과는 구분해야 한다. 빈혈, 탈수 등에 의해 일시적으로 나타나는 경우와 타액선 실질의 파괴 등에 의해 영구적으로 나타나는 경우가 있다.

1 원인

(1) 약물 부작용

구강건조증을 일으키는 가장 주요한 원인으로 약 400~600여 종의 약물이 해당된다. 특히 항콜린작용제(anticholinergic), 항히스타민제(antihistamine), 혈압강하제(antihypertensive agent) 등이 가장 대표적이며, 페노티아진계 약물은 타액 분비율을 25~50% 정도 감소시킨다. 삼환계 항우울제인 아미트립틸린(amitriptyline)이나 노르트립틸린(nortriptyline) 등은 항콜린 효과(anticholinergic effect)를 갖는 약물로 타액 분비율을 50% 이상 감소시키는 것으로 알려져 있으며, 진정제, 항우울제, 암페타민(amphetamine) 등에 의해서도 구강건조증이 유발된다.

(2) 타액선의 기능저하

타액선은 여유 기능이 많은 장기로 타액 분비량이 정상의 50% 정도 이하로 감소될 때까지는 큰 불편감을 느끼지 않는다.

자극성보다는 비자극성 타액의 분비율이 구강건조감과 더욱 밀접한 연관성을 나타내며, 비자극성 타액의 경우 약 0.1mL/min 이하, 자극성 타액의 경우 0.5~0.7mL/min 이하일 때 뚜렷한 구강건조증이 있다고 인정된다.

비자극 시와 자극 시 분비율이 모두 감소되어 있으면 무반응자(nonresponder), 비자극 시에만 감소되어 있으면 반응자(responder)로 구분하며, 이러한 구분은 치료 시 매우 중요한 고려사항이다.

(3) 스트레스

급성 및 만성 스트레스는 모두 타액 분비량의 감소를 유발할 수 있다.

(4) 전신질환

갑상선기능항진증, 악성빈혈, 다발경화증, 비타민 결핍, HIV 감염, 쇼그렌증후군 등의 전신질환은 구강건조증과 연관이 있는 것으로 알려져 있다.

(5) 기타

빈혈, 탈수, 호르몬 장애, 방사선 치료 등에 의해 구강건조증이 발생할 수 있다.

2 임상증상

지속되는 구강건조증은 미각기능 감소, 저작 및 연하장애, 타액 안의 항균물질과 면역단백질의 결핍 등을 일으킨다. 구강점막에 염증이 유발되며, 구강점막의 건조, 발적, 윤기가 관찰된다. 혀의 사상유두 소실 및 백태, 균열설을 나타낼 수 있고 입술에 균열이 관찰되며 진균 감염이 자주 발생한다(그림 14-5).

구강건조증 환자의 타액량은 일반인보다 적고 거품이 많은 편이다. 타액량의 감소로 인하여 치아우식증 및 치주염에 잘 이환되며, 타액의 윤활기능 저하에 따른 구강 내 궤양이 호발하고, 의치 아래 조직에 염증이 자주 발생한다.

구강건조증 환자들은 다음과 같은 증상을 주로 호소한다.

① 음식물을 삼킬 수가 없다.
② 말을 하기 힘들다.
③ 음식(특히 맵고 짠 음식)을 먹을 수 없다.
④ 구강과 목이 말라 자다가 깨는 경우가 많다.
⑤ 구강점막(특히 혀)에 통증이나 불편감이 있다.
⑥ 음식 맛을 잘 느낄 수 없다.
⑦ 의치가 잘 맞지 않는다.

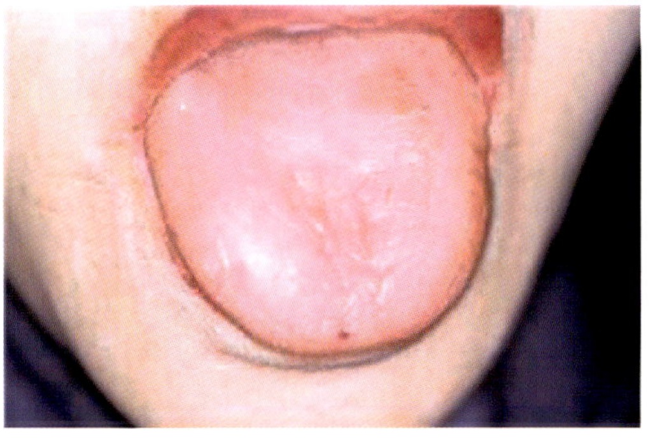

그림 14-5 구강건조증으로 인해 균열이 생긴 혀

3 진단

타액분비율 측정, 타액성분의 화학적 분석, 타액선조영술, 타액선스캔, CT 및 생검 등을 시행한다.

1) 병력조사

구강건조증에 영향을 줄 수 있는 질환의 병력이나 약물복용 여부를 확인한다. 다음의 4가지 항목을 이용한 간이설문지를 활용한다.

〈병력 조사 설문지〉

① 마른 음식물을 삼키기 위해 물이나 음료수를 마십니까?
② 식사를 할 때 입안이 마르다고 느낍니까?
③ 음식물을 삼키기가 힘듭니까?
④ 구강건조감을 없애기 위해 자주 껌이나 사탕을 섭취합니까?

2) 임상검사

(1) 시진

구강점막의 건조 및 발적, 혀의 유두 소실, 구순 균열, 구취 유무, 치주질환 정도, 구강의 칸디다 감염 등을 관찰한다.

(2) 타액분비율 측정

타액분비율 측정은 쉽고 빠르며 비관혈적이고 시간이 적게 걸리는 장점이 있다. 보통 전타액(whole saliva)을 양적으로 평가한다.

비자극성 전타액은 피검사자의 머리를 앞으로 숙이게 하여 타액이 구강 앞쪽으로 모이게 하여 채취할 수 있다. 한번 삼키게 한 후 피검사자로 하여금 아랫입술 쪽으로 타액을 흘리게 하여 깔때기를 붙인 용기에 타액을 떨어뜨리게 한다. 채취시간(5~10분)이 지났을 때 구강에 남아 있는 타액을 모두 뱉게 한다.

자극성 전타액분비율의 측정은 일반적으로 씹기에 의한 기계적 자극을 사용한다. 파라핀왁스, 중성의 껌기초제(gum base) 혹은 고무줄(1~5g)이 사용되며 저작 빈도는 분당 70회 정도로 표준화해야 하고, 검사자는 깔때기가 붙은 채취 용기에 주기적으로 타액을 뱉어야 한다.

(3) 미각검사

적은 양의 시트르산(citric acid; 신맛), 글루코오스(glucose; 단맛), 염화나트륨(sodium chloride; 짠맛), 황산퀴닌(quinine sulfate; 쓴맛)을 환자의 혀에 떨어뜨려 맛을 기록하게 함으로써 평가한다. 미각이상이 있다면 이는 구강건조증을 일으키는 약물이 원인 인자가 될 가능성이 있다. 또한, 혈액검사를 통하여 아연결핍(zinc deficiency)에 대하여 확인할 필요가 있다.

(4) 방사선검사

파노라마 방사선검사, 타액선조영술, 타액선스캔, CT 등이 활용된다.

타액선조영술(sialography)은 요오드 조영제를 대타액선 내에 주사하는 타액선조영상으로, 타석이나 염증, 신생물, 자가면역질환이 있는 환자를 평가하는 데 사용된다. 타액선스캔(salivary scan)은 주로 타액선의 기능을 평가하는 방법으로, 과테크네튬산나트륨(99mTC)을 이용하여 비관혈적으로 검사한다. 쇼그렌증후군(Sjögren's syndrome), 타액선이형성, 타액선 도관폐쇄 등의 진단에 이용하며, 결과의 정량적인 해석이 필요하다.

(5) 병리검사

안구건조증이 구강건조증과 동시에 나타나는 경우 등 쇼그렌증후군이 의심될 때에는 반드시 하순의 소타액선에 대한 생검이 필요하다(그림 14-6). 타액선 선조직 주위에 국소적 림프구의 침윤이 발생하였다면 쇼그렌증후군으로 확진한다.

4 치료

환자의 삶의 질 향상 측면에서 구강건조증의 치료는 필수적인데, 주로 대증적이며 예방적인 치료를 실시한다.

1) 약물요법

(1) 인공타액(Artificial saliva)

인체의 타액을 대체할 수 있는 물질로, 수시로 구강을 적셔서 구강건조감을 완화시킬 수 있다. 타액선의 실질적 기능이 저하된 무반응자의 경우에 활용될 수 있는 제제이다.

일반적으로 CMC(카르복시메틸셀룰로오스, carboxymethylcellulose) 계열(상품명 : 탈리바, 제로바)이 널리 사용되며, 동물성 뮤신(mucin) 계열도 상용화되어 있다. 경우에 따라서는 젤 형태의 윤활제(상품명 : 드라이문트)를 사용하기도 한다.

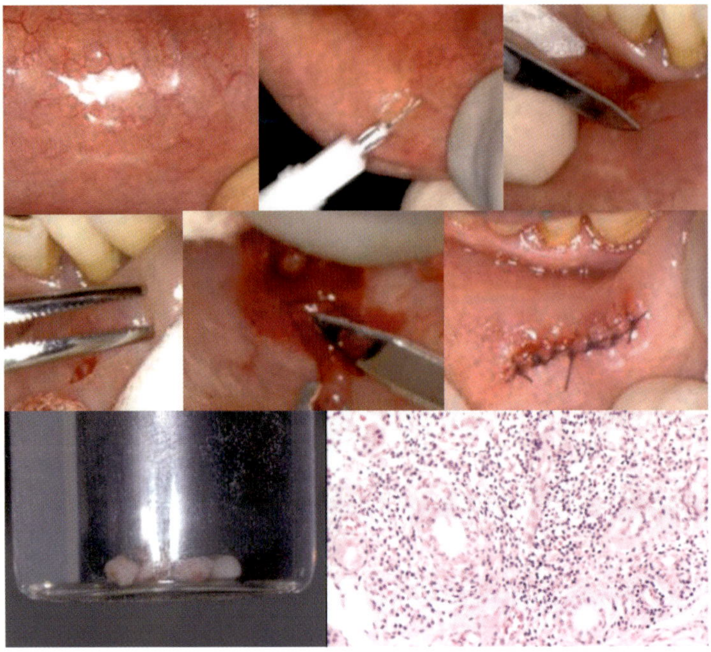

그림 14-6 소타액선의 생검 과정

(2) 타액분비촉진제(Sialogogue)

자극성 타액분비율이 정상인 반응자에게 효과적인 제제이다. 일반적으로 염산필로카르핀(pilocarpine HCl, 상품명 : 살라겐정) 1정(5mg)을 1일 3회 경구투여한다. 세비멜린(cevimeline)은 타액선의 무스카린수용체(muscarinic receptor)에 작용하여 타액분비를 촉진시키며, 쇼그렌증후군 등에 효과적이나 아직 국내에 수입되지는 않고 있다.

(3) 항진균제(Antifungal agent)

구강칸디다증이 발생한 경우 니스타틴 시럽 또는 플루코나졸 시럽을 처방한다.

(4) 치아우식증 예방

타액분비가 감소된 경우 인공타액이나 타액분비촉진제를 사용하여 치아우식증을 예방한다. 적절한 구강 위생관리와 불소의 국소적 도포도 필요하다. 당분 섭취는 제한한다.

(5) 연조직 질환 및 연조직 통증의 예방 및 치료

위코니 치약은 일반 치약에 포함되어 있는 계면활성제 등을 사용하지 않아서 구강 연조직에 대한 자극이 적다. 경우에 따라서 스테로이드 양치액이나 연고를 처방한다.

2) 의과적 자문과 의뢰

주로 약물투여에 관한 사항에 대하여 담당 주치의에게 자문 및 의뢰하고 적극적으로 상담한다. 고혈압 제제, 항히스타민제, 삼환계 항우울제 등은 대표적인 구강건조증을 유발하는 약물임을 주지할 필요가 있다.

5 치과치료 시의 주의사항

① 평상시 스트레스를 잘 관리하고 충분히 수분을 섭취하게 한다(하루 8잔 이상).
② 식사 시 신선한 야채와 과일을 충분히 섭취하게 한다.
③ 맵고 자극적인 음식과 과도한 탄수화물 섭취를 피하게 한다.
④ 커피 섭취는 줄이고 가급적 녹차를 마시게 한다.
⑤ 입술이 마를 경우 입술보호제를 사용하게 한다.
⑥ 처방한 인공타액을 수시로 사용하게 한다.
⑦ 가급적 금연하게 한다.

5 방사선 조사로 인한 구강건조증

1 원인 및 임상증상

방사선 항암 치료 후 타액선의 실질적인 기능이 감소되어 나타난다. 타액선의 장액선 기능이 저하된 결과 타액의 점도가 높아져 끈적끈적한 점액성이 된다. 타액의 pH가 6.75 정도로 현저히 감소된다.

2 예방

방사선 항암 치료 시 보호구를 적절하게 착용해야 하며 구강 내에 방사선 차폐장치를 제작하여 활용한다.

3 치료

① 인공타액과 같은 구강 윤활제제를 처방하여 수시로 사용하게 한다.
② 콜린성 작용제인 필로카르핀(pilocarpine) 제제를 복용하여 남아 있는 타액선의 기능을 활성화시킨다. 일반적으로 필로카르핀 1정(5mg)을 1일 3회 경구투여한다.
③ 적극적 구강 위생관리와 정기적 불소도포도 필요하다.

4 치과치료 시의 주의사항

① 신 음식(레몬)은 타액분비를 자극하지만 치질이 탈회될 수 있으므로 조절이 필요하다.
② 수분을 많이 섭취하도록 지시하고 당분 섭취는 제한하게 한다.
③ 매일 취침 전 불소가글을 하게 한다.
④ 정기적인 치과검진을 받도록 지도한다.

6 쇼그렌증후군으로 인한 구강건조증

1 개요

쇼그렌증후군(Sj.gren syndrome)은 타액선과 안구에 장애를 일으키는 만성 자가면역질환으로, 결합조직에 병변이 없는 경우(원발성)와 결합조직에 병변이 있는 경우(속발성)로 나뉜다. 속발성인 경우 결합조직의 병변이 안구나 타액선 침범보다 선행하는 경우가 대부분이다.

쇼그렌증후군에서는 구강건조증이 특징적인데 50% 이상에서 양측성 이하선 병변이 발생한다. 안구의 분비 상피조직이 위축된 결과 안구건조증이 발생한다. 절반 이상의 환자에게 류마티스관절염(rheumatoid arthritis, RA), 전신홍반루푸스(systemic lupus erythematosus, SLE), 다발동맥염(polyarteritis), 피부근염(dermatomyositis), 경피증(scleroderma) 등과 연관성을 보이며, 주로 50세 전후의 여성이 환자의 약 90%를 차지한다.

2 임상증상

구강건조증으로 인한 치아우식증과 치주질환이 빈발하며, 혀의 사상유두와 심상유두의 위축으로 인하여 혀점막이 붉게 보이고, 전반적인 타액분비의 감소를 나타낸다(그림 14-7).

심한 경우 구강출혈, 연하곤란 및 구강염(구내염) 등이 나타날 수 있다.

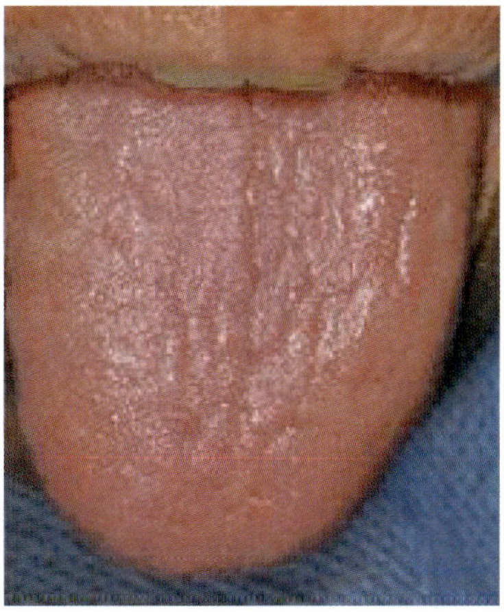

그림 14-7 쇼그렌증후군 환자의 혀

3 진단기준

다음의 6가지 진단기준 중에서 4가지 이상에서 양성을 보여야 한다. 다만 ⑤, ⑥ 중에서 한 가지는 반드시 양성이어야 한다(표 14-1).

① **안구건조 증상** : 3개월 이상의 안구건조감, 안구 이물감, 인공눈물의 사용
② **안구건조 징후** : 눈물 분비의 객관적 측정
③ **구강건조 증상** : 3개월 이상의 구강건조감, 타액선 종창, 연하 시 음료 사용
④ **구강건조 징후** : 타액선스캔, 타액선조영술, 비자극성 전타액분비율
⑤ **하순 소타액선 생검**
⑥ **자가항체 검사** : anti-SS-Ro, anti-SS-La

표 14-1 쇼그렌증후군 환자의 혈액검사

항목	결과
CBC & D/C	경도의 정상적혈구빈혈, 백혈구 감소
류마티스인자	70~90%에서 양성(+)
적혈구침강속도(ESR)	90% 이상에서 항진
Anti-SSA Anti-SSB	60~70%에서 양성(+)
ANA	50~80%에서 양성(+)
γ-글로불린(IgA)	현저한 증가

4 치료

주로 대증요법이 시행된다.

① 인공타액이나 타액분비촉진제를 처방하며, 항우식 예방법을 시행해야 한다.

② 전신적으로 면역억제제를 사용하는 경우도 있다.

③ 구강 바깥의 전신적인 합병증을 나타내는 경우에는 류마티스내과에 의뢰하여 협진한다.

Review Test

01. 다음 중 타액의 기능이 아닌 것은?

① 항균기능 ② 자정기능
③ 생성기능 ④ 소화기능

02. 다음 중 바이러스 감염으로 발생하는 것은?

① 유행성 이하선염(epidemic parotitis)
② 급성 세균성 타액선염(acute bacterial sialadenitis)
③ 재발성 세균성 타액선염(recurrent bacterial sialadenitis)
④ 다형성 선종(pleomorphic adenoma)

03. 구강저에 설하선과 연관되어 발생하는 하마종의 주된 원인은?

① 세균감염
② 타액선의 기능저하
③ 도관에 가해진 기계적 외상
④ 타석에 의한 도관의 폐쇄

04. 다음 중 점액류에 해당되는 것은?

① 점액저류낭 ② 점액유출낭종
③ 점액표피낭종 ④ 타석증

05. 다음 중 급성 세균성 타액선염의 원인균 중 가장 흔한 것은?

① 페니실린 내성 황색포도상구균

② 녹색연쇄상구균

③ 파라믹소바이러스

④ 콕사키바이러스

06. 다음 중 유행성 이하선염을 예방하는 최선책은?

① 금연을 한다.

② 백신을 접종한다.

③ 수분공급을 충분히 한다.

④ 구강위생을 철저히 관리한다.

07. 만성 · 재발성 세균성 타액선염의 특징은?

① 보통 양쪽 타액선에 나타난다.

② 백혈구가 급격하게 증가한다.

③ 타액선의 기능저하는 거의 없다.

④ 하악각 부위에 급성종창이 반복된다.

08. 타석증이 가장 호발하는 타액선은?

① 악하선 ② 이하선

③ 설하선 ④ 구개선

09. 쇼그렌증후군의 설명으로 옳지 않은 것은?

① 만성 자가면역질환이다.

② 류마티스관절염과 연관성을 보인다.

③ 안구건조증이 나타난다.

④ 구강점막에 수포성 궤양이 나타난다.

정답 01. ③ 02. ① 03. ④ 04. ① 05. ① 06. ② 07. ④ 08. ① 09. ④

Chapter 15 구취 및 구강작열감증후군

구취와 구강작열감증후군은 생명에 지장을 주는 질환은 아니지만, 일상생활 및 사회생활에 큰 불편감을 줄 수 있고, 환자의 삶의 질을 저하시키는 원인이 될 수 있어서 최근 그 중요성이 점점 커지고 있다. 특히, 심리적인 문제와의 연관성이 큰 질환이므로 치위생사로서 환자를 응대하고 관리함에 있어서 큰 주의가 요망된다.

1 구취 Oral malodor

구취는 구강 및 인접 기관에서 발생하여 구강을 통해 신체 외부로 배출되는 불쾌한 냄새를 말하며, 외국에서는 halitosis, fetor ex ore, fetor oris, oral malodor, bad breath, breath malodor 등의 다양한 용어가 사용되고 있다.

누구에게나 어느 정도의 구취는 발생하지만 일반적으로 자신이나 타인에게 불쾌감을 주는 악취를 병적 구취로 간주한다. 구취는 생명을 위협하는 질환은 아니지만, 사회생활에서 구취로 인해 받는 괴로움은 다른 중증 질환 못지않게 심각하다고 볼 수 있다. 연구에 따라 다르지만, 전체 인구의 약 1/4 정도, 여성의 약 60%가 구취를 겪고 있는 것으로 나타났다.

생리적 원인으로 인해 아침 기상 시 심한 구취가 발생하는데, 수면 시간 동안 저작, 연하, 타액 분비 등이 저하되면서 구강 내 세균의 활동이 활발해지기 때문이다. 중장년과 노년 인구의 약 50% 이상에서 구취가 증가되고 있으며, 여성의 경우에는 월경주기, 생리기간, 임신 등 신체 내 호르몬의 변화에 영향을 받는다.

1 분류

진성 구취, 가성 구취, 구취공포증 등으로 나눌 수 있다.

(1) 진성 구취(Genuine halitosis)

실제로 타인에게 불쾌감을 줄 정도의 구취를 진성 구취라고 한다.

(2) 가성 구취(Pseudo-halitosis)

객관적인 구취 정도는 미약하나 심리적으로 본인 스스로 구취를 느끼는 경우이다.

(3) 구취공포증(Halitophobia)

가성 구취를 치료한 이후에도 지속적으로 구취를 호소하는 경우이다.

구취의 진단과 치료에서 이러한 심리적인 요인에 대한 평가와 고려는 매우 중요한데, 타인이 인지하는 객관적인 구취 정도가 심하지 않은 경우에도 본인만 구취를 느끼는 경우도 많기 때문이다.

2 유발물질

지금까지 알려진 구취 유발물질에는 구강 내 타액, 탈락한 상피세포, 백혈구 등에서 유래하는 황을 함유한 단백질과 아미노산[시스테인(cysteine), 시스틴(cystine), 메티오닌(methionine)] 등이 가장 대표적이다. 이들 물질이 구강 내 그람음성 혐기성 세균(gram negative anaerobic bacteria)에 의해 분해되면서 황화수소(H_2S)와 메틸메르캅탄(CH_3SH), 디메틸설파이드[$(CH_3)_2S$] 등의 휘발성 황화합물(volatile sulfur compound, VSC)이 생성된다. 이러한 휘발성 황화합물은 구강 내 구취 유발물질의 90% 이상을 차지한다(그림 15-1).

구취 유발물질의 역치는 사람이 거부감을 느끼지 않는 농도로서 메틸메르캅탄의 경우 0.5ng/10mL 이하, 황화수소의 경우 1.5ng/10mL 이하이다. 특정한 구강 내 질환이나 전신질환이 의심되지 않는 경우 구강 내에서 구취를 유발하는 대표적인 원인은 설태(tongue coating)인데, 특히 해부학적으로 설배면의 후방 1/3에 침착되는 설태가 전형적인 구취를 유발하는 것으로 알려져 있다.

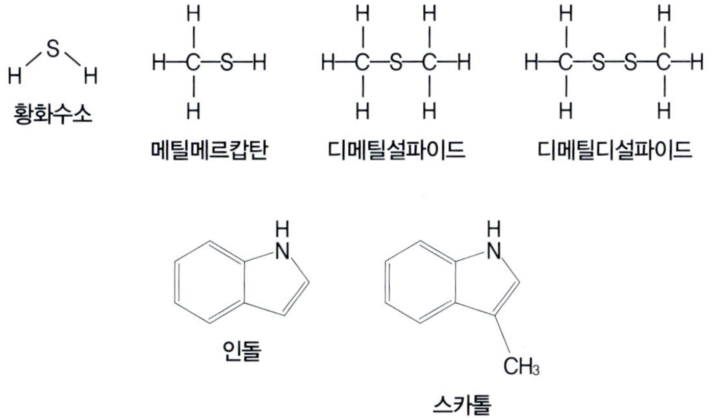

그림 15-1 구취를 유발하는 화합물

3 원인

1) 구강 내 원인

구취의 약 90% 정도는 구강 내 원인에 의하여 발생한다. 구취와 연관이 있는 구강 내 질환으로는 외상성 궤양, 치성 농양, 헤르페스바이러스 감염, 재발성 아프타궤양, 구강칸디다증, 구강암, 치주질환, 구강건조증, 치아우식증, 매복지치 등이 있으며, 불량한 구강위생이나 불량한 보철물 등도 원인이 될 수 있다.

치주질환의 경우 치주낭의 수와 깊이에 비례하여 호기 시 휘발성 황화합물의 양이 증가하는 것으로 알려져 있다.

특정한 구강 내 질환이나 구강 내 상태가 원인이 아닌 경우 구취를 유발하는 대표적인 구강 내 부위는 혀(특히 설배면 후방 1/3)이다. 젊은 성인의 경우 주로 설태에 의해 구취가 유발되며, 고령자의 경우 설태 이외에 치주질환도 큰 역할을 한다.

2) 구강 외 원인

(1) 호흡계 질환

구취를 유발할 수 있는 호흡계 질환으로는 비염, 부비동염, 후비루, 편도염, 편도결석, 기관지염, 폐렴, 인후염, 종양, 결핵, 폐기종, 호흡기 내 이물질 등이 있다.

특히 후비루의 경우 비강 내 점액이 설배면 후방에 모여 세균에 의해 분해되면 심한 구취를 일으키게 된다. 편도결석도 종종 구취의 원인이 될 수 있으므로, 세심한 관찰과 평가가 필요하다.

편도결석은 울퉁불퉁한 편도 표면의 홈 사이로 음식물 찌꺼기가 끼면서 노란 알갱이로 석회화된 것이다. 생선 비린내와 같은 지독한 냄새가 나고, 이로 인해 목에 이물질이 낀 듯한 불편감을 느끼는 경우도 많다.

(2) 소화계 질환

간경화, 간부전 등에 의해 간성 구취(fetor hepaticus)가 유발될 수 있으며, 말기 간부전 및 요독증 등에서는 생선 비린내를 유발한다.

역류성 식도염, 유문협착, 위암 등도 구취를 유발할 수 있다.

(3) 전신적 요인

전신적 요인으로는 공복, 비타민 결핍, 탈수, 당뇨병, 스트레스, 백혈병, 암종, 화학요법, 방사선 치료, 쇼그렌증후군, 월경 등이 구취와 연관이 있는 것으로 알려져 있다.

(4) 약물복용

약물복용도 중요한 구강 외 원인이 될 수 있다. 호기을 통하여 구취 유발물질이 배출될 수도 있고, 약물에 의한 구강건조증이 구취를 발생시킬 수도 있다.

대표적인 약물에는 포수클로랄(chloral hydrate), 알코올, 베텔(betel), 메트로니다졸(metronidazole), 항우울제, 마약제, 질산염과 아질산염, 디메틸술폭시드(dimethyl sulphoxide), 충혈제거제, 항히스타민제, 혈압강하제, 항콜린작용제, 페노티아진(phenothiazine), 암페타민(amphetamine) 등이 있다. 특히, 구강건조증과 관련하여 고혈압 약제나 신경안정제 등의 복용 여부는 면밀히 평가해야 한다.

(5) 음식물

음식물은 그 자체로 구취 특유의 냄새를 유발하는 것은 아니다. 하지만 황화합물이 다량 함유되어 있는 양파, 마늘, 양배추 등의 식품을 섭취하면 섭취된 황화합물이 혈액순환을 통하여 폐에 도달하고 호기를 통하여 구취를 유발시킬 수 있다.

(6) 흡연

흡연의 경우 담배 내 황화합물에 의해 구취가 유발될 수 있고, 흡연에 의해 구강이 건조해져 구취를 악화시킬 수 있다.

(7) 심리적 요인

심리적 요인에 의한 구취는 타인들의 태도에 근거한 자신의 억측 때문인 경우가 많다. 객관적인 구취가 없음에도 불구하고 스스로 구취를 느끼는 가성 구취와 가성 구취를 치료한 이후에도 구취를 호소하는 구취공포증, 구강을 포함하여 코, 귀 등 모든 체표면에서 악취가 난다고 호소하는 신체악취공포증 등에 대해서는 임상심리학적 상담 또는 정신건강의학적 치료가 필요할 수 있다. 자가평가와 자가보고에서 나타난 문제점을 극복하기 위하여 구취에 대한 진단 및 상담 시 친구나 가족의 동반을 권고하는 것이 좋다.

4 진단

1) 병력검사

(1) 구취에 대한 병력조사

구취 설문지(부록 15-1, p.275)를 통하여 구취에 대한 다양한 병력 및 현재 상태에 대한 정보를 얻을 수 있다.

(2) 의과병력

구강건조증, 축농증, 호흡기질환, 소화기질환, 약물복용, 류마티스열, 심장질환, 고혈압, 저혈압, 황달, 간질환, 당뇨병 등이 있는지 조사한다.

(3) 치과병력

구취와 관련된 치과치료, 치은출혈, 칫솔질, 혓솔질, 구호흡이 있는지 조사한다.

(4) 사회력

좋아하는 음식이나 맛, 고단백질 식사, 잦은 식사, 흡연, 가정생활, 사회생활 장애 유무를 조사한다.

15

2) 임상검사

(1) 구강 내 검사

① 치아 : 결손치, 매복치, 치아우식증, 치성 농양, 식편압입
② 치주조직 : 구강위생, 치석, 치은염
③ 혀 : 설태의 색깔과 정도
④ 기타 연조직 질환 : 편도선염, 편도결석, 궤양 등

(2) 타액분비율 측정

(3) 타액 내 세균 검사

(4) 심리검사

구취에 대하여 지나치게 의식하고 걱정하는 경우, 타인의 행동에 지나치게 염려하고 대인기피를 보이는 경우, 구취 묘사가 지나치게 상세하거나 비논리적인 경우에는 심인성 요인에 해당되는지 주의 깊게 살펴야 한다. 심리적 갈등이나 긴장상태에 있는 경우에도 타액 분비가 감소되어 구취가 나타날 수 있다.

임상적으로 구취 진단에 가장 많이 활용되는 심리검사법은 SCL-90-R이다. 이 검사법은 90문항으로 구성되어 구취 환자의 심리상태를 비교적 짧은 시간(약 15~20분)에 측정할 수 있으며 13세 이상의 의사소통이 가능한 사람 누구에게나 적용할 수 있다. 구취를 호소하는 환자에서는 강박증, 대인 예민성, 불안, 정신병증 등의 항목 수치가 현저히 높은 경향을 보인다.

(5) 구취검사

① 관능적 검사법

구취에 대한 검사법 중 관능적 검사법(organoleptic test)은 사람의 후각기관에 의하여 구취의 정도를 측정하는 방법으로 임상적으로 가장 손쉽게 적용할 수 있는 좋은 방법이다.

- **직접호흡법**(direct breathing method) : 환자로 하여금 약 3분간 입을 다물고 코로 숨을 쉬도록 한 후 구강에 모인 공기를 10~20cm 떨어진 거리에서 검사자의 코에 직접 도달하도록 하는 방법이다. 이때 가능한 한 폐로부터의 공기가 유입되

지 않도록 하며, 또한 코를 통하여 공기를 내뿜지 않도록 코를 살짝 막고 짧게 구강의 공기만 내뿜도록 한다.

- **설배면 후방부의 냄새 확인** : 일회용 플라스틱 숟가락으로 설배면의 설태를 채취하여 5초 후 숟가락의 냄새를 측정한다.
- **코를 통한 냄새 확인** : 입을 막고 코로 숨을 내쉬게 하여 구강 기원의 구취와 구별한다.

관능적 검사법은 보통 구취의 심도에 따라 5단계로 나눈다.

〈관능검사지수〉

1 : no odor
2 : slight odor
3 : weak odor
4 : middle odor
5 : strong odor

② 기계적 검사법

현재 국내에서 구강 내 휘발성 황화합물 농도측정에 주로 사용되는 기기에는 가스크로마토그래피(gas chromatography), 할리미터(halimeter)(그림 15-2), 오랄크로마(OralChroma)(그림 15-3) 등이 있다.

- **가스크로마토그래피** : 각각의 VSC(휘발성 황화합물)에 대한 정량적인 분석이 가능한 장점은 있으나 임상적으로 사용하기에는 분석시간이 길고, 분석과정이 복잡하여 전문가의 도움이 필요한 단점이 있어서 주로 연구용으로 사용된다.
- **할리미터** : VSC 총합의 농도를 손쉽게 측정할 수 있고, 휴대가 가능하며 사용법이 간단하여 임상적으로 널리 쓰인다. 그러나 개별 VSC를 정량적으로 분석할 수는 없고, 황화수소(H_2S)에만 높은 민감도를 나타내어 실제로 심한 악취를 유발하는 메틸메르캅탄(CH_3SH)과 디메틸설파이드[$(CH_3)_2S$]를 정확하게 측정할 수 없다는 단점이 있다. 또한, 알코올이나 정유(essential oil) 등에도 민감하게 반응하며 주기적으로 고가의 센서를 교체해야 하는 등의 약점이 있다. 할리미터로 측정된 구취 정도는 정상인의 경우 약 100ppb 이하, 구취 환자의 경우 약 200ppb 이상으로 알려져 있다.

15

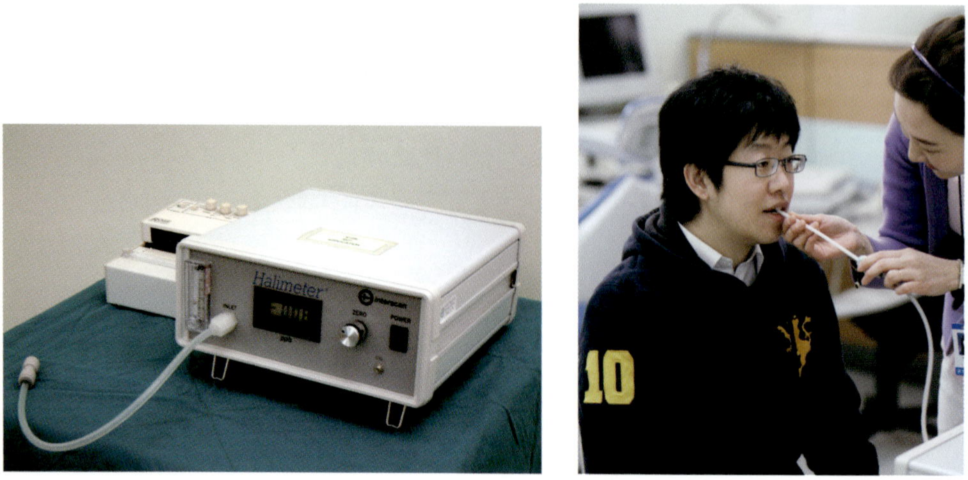

(강릉원주대 구강내과 제공)

그림 15-2 할리미터(halimeter)를 이용하여 구취를 측정하는 모습

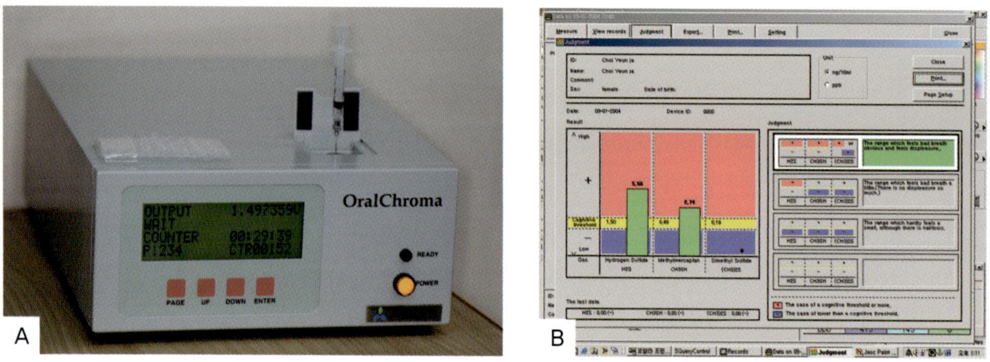

오랄크로마 기기 본체(A)와 세 가지 주요 휘발성 황화합물의 측정 분석결과(B) (전남대 구강내과 제공)

그림 15-3 오랄크로마(Oral Chroma)와 분석결과

5 치료

구강 외 원인이나 구강 내 질환이 없는 구취 환자일 경우에 구취 제거를 위해서는 다음과 같은 전략이 고려될 수 있다.

① 구강 내에서 구취를 발생시키는 세균의 숫자를 감소시키거나 세균의 활동을 억제시킨다.

② 세균의 먹이로 사용되는 영양물질, 특히 구취 발생에 핵심 역할을 하는 물질의 공급을 차단 또는 억제시킨다.

③ 구취 유발물질 자체의 생산과 휘발을 차단 또는 억제시킨다.

1) 자가 치료

(1) 구강위생관리

통상적인 칫솔질만으로도 상당량의 메틸메르캅탄과 황화수소를 제거할 수 있으며, 치실과 치간칫솔을 함께 이용한다면 효과를 더욱 높일 수 있다. 구취를 예방하기 위해서는 휘발성 황화합물이 생성되지 않도록 식사 후 가급적 빨리 칫솔질, 혀 닦기 및 치실을 사용하여 구강을 청결히 해야 한다.

(2) 치약 사용

2.5% 중탄산염(bicarbonate) 치약, 트리클로산(triclosan) 및 아연이 함유된 치약을 사용한다.

(3) 혀 닦기

혀 닦기와 칫솔질을 동시에 시행하면 구취의 원인이 설태인 경우에 효과가 크다. 따라서 설배면 뒤쪽 1/3 부위의 설태 제거과정을 반드시 포함하는 것이 좋다(그림 15-4).

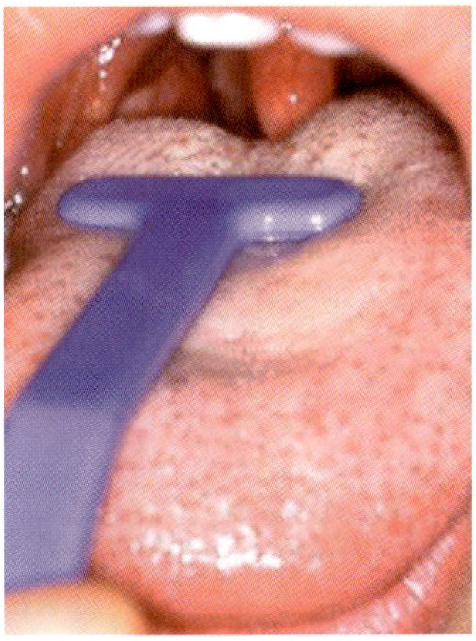

그림 15-4 혀 세척기(tongue cleaner)를 이용하여 혀를 닦는 모습

(4) 식이조절

황을 다량으로 함유하고 있는 양파, 마늘, 파, 고사리, 달걀, 무, 겨자, 파래, 고추냉이, 아스파라거스, 파슬리 등과 같이 휘발성 황화합물(volatile sulfur compound, VSC)을 배출할 수 있는 식품들의 섭취를 자제하고, 다른 채소나 과일 섭취를 장려하여 구강이 건조해지지 않도록 하고 타액의 원활한 분비를 유지시킬 필요가 있다. 또한, 일과 중 수분을 충분

히 섭취하도록 권고한다(하루 8컵 정도). 특히, 우리가 일상생활에서 자주 마시는 커피는 구취를 증가시키는 반면에 녹차는 구취를 감소시키므로 환자교육 시 꼭 설명해야 한다.

(5) 금연

흡연 자체는 구취 특유의 냄새를 유발하지는 않는 것으로 알려져 있다. 하지만 흡연자의 대부분이 담배냄새로 인한 대인관계의 어려움을 호소하므로 이에 대한 관리가 필요하며, 흡연 자체가 구강건조감을 악화시킬 수 있음을 주지시킬 필요가 있다.

(6) 스트레스

스트레스나 피로는 타액 분비를 저하시켜 구취의 생성을 돕는 역할을 하므로 스트레스나 피로가 쌓이지 않도록 권고한다.

2) 전문가 치료

(1) 양치액

0.2% 클로르헥시딘(chlorhexidine), 리스테린(listerine), two-phase oil-water 등은 8시간 이상의 구취 감소 효과를 나타낸다.

보통 시중에 판매되는 대부분의 양치액은 은폐효과(masking effect)에 의한 일시적인 구취 감소 효과만 지니며, 고농도 알코올이 함유되어 있어 장기간 사용 시에 다양한 구강내 부작용을 일으킬 수 있음을 환자에게 충분히 설명해야 한다.

① **글루콘산클로르헥시딘(chlorhexidine gluconate)** : 1주일간 하루 2회씩 0.12% 글루콘산클로르헥시딘으로 입안을 헹구고 글루콘산클로르헥시딘을 묻힌 칫솔로 혀를 닦은 결과 휘발성 황화합물의 농도가 309ppb에서 82ppb로 감소했다.
장기간 사용 시 미각변화, 착색, 구강암 등의 위험성이 있으므로 단기간 사용만을 권고한다.

② **염화세틸피리디늄(cetylpyridinium chloride, CPC)** : 사용 결과 초기에 비해 통계적으로 30% 정도의 유의한 휘발성 황화합물 감소가 관찰되었다.

③ **염화벤제토늄(benzethonium chloride, BTC)** : 메틸메르캅탄의 농도를 약 40% 감소시키고, 황화수소의 농도는 약 15%를 감소시킨다.

④ **염화아연(zinc chloride)** : 0.25% 염화아연 양치액이 임상에서 널리 사용되고 있는데, 이는 구취 감소 효과가 우수하고, 장기간 사용 시에도 부작용이 거의 없기 때문이다.

아연이온은 항균작용과 항VSC 효과를 모두 가진다. 특히, 아연의 구취 감소 효과는 주로 휘발성 황화합물을 비휘발성으로 변환시키는 기전에 의해 나타난다.

(2) 치과치료

① 치주조직 상태가 좋지 않은 환자에게 치주조직 치료를 한다.
② 치아우식증이 있는 치아는 적절한 보존치료를 한다.
③ 오래된 보철물은 다시 제작한다.

(3) 구강건조치료

① 인공타액을 사용한다.
② 구강건조증 환자를 위한 특별한 치약(상품명 : 위코니 치약)을 사용한다.
③ 물을 가지고 다니면서 수시로 구강에 수분을 공급한다.
④ 필로카르핀(pilocarpine)을 사용한다.

(4) 심리적 요법 및 정신과적 상담

① 치과에 내원하여 자신의 구취 수준에 대해 자세히 진단받고 이에 따른 적절한 치료를 권장한다.
② 필요시 정신심리학적 상담을 통하여 대인관계에 대한 자신감을 회복할 필요가 있다.

6 치과치료 시의 주의사항

① 구취의 원인에 대하여 환자가 충분히 이해할 수 있도록 설명해야 한다.
② 전문가적 치료도 중요하지만, 꾸준한 구강위생관리와 자가치료가 기본적으로 유지될 수 있도록 지도한다.
③ 심리적 문제가 결부되어 있는 경우가 많으므로 환자를 안심시키고 환자의 정확한 상태를 이해시켜야 한다.

2 구강작열감증후군 Burning mouth syndrome, BMS

구강점막(주로 혀)에 화끈거리고 통증이 있거나 가려운 감각이 뚜렷한 병적 소견 없이 나타나는 상태를 말한다. 전체 성인 인구의 약 5%에서 발견된다. 특히, 여성이 남성보다 약 7배 정도 많고, 주로 폐경기 이후의 중년 여성에게서 많이 발생한다.

1 분류

원인이 명확하지 않고 신경병증성(neuropathic) 원인이 추정되는 경우를 일차성 구강작열감증후군이라고 하고, 원인이 발견되는 경우를 이차성 구강작열감증후군이라고 한다. 심리적 증상이 빈번히 관찰되지만 그것이 원인 요소인지는 불명확하다. 단, 암공포증(cancerphobia)을 호소하는 경우에는 악성 상태가 아님을 확실하게 설명하여 안심시킬 필요가 있다.

2 원인

1) 국소적 원인

구강건조증, 칸디다 감염, 잘 맞지 않는 의치, 날카로운 치아나 보철물, 구강악습관(혀내밀기, 이악물기 등), 불량한 구강위생, 알레르기, 설신경 손상, 구강점막 병소(편평태선, 양성지도설, 균열설 등)가 있다.

2) 전신적 요인

당뇨병, 갑상선기능저하증, 철결핍성 빈혈, 역류성 식도염, 약물 부작용(ACE 억제제, 화학요법, 항고혈당제, 고혈압 치료제 등), 영양결핍(비타민 B, 철분, 아연 등), 호르몬 불균형(폐경) 등이 있다. 구강점막을 지배하는 감각신경 및 중추신경계의 이상이 의심되는 경우는 신경병증성 원인에 해당하며 일차성 구강작열감증후군이라고 한다.

우울, 불안, 강박장애, 암공포증 등은 정신심리적 요인으로 알려져 있다.

3 임상증상

대개는 정상적인 혀나 점막상태를 보이나 구강 내 감각이상 즉, 작열감, 혀나 점막 표면의 통증이나 작열감, 맵고 화끈한 느낌, 구강건조증, 미각의 변화(쓴맛 혹은 금속맛), 수면장애, 두통, 기타 구강의 비정상적 감각을 호소한다. 주로 혀에 나타나기 때문에 설통(glossodynia)이라는 용어를 사용하기도 한다. 많이 발생하는 부위는 혀, 구개, 입술, 치조부위, 협점막 등의 순서이다(그림 15-5).

증상에 따라 유형을 나누면 다음과 같다.

① 유형 1 : 아침에 작열감이 없으나 시간이 지남에 따라 작열감이 증가한다. 저녁에 악화되는 형태로 비심리적 요인들이 특히 중요하다.

② 유형 2 : 아침 기상 시 증상이 있고 하루 종일 지속되는 형태로 만성 불안이 주요 특징이다. 임상적으로 치유되기 어렵다.

③ 유형 3 : 간헐적인 작열감, 심리적 요인, 알레르기인자들이 원인으로 추정된다(비정형적 작열감증후군). 적절한 정신과적 · 피부과적 검사를 시행하고, 감정적으로 불안정한 환자의 경우는 정신심리학적 치료를 권고한다.

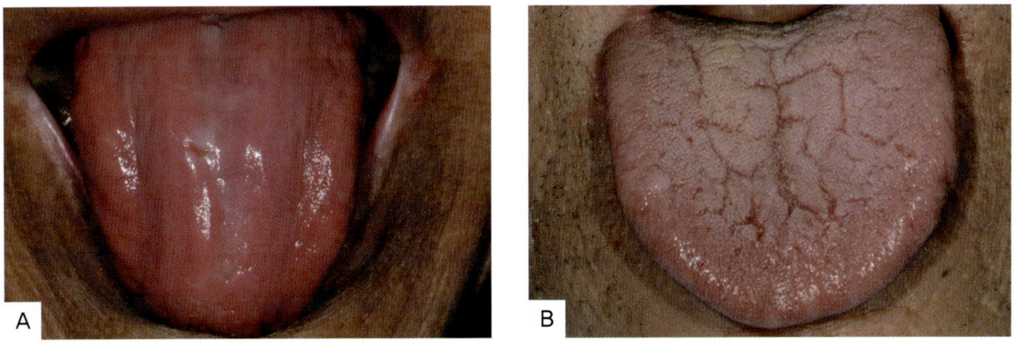

A는 사상유두가 사라진 것을 볼 수 있고, B는 사상유두는 정상이나 과각화 양상을 보인다. (전남대 구강내과 제공)

그림 15-5 **설통을 호소하는 환자의 혀**

4 진단

1) 일반적 검사

(1) 병력검사

구강의 작열감, 통증의 부위와 정도, 성격, 변화, 시작된 시기 등을 파악하고, 통증을 증가시키거나 완화시키는 요소들을 조사한다(부록 15-2, p.277). 관련 요인에는 구강건조감, 보철물 제작과 치과치료 내용, 수면장애 여부, 구강습관 및 생활습관, 사회경제적인 여건, 심리상태, 건강염려증, 암공포증 여부 등이 포함된다.

(2) 구강 내 검사

임상검사 시 필요한 항목으로는 구강점막의 상태 및 병소 여부, 설점막 변화, 설유두 상태, 구강 타액량 및 건조 정도, 구강 위생상태, 설태 유무, 치아마모 및 치아파절, 보철물 상태, 교합 상태 및 교합고경 변화, 구강악습관의 흔적 등이다.

촉진을 통해서는 혀, 입술 등의 연조직 감각의 변화와 병소 유무를 확인한다.

진단적 국소마취(diagnostic anesthesia)를 통해 작열감이 감소하거나 사라지는지도 확인한다. 국소 영역의 표면마취를 위해 도포용 국소마취제를 사용하며, 더 넓은 영역의 점막과 치아를 확실하게 마취하려면 침윤마취나 전달마취를 사용한다.

(3) 타액분비율 측정

구강건조증을 진단하기 위하여 시행된다. 보통 비자극성 분비율과 자극성 분비율을 모두 검사하는데, 5~10분 동안 분비되는 타액을 검체 용기에 모아서 양을 측정한 후 분비율을 계산한다.

2) 진단보조검사

진단보조검사에는 방사선검사, 진단의학검사, 병리검사, 알레르기검사, 심리평가, 내과적 자문 및 의뢰 등이 있다.

5 치료

1) 대증요법

원인 치료가 바람직하며, 그렇지 못할 경우 경험적인 대증요법을 통해 증상 감소를 시도한다. 또한, 상담과 설명을 통해 정서적 안정을 도모한다.

2) 자극 제거

구강의 국소적 자극 요인을 제거한다.

① 날카로운 치아나 보철물 형태 수정

② 잘 맞지 않는 보철물이나 의치 조정

③ 치석 침착이 많은 경우 스케일링 시행

④ 교합고경이 감소한 경우 보철적인 치료로 교합고경 회복

3) 구강악습관 교정

① 구강악습관을 인지하고 교정할 수 있도록 충분히 이해시키고 교육시킨다. 특히 '혀의 안정위치'에 대한 교육이 중요한데, 혀를 입천장 앞쪽에 대고 '딱' 소리를 낸 다음 이 위치를 유지하도록 한다. 이때 혀의 앞부분 1/3을 구개에 살짝 닿도록 하되 혀가 어느 치아에도 닿아서는 안 되며, 상하악 치아들도 서로 맞닿아 있으면 안 된다. 숨은 코로 쉬도록 하며, 위와 같은 상태가 평상시에도 유지되도록 한다. 즉, 영어 알파벳 'N'을 발음할 때의 혀 위치를 유지하도록 지시한다.

② 필요시 나이트가드(night-guard), 홀리장치(Hawley appliance) 등과 같은 구강 내 장치를 장착하게 한다.

4) 약물요법

(1) 항진균제 처방

칸디다 감염이 원인인 경우 니스타틴 시럽 또는 플루코나졸 시럽을 처방한다.

(2) 인공타액, 타액분비촉진제

구강건조증과 연관이 있는 경우 인공타액 또는 타액분비촉진제를 처방한다.

(3) 정신신경안정제(일차성 구강작열감증후군)

① **클로나제팜(clonazepam)의 국소적용 또는 경구투여** : 0.5~1mg의 클로나제팜을 구강에서 침으로 녹여 유지하다가 뱉어내는 방법으로 하루 3회씩 2주간 시행한다.

② **우울증 치료제** : SNRI 계열 벤라팍신(venlafaxine)이나 SSRI 등이 사용된다.

삼환계 우울제인 아미트립틸린(amitriptyline)이나 노르트리프틸린(nortriptyline)도 효과를 보이나 고령 환자들에게서 혈압상승, 심장발작 등의 위험성을 높이고 구강건조를 악화시킬 수 있음에 주의해야 한다.

(4) 항산화제

티옥산(thioctic acid)을 1일 600mg씩 처방한다. 이 약은 당뇨와 관련된 신경병증(neuropathy)에 사용하는 약물로, 신경재생(nerve regeneration) 효과를 기대할 수 있다.

(5) 영양보충

혈액검사 결과 비타민 또는 무기질의 결핍이 확실한 경우, 음식 또는 보충제를 통해 보충한다.

(6) 국소마취제 및 진통소염제

① 국소마취제를 이환 부위에 바른다.
② 스텐트(stent)를 이용하여 캡사이신(capsaicin) 0.25mg/g 연고와 도포용 마취제를 국소에 바른다.
③ 경우에 따라서 스테로이드 연고(상품명 : 오라메디, 페리덱스)나 스테로이드 양치액(0.05~1% 덱사메타손 양치액)을 국소에 적용하기도 한다.
④ 진통소염을 위하여 염산벤지다민(상품명 : 탄툼 양치액) 등을 사용하기도 한다.

6 치과치료 시의 주의사항

① 구강작열감을 보이는 경우, 환자는 보통 많이 당황해 하며 암공포증(cancerphobia)을 호소하는 경우가 대부분이므로 정확한 설명을 통하여 암이 아님을 안심시켜야 한다.
② 다양한 원인이 존재할 수 있으므로, 가능한 원인과 치료법에 대하여 정확하게 설명하고 관리해야 한다.

부록 15-1 구취 설문지 예시

구취 환자를 위한 설문지

검사일 : 20 년 월 일
등록번호 : 이름 : Age/Sex: /

1. 당신은 자신의 입냄새(구취)를 직접 느끼십니까?
   ① 예 ② 아니오

2. 다른 사람으로부터 입냄새가 난다는 이야기를 들은 적이 있으십니까?
   ① 직접 이야기를 들은 적이 있다
   ② 직접 이야기를 들은 적은 없지만 행동을 보고 짐작해 볼 때 나 자신으로부터 입냄새가 나는 것 같다
   ③ 나 자신만 느끼는 것 같다

3. 입냄새가 나서 불편감을 느낀 기간은 얼마 정도입니까?
   ① 최근 ② 수개월 전부터(1년 미만) ③ 수년(1년 이상 10년 미만) ④ 10년 이상

4. 입냄새가 얼마나 자주 난다고 생각하십니까?
   ① 항상 나는 것 같다 ② 가끔 나는 것 같다

5. 당신의 입냄새(구취)가 어느 정도라고 생각하십니까?
   아래 직선 위에 그 정도를 표시해 주십시오.

   0 1 2 3 4 5 6 7 8 9 10

   전혀 냄새가 나지 않는다 … 세상에서 가장 고약한 냄새가 난다

6. 다른 전신질환으로 치료를 받고 계십니까? ① 예 ② 아니오
   어떤 질환을 가지고 계십니까? ( )
   현재 약물을 복용하고 계십니까? ① 예 ② 아니오

7. 과거에 신경과나 정신과에서 치료를 받으셨거나, 현재 치료를 받고 계십니까?
   ① 예 ② 아니오

8. 축농증/비염이 있습니까?
   ① 예(축농증, 비염) ② 현재는 없지만 치료받은 적이 있다 ③ 없다

9. 코수술(성형수술 혹은 코뼈가 한쪽으로 휜 것을 바로잡는 수술 등)을 받은 적이 있습니까?
   ① 있다 ② 없다

부록 15-1 구취 설문지 예시 (계속)

10. 콧물이 목 뒤로 넘어 갑니까?
① 감기에 걸리지 않아도 자주 그렇다 ② 감기에 걸리지 않아도 가끔 그렇다
③ 감기에 걸릴 때 이외에는 그런 적이 없다

11. 코가 자주 막힙니까?
① 감기에 걸리지 않아도 자주 그렇다 ② 감기에 걸리지 않아도 가끔 그렇다
③ 감기에 걸릴 때 이외에는 그런 적이 없다

12. 코로 숨쉬기 힘듭니까?
① 감기에 걸리지 않아도 자주 그렇다 ② 감기에 걸리지 않아도 가끔 그렇다
③ 감기에 걸릴 때 이외에는 그런 적이 없다

13. 입이 마르십니까?
① 자주 그렇다 ② 가끔 그렇다 ③ 그런 적이 없다

14. 편도선이 붓습니까?
① 감기에 걸리지 않아도 자주 그렇다 ② 감기에 걸리지 않아도 가끔 그렇다
③ 감기에 걸릴 때 이외에는 그런 적이 없다

15. 가래가 생깁니까?
① 감기에 걸리지 않아도 자주 그렇다 ② 감기에 걸리지 않아도 가끔 그렇다
③ 감기에 걸릴 때 이외에는 그런 적이 없다

16. 신물이 올라옵니까?
① 자주 그렇다 ② 가끔 그렇다 ③ 그런 적이 없다

17. 소화가 잘 안 됩니까?
① 자주 소화가 잘 안 된다 ② 가끔 소화가 잘 안 된다 ③ 소화가 잘되는 편이다

18. 흡연 여부
① 하루 한 갑 이상 핀다 ② 하루 한 갑 이하 핀다 ③ 피우지 않는다

19. 자신의 구취로 인하여 사회활동(직장생활)과 대인관계에 얼마나 영향을 받으신다고 생각하십니까? 아래 직선 위에 그 정도를 표시해 주십시오.

0 1 2 3 4 5 6 7 8 9 10

전혀 지장 없다 — 정상적인 사회생활이나 대인관계가 불가능

부록 15-2 구강작열감증후군 설문지 예시

구강작열감증후군 환자의 문제 해결을 위한 설문지

작성일 : 20 년 월 일
성 명 :

본 설문지의 목적은 치료를 시작하기에 앞서 환자분의 문제점을 미리 파악하고자 하는 것입니다. 여기서 얻은 정보는 환자분이 가지고 있는 문제의 요인을 파악하고 정확한 진단을 내리는 데 매우 중요하게 이용됩니다. 또한, 이 자료는 환자분에게 최선의 치료를 제공하기 위해 쓰일 것이므로, 자신이 직접 정확하고 성의 있게 답해 주시면 큰 도움이 될 것입니다.

〈일반사항〉

1. 당신의 직업 : ____________________
   배우자의 식업 : ____________________

2. 당신의 직업(해당 사항에 표시)
   ① 전일제 근무 ② 시간제 근무 ③ 일할 능력 없음 ④ 실직 ⑤ 퇴직
   배우자의 직업
   ① 전일제 근무 ② 시간제 근무 ③ 일할 능력 없음 ④ 실직 ⑤ 퇴직

3. 성별 : (남, 여)

4. 키 : ______cm, 몸무게 : ______kg

5. 혼인관계
   ① 미혼 ② 기혼 ③ 사별 ④ 이혼 ⑤ 별거 ⑥ 재혼

6. 자녀수 : _____남 ______녀

7. 동거인수 : ______인

8. 교육수준 : (최종학년에 표시하세요)

1 2 3 4 5 6	1 2 3	1 2 3	1 2 3 4	1 2 3 4 5 6
초등학교	중학교	고등학교	대학교	대학원

15

부록 15-2 구강작열감증후군 설문지 예시 (계속)

〈발병 병력〉

1. 증상이 얼마나 지속되셨습니까? 약 ______ 년 ______ 개월

2. 처음 증상이 나타났을 즈음 다음과 같은 특별한 일이 있으셨습니까?
   ① 치과치료 후 ② 의치를 낀 후
   ③ 음식물 섭취 후 ④ 생활의 큰 변화나 스트레스
   ⑤ 전신적으로 어떤 질환이 생기면서부터 (질환명 : ______________)
   ⑥ 잘 모르겠다 ⑦ 기타 ____________________

3. 그러한 일이 있은 후 얼마만에 증상이 나타났습니까?
   ① 수개월이 지나 ② 수주가 지나
   ③ 수일이 지나 ④ 하루가 지나

〈주증상〉

1. 다음 중 구강에서 느끼는 모든 증상에 표시하고 증상의 정도를 밑줄 친 곳에 V로 표시하여 주십시오.

증상	0	5	10
① 입이 마른다	0	5	10
② 아프다	0	5	10
③ 근질거린다	0	5	10
④ 욱신거린다	0	5	10
⑤ 찌르는 듯하다	0	5	10
⑥ 나쁜 입맛이 난다	0	5	10
⑦ 입맛의 변화가 있다	0	5	10
⑧ 침 삼키기가 어렵다	0	5	10
⑨ 목안이 아프다	0	5	10

부록 15-2 구강작열감증후군 설문지 예시 (계속)

2. 다음 그림 중 증상을 느끼는 부위에 붉은 펜으로 빗금으로 표시하여 주십시오.

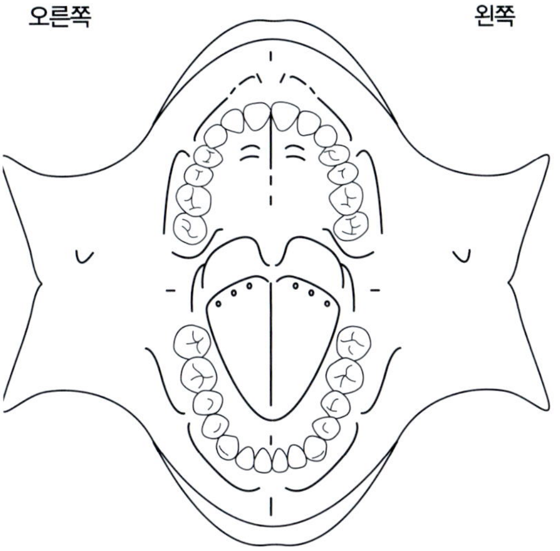

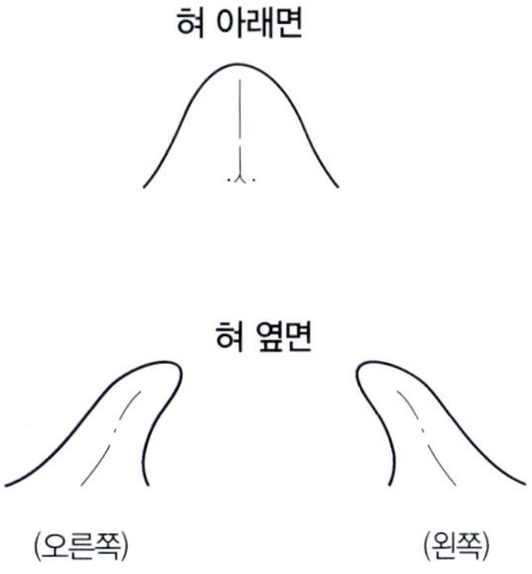

〈시간〉

아래의 질문에 대해 표시하여 주십시오.

1. 일반적으로 얼마나 자주 통증이나 불편감이 발생합니까?
   ① 전혀 안 아픔 ② 한 달에 한 번 ③ 1주일에 한 번
   ④ 하루에 한 번 ⑤ 1시간에 한 번 ⑥ 계속하여 아픔

2. 증상이 발생한 경우 대개 얼마나 지속됩니까?
   ① 수초간 ② 수분간 ③ 수시간 ④ 수일간 ⑤ 수주간 ⑥ 계속

3. 증상이 발생되면 어떻게 변화됩니까?
   ① 바로 사라짐 ② 점차 좋아짐 ③ 계속 같음
   ④ 더욱 심해짐 ⑤ 최고로 심해짐

4. 하루 중 증상이 가장 심할 때는 언제입니까?
   ① 아침에 일어났을 때 ② 오전 ③ 점심 때 ④ 오후
   ⑤ 저녁 ⑥ 취침 직전 ⑦ 지속적 ⑧ 일정하지 않다

부록 15-2 구강작열감증후군 설문지 예시 (계속)

〈병력〉

1. 현재 느끼는 증상 때문에 치료를 받은 적이 있습니까? (있다, 없다)
   있으시다면 증상이 시작된 이래로 진찰을 받았던 모든 사람들, 병원, 방문횟수, 연도, 치료 내용, 치료 효과를 기록해 주십시오.

	병원	방문횟수	연도	치료 내용	치료 효과
치과의사	______	______	______	______	______
이비인후과의사	______	______	______	______	______
내과의사	______	______	______	______	______
피부과의사	______	______	______	______	______
신경과의사	______	______	______	______	______
신경외과의사	______	______	______	______	______
정신과의사	______	______	______	______	______
한의사	______	______	______	______	______
기타	______	______	______	______	______

2. 현재 앓고 있거나 과거 앓았던 질환이나 증상에 표시하십시오.

① 당뇨병	② 빈혈	③ 폐경기	④ 스트레스	⑤ 두통
⑥ 편두통	⑦ 소화불량	⑧ 목이나 등의 통증	⑨ 변비	⑩ 구토
⑪ 불면증	⑫ 불규칙한 식습관	⑬ 편식	⑭ 위염	⑮ 장염
⑯ 알레르기	⑰ 고혈압	⑱ 류머티즘	⑲ 임신 ____개월	⑳ 기타 ________

3. 현재 복용하고 있는 약이 있으십니까? (있다, 없다)
   ① 약을 복용하는 이유는 어떤 질환이나 증상 때문이십니까? (   )
   ② 약제는 어느 곳에서 진단, 처방을 받으셨습니까? (병원, 약국, 자가처방)
   ③ 현재 복용하고 있는 약을 모두 나열하십시오. (   )

4. 가족이나 친척 중 같은 증상을 나타내는 사람이 있습니까? (있다, 없다)

5. 최근 심리적으로 위축되거나 압박을 받은 일이 있습니까? (있다, 없다)

〈감정〉

각각의 질문에 대하여 밑줄 위에 표시하여 주십시오.

1. 우울?

항상	자주	하루의 절반 정도	가끔	전혀

부록 15-2 구강작열감증후군 설문지 예시 (계속)

2. 불안감?	항상	자주	하루의 절반 정도	가끔	전혀
3. 두려움?	항상	자주	하루의 절반 정도	가끔	전혀
4. 분노?	항상	자주	하루의 절반 정도	가끔	전혀
5. 슬픔?	항상	자주	하루의 절반 정도	가끔	전혀
6. 죄의식?	항상	자주	하루의 절반 정도	가끔	전혀
7. 절망감?	항상	자주	하루의 절반 정도	가끔	전혀
8. 걱정?	항상	자주	하루의 절반 정도	가끔	전혀
9. 과민함?	항상	자주	하루의 절반 정도	가끔	전혀
10. 좌절감?	항상	자주	하루의 절반 정도	가끔	전혀
11. 신경질적임?	항상	자주	하루의 절반 정도	가끔	전혀
12. 자기비하(자기를 낮춤)?	항상	자주	하루의 절반 정도	가끔	전혀
13. 무표정(무감동)?	항상	자주	하루의 절반 정도	가끔	전혀
14. 무력감(무기력)?	항상	자주	하루의 절반 정도	가끔	전혀

부록 15-2 구강작열감증후군 설문지 예시 (계속)

15. 증오심?

항상	자주	하루의 절반 정도	가끔	전혀

16. 자살하고 싶음?

항상	자주	하루의 절반 정도	가끔	전혀

〈변화를 줄 수 있는 요인〉

1. 주증상을 악화시키는 요인이 있습니까?
   ① 짠 음식 섭취 시 ② 뜨거운 음식 ③ 찬 음식 ④ 탄산음료 ⑤ 단 음식
   ⑥ 매운 음식 ⑦ 치약 ⑧ 긴장하거나 피로할 때 ⑨ 말할 때 ⑩ 생리 중
   ⑪ 흡연 ⑫ 음주 ⑬ 기타 ____________

2. 주증상을 완화시키는 요인이 있습니까?
   ① 찬음식 ② 뜨거운 음식 ③ 음주 ④ 흡연
   ⑤ 치약 ⑥ 없다 ⑦ 기타 ____________

〈기타 증상〉

1. 현재의 증상 때문에 일상생활을 하는 데 지장이 있습니까?

전혀 없다 (0) — 중간 정도 (5) — 최대 (10)

2. 당신의 증상이 더 심한 병으로 될까봐 얼마나 걱정하십니까?

전혀 없다 (0) — 중간 정도 (5) — 최대 (10)

3. 활동성?
   ① 하루 종일 누워있다 ② 하루 중 절반은 누워있다
   ③ 하루 중 절반은 앉아서 휴식한다 ④ 하루 중 수차례 앉아서 휴식한다
   ⑤ 하루 종일 쉬지 못하고 바쁘다

4. 수면상태?
   ① 밤새 단잠을 잔다 ② 잠들기 어렵고 일찍 깬다 ③ 밤에 종종 깬다
   ④ 잘 못 잔다 ⑤ 전혀 자지 않는다

부록 15-2 **구강작열감증후군 설문지 예시 (계속)**

5. 식습관?
① 하루 세 번 규칙적으로 식사
② 하루 한 번 정규적 식사, 나머지는 간식
③ 대개 간이식, 가끔 정규적 식사
④ 식욕이 없고 조금밖에 먹지 못함
⑤ 굶는다

6. 얼마나 자주 긴장해 있습니까?

항상	자주	하루의 절반 정도	가끔	전혀

7. 아래의 증상이 있습니까? 있다면 표시해 주십시오.
① 아랫니와 윗니를 서로 물고 있다
② 혀로 치아를 민다
③ 밤에 이를 간다
④ 혀를 깨문다
⑤ 뺨을 깨문다
⑥ 밤에 이를 꽉 깨문다

Review Test

01. 다음 중 구취 유발물질로 볼 수 없는 것은?

① 미뢰세포

② 구강 내 타액

③ 휘발성 황화합물

④ 탈락한 상피세포

02. 할리미터(Halimeter)에 관한 설명으로 옳은 것은?

① 분석과정이 복잡하고 전문가의 도움이 필요하다.

② 개별 휘발성 황화합물을 정량적으로 측정할 수 없다.

③ 메틸메르캅탄(Methyl Mercaptan)은 측정할 수 없다.

④ 기기의 가격은 높으나 유지비는 적게 든다.

03. 구취의 양상으로 옳지 않은 것은?

① 월경 시에는 구취가 증가한다.

② 간경화가 있을 경우 간성구취가 난다.

③ 요독증이 있을 경우 생선비린 냄새가 난다.

④ 구취의 구강 내 원인으로는 호흡기 질환이 대표적이다.

04. 구취를 측정하는 기계적 검사법이 아닌 것은?

① 직접호흡법(direct breathing method)

② 가스크로마토그래피(gas chromatography)

③ 할리미터(halimeter)

④ 오랄크로마(oral chroma)

05. 할리미터로 측정되지 않는 물질은?

① 황화수소(H_2S)

② 메틸메르캅탄(CH_3SH)

③ 인돌(C_8H_7N)

④ 디메틸설파이드[$(CH_3)_2S$]

06. 구강작열감증후군에 대한 설명으로 옳은 것은?

① 명확한 원인 없는 경우를 이차성 구강작열감증후군이라고 한다.

② 여성보다 남성에게 약 7배 정도 빈발한다.

③ 구강점막에 뚜렷한 병적 소견없이 화끈거리는 감각이 나타난다.

④ 구강작열감이 많이 발생하는 부위는 입술과 협점막이다.

07. 구강작열감증후군의 치료방법 중 가장 거리가 먼 것은?

① 날카로운 치아가 있는 경우 형태를 수정한다.

② 필요한 경우 나이트가드와 같은 구강내 장치를 장착한다.

③ 스테로이드 연고나 양치액을 처방한다.

④ 항생제를 복용하게 한다.

정답 01. ① 02. ② 03. ④ 04. ① 05. ③ 06. ③ 07. ④

Chapter

16 수면 관련 질환

1 수면 Sleep

수면이란 주기적으로 재현되는 가역적인 상태로, 신체로 유입되는 모든 자극이 차단되고 근육은 이완되며 여러 신체기능이 감소되어 자극반응에 대한 역치가 매우 증가한다. 수면에 빠져들면서 부교감신경계가 주로 기능하여 생리적인 변화가 각성 시보다 조용해지고 심박수, 호흡수, 혈압, 대뇌혈류, 체온이 감소하게 된다.

1 분류

수면은 크게 안구의 운동이 적은 비렘수면과 안구의 빠른 움직임이 관찰되는 렘수면으로 나뉜다.

(1) 비렘수면(Non-rapid eye movement sleep, N-REM)

비렘수면은 뇌파에 따라 다시 3단계로 구분된다.

① **1단계 수면** : 각성상태에서 졸음상태를 거쳐 잠으로 빠져드는 단계로, 전체 수면의 약 5%를 차지하며 뇌파는 각성 시의 알파파(alpha wave, 8~13Hz)가 줄어들고 세타파(theta wave, 4~8Hz)가 관찰된다.

② **2단계 수면** : 전체 수면의 약 50%를 차지하며, 세타파 사이에 수면방추(sleep spindle)와 K-복합체(K-complex)라는 독특한 뇌파의 모습이 관찰된다. 이는 잠에서 깨는 것을 방지하여 깊은 수면을 유도하는 기능을 한다고 알려져 있다.

③ **3단계 수면** : 깊은 수면 또는 뇌파의 주기가 느려지는 서파수면(slow wave sleep)이라고 한다. 뇌파는 델타파(delta wave, 4Hz 이하)가 주류를 이루며, 전체 수면의 약 10~20%를 차지한다. 수면의 단계가 깊어질수록 잠에서 깨우기 위하여 보다 강한 자극이 필요하다.

(2) 렘수면(Rapid eye movement sleep, REM)

비렘수면에 이어서 나타나는 렘수면은 전체 수면의 약 20~25%를 차지하며, 수면 중이지만 각성 시와 유사한 뇌파양상을 보인다. 이 시기에 꿈을 꾸는 현상과 더불어 맥박, 호흡수, 혈압이 상승하고 동공이 넓어지며 빠른 안구운동 등 다양한 생리반응을 나타낸다. 그러나 거상근이 최대로 이완되어 신체의 움직임은 거의 나타나지 않는다.

2 수면의 생리

(1) 수면주기

수면은 비렘수면으로부터 시작하여 얕은 단계에서 깊은 단계의 수면으로 들어간다. 깊은 단계의 수면인 서파수면 후 렘수면이 나타나며, 대개 수면 시작 후 90분 주기로 반복된다. 수면 초기에는 렘수면이 상대적으로 적게 나타나지만 후반으로 갈수록 시간이 길어지고 안구의 움직임도 더 많아진다(그림 16-1).

보통 성인에서 렘수면이 약 20~25%, 비렘수면이 약 75~80%를 차지하는데, 렘수면 동안에는 낮에 일어난 사건이나 생각들이 정리되고 저장되며, 비렘수면 동안에는 신체가 회복되는 데 도움을 주는 다양한 호르몬이 방출되면서 수면의 회복적 기능이 나타난다. 따라서 렘수면이 부족해지면 불안, 집중력 저하, 흥분 등의 정신적인 불안정 증상을 보이게 되고, 비렘수면(특히 서파수면)이 부족해지면 근육의 뻐근함, 통증 등의 육체적 피로 증상을 호소하게 된다.

수면 시 대략 15~20분에 한 번씩 수면자세의 변화가 나타나고, 수면 중의 각성은 전 수면시간의 5% 이하로 관찰된다. 보통 하룻밤에 4~6회의 렘수면을 경험하게 되므로 하루에 4~6회의 꿈을 꾸게 되는데 기억할 수 있는 꿈은 각성 전 5분 정도에 경험하는 것이다.

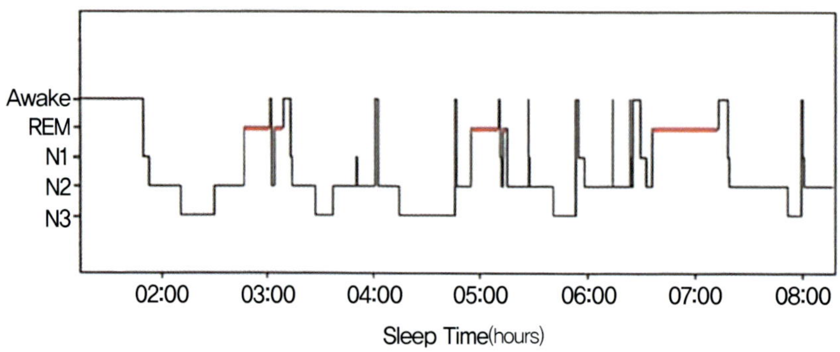

그림 16-1 **수면 동안의 주기 변화**

(2) 수면시간

정상적인 수면시간은 사람에 따라 그 차이가 매우 커서 일반적인 평균 수면시간은 7.5시간이지만 5시간만 자도 전혀 영향을 받지 않는 사람이 있는 반면, 9시간을 자야 충분한 수면을 취했다고 느끼는 사람도 있다. 즉, 정상적인 수면시간은 자기 자신에게 가장 알맞은 수면시간이라고 할 수 있다. 그러나 만약 충분한 시간 동안 잠을 자도 계속적으로 피곤함을 느낀다면 이는 수면장애의 가능성을 암시하므로 전문가의 검사와 상담이 필요하다.

2 이갈이 Bruxism

이갈이는 저작근의 비정상적인 수축으로 발생하는 이상기능활동(parafunctional activity)으로, 넓은 의미에서는 야간 수면 시뿐만이 아니라 낮 동안 깨어 있을 때도 반복적으로 치아를 꽉 물거나(clenching) 옆으로 가는(grinding) 행위까지 포함되지만, 일반적으로는 수면 시에 나타나는 행위를 가리킨다.

아직 명확하게 밝혀진 것은 아니지만 수면 중에 나타나는 야간 이갈이(sleep bruxism)와 낮 동안 발생하는 주간 이갈이(awake bruxism)는 서로 다른 원인에 의해 발생하는 것으로 추정된다.

이갈이는 손톱 깨물기, 껌 씹기, 혀 내밀기, 편측저작, 입술 깨물기 등 다른 구강악습관과 함께 치아의 비정상적인 마모와 진행성 치주질환, 저작근의 통증과 기능 이상, 턱관절 질환, 두통 등 여러 가지 문제를 유발할 수 있으며, 특히 턱관절질환 및 다양한 구강안면통증을 유발할 수 있는 가장 대표적인 기여요인이다. 또한 이갈이 소리로 인해 다른 사람의 잠을 방해하기도 한다.

1 유병률

이갈이의 유병률은 다양하게 보고되고 있는데, 이는 이갈이의 정의, 진단기준, 이갈이를 측정하는 방법, 연구 대상이 되는 집단 등이 각각 다르기 때문이다.

일반적으로 주간의 이악물기는 전체 인구의 약 20% 정도, 야간의 이악물기는 약 6~10% 정도, 야간의 이갈이는 6~12% 정도로 보고되고 있다. 이갈이는 대개 10대부터 30~40대까지 높은 빈도로 나타나다가 연령이 증가하면서 줄어드는 경향을 보이며, 남녀의 차이는 없는 것으로 알려져 있다.

2 특징

(1) 빈도 및 지속시간

이갈이는 항상 똑같은 양상으로 나타나지는 않으며, 같은 사람에서도 측정시기나 여건에 따라 그 빈도, 지속시간 및 강도가 다르게 나타난다.

한 연구에 따르면 하룻밤에 평균 5~25회, 한 번에 평균 8~9초, 20~40초 또는 5분까지 이갈이를 한다는 결과가 보고되고 있으며, 총 지속시간은 하룻밤에 총 42초, 11.4분, 심지어 162분 동안 이갈이를 한다는 연구 결과도 있다.

(2) 강도

평균적으로 최대 이악물기의 약 60% 정도로 알려져 있으나 어떤 경우는 최대 이악물기의 강도를 초과하기도 한다.

따라서 이갈이는 치아, 치주조직, 근육, 턱관절을 포함하는 저작계에 부담이 될 수 있는 강한 힘이, 저작계가 잘 버틸 수 있는 힘의 방향이 아닌 수평방향으로 작용하고, 보호성 반사작용이 일어나지 않는 수면 시에 발생함으로써 저작계와 관련된 질환을 유발할 수 있는 힘으로 작용한다.

3 원인

예전에는 이갈이가 부정교합 때문에 생기는 것이라고 여겼으나 그 동안의 많은 연구를 통해 최근에는 이러한 교합 원인론은 설득력을 잃고 있으며, 부정교합과 이갈이는 서로 관련이 없다고 보고 있다.

아직까지 이갈이의 정확한 원인이 밝혀지지 않았으나, 정서적 스트레스, 불안, 우울증, 개인의 성격 등 사회심리학적 요인을 비롯하여 수면장애, 뇌신경계 장애, 외상 및 특정 질환과의 연관성, 흡연, 음주 및 약물의 영향, 유전적 소인 등 병태생리학적 요인과 같은 다양한 원인에 의해 발생한다고 간주되고 있다.

1) 사회심리학적 요인

일반적으로 스트레스는 오랫동안 이갈이의 원인이나 악화요인으로 여겨져 왔다. 이갈이가 있는 사람은 없는 사람보다 더 많은 일상의 스트레스를 경험한다고 보고되고 있으며, 정서적 스트레스가 야간의 근육활성을 증가시킨다는 연구도 있다. 그러나 스트레스라는 개념을 정확하게 정의하거나 객관적으로 측정할 수 없기 때문에 스트레스와 어떤 신체적 활동 사이의 상관관계를 밝히는 연구를 정확하게 수행하는 것이 어려워 아직 스트레스와 이갈이의 연관성에 대해 결론을 내리기란 쉽지 않다.

2) 병태생리학적 요인

(1) 수면장애

최근 이갈이의 원인으로 가장 많이 언급되는 것 중의 하나가 수면장애(sleep disorder)이다.

정상적인 수면주기는 렘수면과 비렘수면이 하룻밤에 약 4~6회 정도 반복되는데, 이갈이가 주로 렘수면이나 비렘수면의 얕은 단계인 1기 또는 2기 수면에서 나타난다는 사실을 통해 깊은 수면 단계에서 얕은 수면 단계로 이동하는 미세각성(microarousal)으로 인한 생리학적인 변화와 관련이 있을 것이라고 추정하고 있다.

이갈이가 코골이 및 수면무호흡증 등의 수면 관련 질환을 가진 사람에게서 더 높은 빈도로 나타난다는 사실을 통해서도 수면과 연관된 현상이라고 이해하는 견해가 많다.

(2) 뇌신경계 장애

아직 정확하게 규명되지는 않았지만, 운동조절에 관여하는 기저핵(basal ganglia)과 관련된 신경전달물질(neurotransmitter)의 기능장애, 수면과 각성에 관련된 신경전달물질의 기능장애로 인해 이갈이가 유발된다는 견해가 있다.

머리에 외상을 입은 환자나 신경계 질환, 정신질환을 가진 환자에게서도 이갈이가 빈번히 관찰되는데 뇌성마비, 다운증후군, 뇌전증(간질), 파킨슨병 등에서 이갈이가 나타나는 경향이 있다.

(3) 흡연, 음주, 카페인, 약물

비흡연자보다 흡연자가 2~5배 정도 이갈이 빈도가 더 많으며, 담배에 함유된 니코틴이 이갈이를 증가시킨다고 알려져 있다. 과도한 음주도 이갈이를 증가시키는 요인으로 알려져 있으며, 과도한 카페인 섭취 역시 이갈이를 증가시킬 수 있으므로 카페인이 함유된 커피, 녹차, 홍차, 초콜릿 등의 식음료를 과도하게 섭취하는 것은 피하는 것이 좋다.

그 밖에 중추신경계 장애나 중추신경계에 영향을 미치는 약물이 이갈이나 불수의적인 하악운동을 유발할 수 있다. 코카인(cocaine)과 같은 마약이나 암페타민(amphetamine)과 같은 중추신경계 자극 약물, 리튬(lithium)과 같은 정신병 치료제, 우울증 치료제 중 중추신경계에서 선택적으로 세로토닌의 재흡수를 억제하는 약물(selective serotonin reuptake inhibitors, SSRIs)은 이갈이를 유발하거나 악화시킬 수 있는 것으로 알려져 있다.

(4) 유전

이갈이가 있는 부모의 자녀에게서 이갈이가 나타날 확률이 높다는 보고가 있기는 하지만, 아직 유전적 요인에 대해서는 연구가 부족하다.

이처럼 이갈이의 원인론으로 여러 가지 이론이 제시되고 있지만, 아직 어떠한 이론도 이갈이에 관한 수많은 의문을 해결하지는 못하고 있다. 최근 들어 수면장애설과 신경생리학적 이론들이 가장 빈번하게 언급되고 있으며 향후 지속적인 연구가 필요하다.

4 임상증상

이갈이는 정작 본인은 불편감을 별로 느끼지 못 하고 배우자나 가족 또는 친구들이 이가는 소리에 잠을 잘 수가 없다고 호소하는 경우가 많은데, 지속적인 심한 이갈이는 치아, 치주조직, 근육, 턱관절에 영향을 줄 수 있다.

① 가장 흔하게는 치아의 교모가 나타나는데, 치수에 염증반응이 생겨 치통이 유발되거나 치경부마모(cervical abfraction) 현상이 나타나 이가 시릴 수 있다(그림 16-2).

② 수복물이 반복적으로 깨져 나가는 현상이 발생할 수 있고, 치아의 동요가 발생할 수도 있다.

③ 저작근의 통증을 유발하거나 교근의 비대를 유발하여 사각턱의 원인이 되기도 하며, 두통 및 턱관절질환을 유발하거나 악화시킬 수 있다.

④ 턱관절이나 근육의 통증, 턱관절음, 턱을 움직일 때 어긋나거나 걸리는 증상, 입이 안 벌어지는 증상 등을 일으킬 수 있으며 두통이나 귀의 통증을 유발하기도 한다.

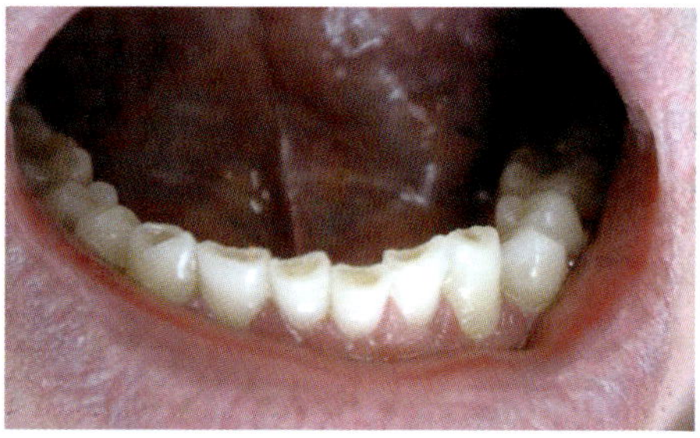

그림 16-2 이갈이로 인한 치아의 심한 교모

5 진단

(1) 정량적 측정

근전도(electromyography) 장비를 이용하거나 수면다원검사(polysomnography)를 시행하는 것이 가장 객관적이고 정확한 방법이다. 그러나 고가의 장비가 필요하고 비용이 많이 드는 등 현실적인 어려움으로 인해 사용하기에 어려움이 있다면 임상적으로 다양한 정보를 수집하여 평가해야 한다.

(2) 증상을 통한 간접적 평가

많은 경우 이갈이를 호소하는 환자의 배우자 또는 같이 잠을 자는 사람의 진술이나 때로는 환자 자신의 호소에 의존하여 진단하는데, 실제로 잠을 자는 시간 내내 이갈이가 나타나는 것이 아니기 때문에 환자 스스로는 자각하지 못 하고 있는 경우도 많으며, 부부 간에도 배우자의 이갈이를 인식하지 못하는 경우가 상당히 있다.

따라서 치과의사가 치아교모 등 이갈이와 관련된 증상과 징후를 확인하여 진단을 해야 하는데, 치아교모가 뚜렷하게 관찰되더라도 이러한 징후가 최근에 발생된 이갈이의 결과인지 혹은 이전의 이갈이 병력에 의한 것인지를 명확하게 구별할 수 없기 때문에 아침에 일어났을 때 발생하는 치아 통증, 두통, 근육통, 턱관절의 걸림 현상, 혀나 협점막에 발생한 압흔(ridging)(그림 16-3) 등 최근에 이갈이나 이악물기가 있었다는 것을 암시하는 증상을 통해 간접적으로 이갈이 존재 여부를 진단한다.

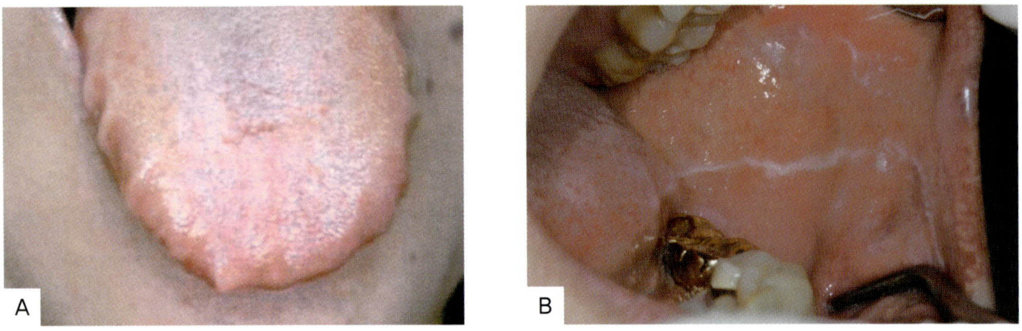

그림 16-3 이갈이 환자에게서 흔히 볼 수 있는 혀(A)와 협점막(B)의 압흔

6 치료

현재로서는 이갈이 자체를 근본적으로 없앨 수 있는 치료법은 없으며, 따라서 이갈이로 인해 유발될 수 있는 증상 및 징후를 치료하고 예방하는 데에 치료 목표를 두고 이갈이를 줄이기 위한 방법을 이용한다.

(1) 위험요인 조절

과도한 흡연, 음주, 카페인 섭취는 이갈이를 유발하거나 증가시킬 수 있으므로 제한할 필요가 있으며 이갈이를 유발할 수 있는 약물을 복용하는 경우 주치의와 상의하여 다른 약물로 바꾸는 것을 고려한다.

(2) 구강장치요법

이갈이를 치료하는 가장 일반적인 방법으로서 현재 가장 널리 활용되고 있는 치료법이다. 구강장치 자체가 이갈이를 없애주지는 않지만, 이갈이를 줄일 수 있으며 이갈이로 인해 발생할 수 있는 문제점을 치료하고 예방하는 데 도움이 된다.

① 교합안정장치(Stabilization splint)

경성레진(hard resin)으로 제작된 전체 치아를 덮는 장치로, 최소 1~3개월 간격으로 정기적으로 점검받으면서 장착해야 부작용 없이 장착할 수 있다.

장치가 잘 맞지 않는 상태에서 장기간 장착하면 치열 및 교합변화의 부작용을 유발할 가능성이 있으며, 치아를 부분적으로 덮는 장치도 치열 및 교합변화를 유발할 수 있으므로 사용하지 않는 것이 좋다(그림 16-4).

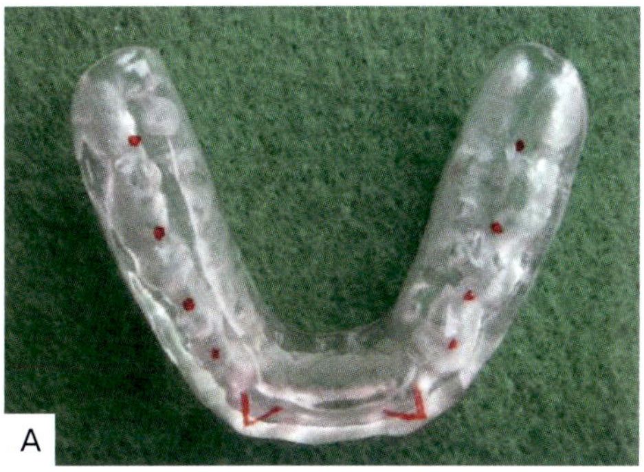

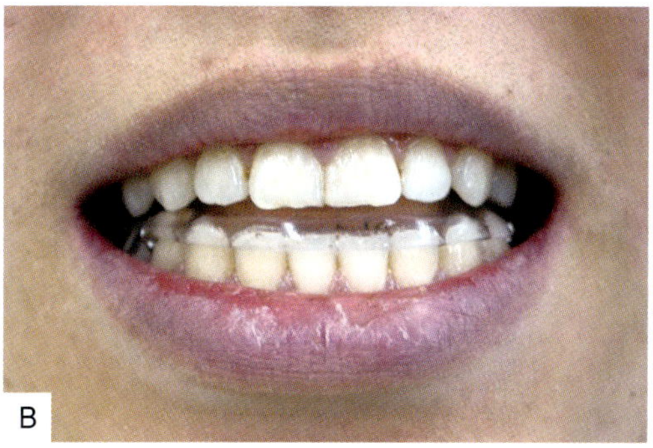

그림 16-4 이갈이 치료를 위해 교합안정장치(A)를 하악에 장착한 모습(B)

② 연성장치(Soft appliance)

치아나 관절에 대해 보호 역할은 할 수 있지만 이갈이 자체를 감소시키지는 못한다. 또한 경성장치에 비해 치열 및 교합변화의 가능성이 높으므로 이갈이 치료를 위한 장치로는 적절하지 않다.

(3) 행동수정요법

야간의 이갈이가 주간의 동일한 악습관을 동반하기 때문에 자기감시(self-monitoring)를 통해 주간의 악습관을 감소시키기 위한 의식적인 노력을 하면 야간의 악습관에 대해서도 무의식적인 감소 효과가 나타난다는 것이다.

따라서 이악물기나 머리, 턱, 목, 혀의 위치 등이 나쁘면 즉시 잘못된 점을 고쳐서 턱과 목, 어깨의 근육이 이완된 상태를 유지하도록 해야 한다.

(4) 약물요법

근육 이완을 유도하거나 수면을 조절하기 위한 디아제팜(diazepam), 로라제팜(lorazepam), 클로나제팜(clonazepam) 등과 같은 벤조디아제핀계 약물, 중추성 근육이완제, 삼환계 항우울제(tricyclic antidepressant) 등의 약물로 이갈이를 치료하는 연구들이 시도되었으나, 이러한 약물의 효과를 객관적으로 입증할 수 있는 연구가 아직 부족하고 약물에 따라 부작용이 나타날 수 있기 때문에 현재로서는 이갈이의 치료를 위한 장기적인 약물 사용은 권장되지 않는다.

최근에는 저작근에 보툴리눔독소(botulinum toxin)를 주사하는 것이 이갈이 감소에 효과가 있다고 알려졌다. 보툴리눔독소는 근신경계 접합부에서 아세틸콜린(acetylcholine)이 분비되는 것을 차단하여 근육의 수축을 억제함으로써 이악물기나 이갈이의 강도를 감소시킨다. 그러나 효과의 지속시간이 영구적이지 않아 반복적으로 주사해야 하는 단점이 있지만, 장치 치료와 같은 기존의 치료방법으로 통증이나 다른 불편감이 해결되지 않는 심한 이갈이 환자나 협부 근육의 비대로 인한 사각턱 교정을 원하는 경우에 사용할 수 있다.

(5) 바이오피드백(Biofeedback)

바이오피드백이란 환자에게 바람직한 변화에 대해 알려주고 변화를 일으킬 수 있도록 도와주면 바람직한 변화가 훨씬 더 잘 일어난다는 이론에 근거한 체계적 치료법이다.

일반적으로 바이오피드백 훈련요법은 생리적 활성을 측정하기 위해 장비를 사용하는데, 바이오피드백 장비는 근육의 활성이 어느 수준 이상으로 높아지면 음성이나 시각적 신호, 전기자극과 같은 신호를 통해 근육의 활성을 높이는 활동을 멈추게 한다.

바이오피드백은 자극을 통해 근육의 활성을 줄이는 방법을 사용하므로 수면 시에는 이러한 자극이 수면의 방해나 각성을 야기할 수도 있지만 바이오피드백 훈련을 통해 머리와 목, 턱의 올바른 자세, 호흡법과 일반적인 이완훈련 등 근육의 활성을 감소시키는 방법을 교육시켜 쉽게 근육을 치료할 수 있다.

현재로서는 이갈이를 완전히 없앨 수 있는 치료방법이 아직 없지만, 주간의 악습관은 행동수정을 위한 교육과 이완요법, 바이오피드백 및 운동요법을 통하여 개선하고, 야간의 이갈이에 대해서는 교합안정장치를 이용하면 효과적으로 이갈이를 줄일 수 있다.

3 코골이와 수면무호흡증 Snoring and sleep apnea

1 개요

(1) 코골이(Snoring)

수면 중 발생하는 호흡장애의 하나로, 기도가 좁아지게 되면서 진동이 발생하여 소리가 나는 것이다.

일반적으로 숨을 쉴 때 공기가 구개수, 구개, 편도선, 혀 등의 구조물들을 지나게 되는데, 깨어 있는 동안에는 주위 근육들의 작용으로 이러한 구조물들이 제자리를 유지하여 기도가 막히지 않지만, 잠을 자는 동안에는 기도 주변 근육들이 이완되어 늘어지기 때문에 부분적으로 기도가 좁아져서 공기가 지나갈 때 주변 조직이 떨리면서 코 고는 소리가 나게 된다. 따라서 '코를 곤다'고 하지만, 실제로 소리가 나는 곳은 구강 안쪽이나 코 뒤쪽의 인 · 후두 부위이다(그림 16-5).

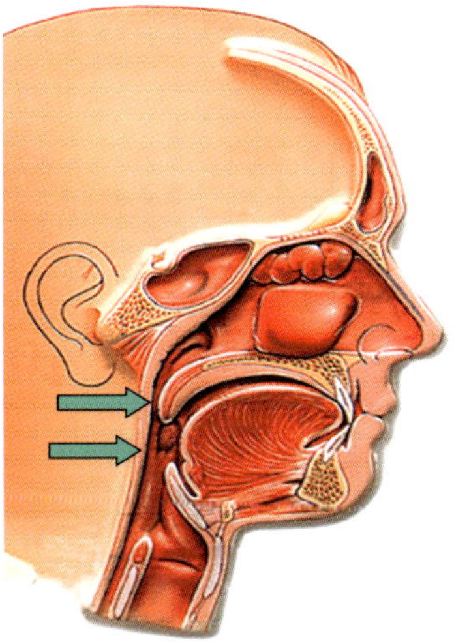

그림 16-5 기도의 폐쇄가 잘 일어나 코골이가 발생하는 인두 부위

(2) 수면무호흡증(Sleep apnea)

수면 중 기도가 좁아져서 코를 골다가 기도가 완전히 막히게 되면 숨을 쉬지 못하는 증상이 발생하는데, 10초 이상 호흡이 정지되는 경우를 폐쇄성 수면무호흡이라고 하고, 시간당 5회 이상 수면무호흡이 발생하는 경우 폐쇄성 수면무호흡증으로 진단한다(그림 16-6).

수면무호흡으로 인하여 폐가 신선한 공기를 얻지 못하게 되면 혈액 내 산소 농도가 낮아지는데, 뇌로 산소공급이 되지 않으면 뇌는 숨을 쉬기 위해 잠시 몸을 깨우고 근육을 수축시켜 숨을 쉬게 한다. 이때 환자는 숨을 크게 한 번 몰아 쉰 후 호흡을 다시 시작하게 되는데 이런 현상이 자주 발생하게 되면 깊은 잠을 잘 수 없게 되어 잠을 자도 낮에 졸리게 된다.

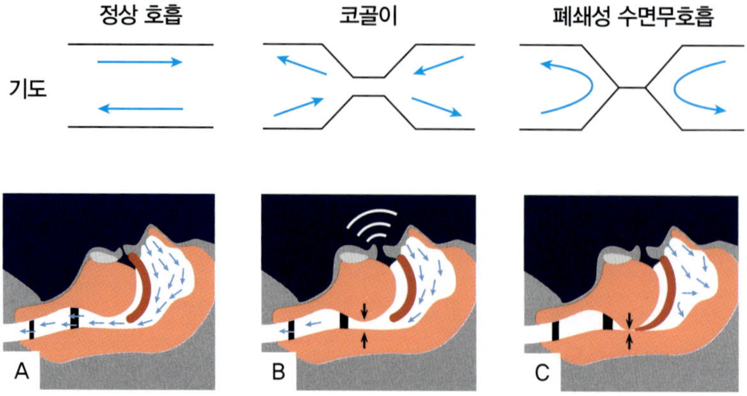

그림 16-6 **정상 호흡(A), 코골이(B), 폐쇄성 수면무호흡(C)이 있을 때의 상기도 모식도**

2 위험성

코골이나 폐쇄성 수면무호흡증이 있는 사람은 아침에 기상 시 상쾌하지 않으며, 하루 종일 피곤하거나 졸음을 느끼는 경우가 많다. 이런 사람들은 교통사고나 직장에서의 산업안전사고 위험이 높기 때문에 특별한 주의가 필요하다.

또한 수면무호흡증이 장기간 지속될 경우 심장이나 폐에 부담을 가중시켜 고혈압, 뇌졸중, 심장질환과 같은 심혈관계 질환에 대한 위험도가 높아지고, 심장마비와 같은 심각한 합병증을 일으킬 수도 있다.

3 위험요인

주로 40대 이후 남성과 폐경기 이후 여성에서 잘 발생하는데, 특히 비만한 사람이나 술을 마시고 잠을 자는 경우에 증상이 더 심하게 나타난다.

과도하게 길게 늘어진 연구개와 구개수, 혀나 편도가 큰 경우, 하악이 작은 경우에도 영향을 받는다(그림 16-7).

비만은 코골이와 폐쇄성 수면무호흡증의 가장 중요한 위험 요인으로, 체중(kg)을 키의 제곱(m^2)으로 나눈 체질량지수(body mass index, BMI)가 30 이상인 환자는 코골이나 폐쇄성 수면무호흡증이 나타날 가능성이 매우 높다.

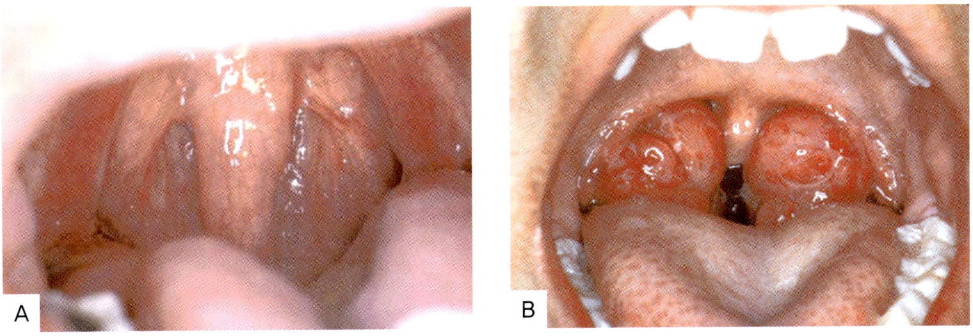

그림 16-7 코골이나 폐쇄성 수면무호흡증 환자에서 흔히 볼 수 있는 과도하게 길게 늘어진 연구개 및 구개수(A)와 지나치게 큰 편도 및 혀(B)

4 진단

(1) 수면다원검사(Polysomnography, PSG)

수면의 구조와 질을 평가하고 코골이, 폐쇄성 수면무호흡증, 불면증 등과 같은 수면 관련 질환을 진단하고 치료 결과를 평가하기 위한 가장 중요한 검사이다. 수면다원검사는 코골이나 폐쇄성 수면무호흡의 정도, 중추성 수면무호흡(정상적으로 호흡운동은 일어나지만 기도가 막혀 호흡이 안 되는 폐쇄성 수면무호흡과 달리 아예 정상적인 호흡운동이 일어나지 않는 상태)의 존재, 다른 수면 관련 질환의 동반 여부 등 수면 관련 질환을 판단하는 근거가 되는 검사로, 검사실에서 하룻밤 잠을 자면서 진행하는데 검사 당일 저녁에 검사실에 내원하여 검사에 필요한 각종 장치들을 부착한다.

수면단계를 평가하기 위한 뇌파 기록장치, 안구의 움직임 평가를 위한 안전위도 기록장치, 턱 근육이나 다리 근육의 평가를 위한 근전도 기록장치, 무호흡이나 정상보다 숨을 적게 쉬는 저호흡 횟수 및 시간 평가를 위한 호흡 평가장치 및 혈액 내 산소농도 측정장치, 심장 리듬을 보기 위한 심전도 기록장치, 코골이 평가를 위한 마이크 등을 부착하여 하룻밤 동안 기록을 하고 결과를 종합적으로 분석하여 진단을 한다(그림 16-8).

최근에는 가정에서 할 수 있는 간이수면다원검사(이동형 수면다원검사)도 시행되고 있는데, 수면다원검사에 비해 간편하고 비용이 상대적으로 적게 들지만 정확성이 떨어지는 단점이 있기 때문에 수면 관련 질환의 대략적인 상태를 파악하거나 치료 효과를 평가하기 위한 검사로 주로 활용되고 있다.

(2) 설문지 평가

여러 연구를 통하여 수면무호흡증을 신뢰성 있게 예측할 수 있는 진단능력이 검증된 여러 종류의 설문지가 개발되어 자가진단을 위한 방법으로 사용되고 있다.

대표적인 설문지에는 주간 졸음을 평가하는 앱워스 졸림척도(Epworth sleepiness scale, ESS)가 있다.

5 치료

코골이와 폐쇄성 수면무호흡증의 치료법으로는 자가행동요법, 양압기(continuous positive airway pressure, CPAP) 치료, 구강장치 치료, 수술 등이 있다. 체중 감량, 음주 절제, 규칙적인 운동, 옆으로 누워 자기와 같은 자가행동요법을 우선적으로 적용해 보고, 이런 방법으로 충분한 효과를 거두지 못할 때 구강장치 치료나 양압기 치료 또는 수술적인 방법을 고려한다.

1) 구강장치 치료

(1) 구강장치의 작용원리

구강장치는 수면 중 기도가 좁아져서 폐쇄가 발생하는 부위인 혀와 연구개 뒤의 기도를 넓혀줌으로써 자는 동안 공기의 흐름이 막히지 않도록 한다. 최근 여러 연구에서 구강장치가 물리적으로 기도를 넓혀주는 역할 외에도 기도를 유지시키는 여러 근육의 긴장도를 증가시키고 혀와 주변 근육을 안정화시킴으로써 기도가 좁아지지 않게 하는 역할을 하는 것으로 밝혀졌다.

(2) 구강장치의 종류

그 종류가 매우 많으며 편의성을 개선시킨 다양한 장치가 계속해서 개발되고 있으나 사용 원리에 따라 크게 3가지로 분류할 수 있다.

① **연구개 거상장치** : 목젖 부위를 들어 올려 기도를 확장시키는 효과가 있지만 사용이 불편하여 최근에는 거의 사용하지 않는다.

② **혀 유지장치** : 혀를 앞으로 내밀어 유지시키는 장치로, 사용이 불편하기 때문에 역시 최근에는 거의 사용하지 않지만 무치악 환자나 여러 가지 이유로 하악전방 이동장치를 사용할 수 없는 경우에 한하여 사용한다.

③ **하악전방 이동장치** : 가장 널리 사용하는 장치로, 하악을 앞으로 내민 상태(최대 전방 이동량의 60~70%)로 유지시켜 기도가 좁아지는 현상을 방지한다(그림 16-8, 16-9).

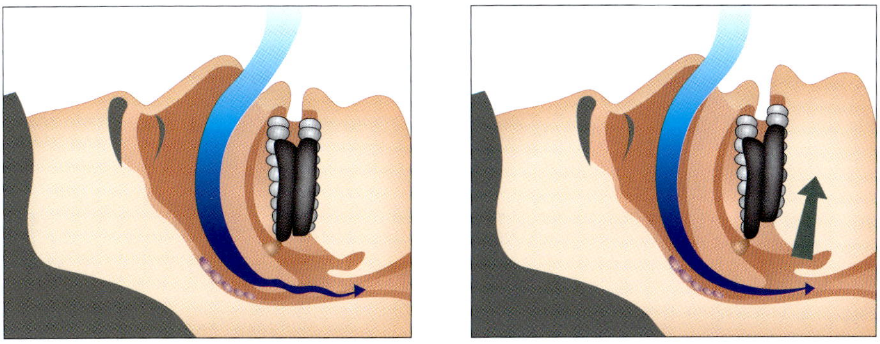

하악을 전방으로 내밀면 하악과 함께 혀와 주변 조직이 전방으로 견인되어 기도를 확장하는 효과를 얻을 수 있다.

그림 16-8 **하악전방 이동장치의 원리**

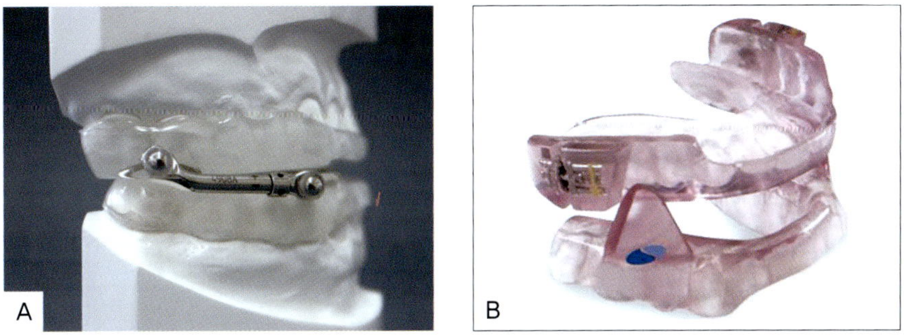

A. modified Herbst appliance B. Somnodent appliance

그림 16-9 **하악전방 이동장치**

(3) 적응증

구강장치는 코골이와 폐쇄성 수면무호흡증의 증상을 개선하는 데 비교적 양호한 효과가 있으면서 장착이 편안하고 사용이 편리하며 부작용이 적다. 또한 크기가 작아 휴대가 용이하여 여행이 잦은 환자에게도 적합하다. 또한 수술과 같이 비가역적이거나 침습적인 과정을 포함하지 않는 장점이 있다.

구강장치의 적응증은 다음과 같다.

① 체중 조절이나 행동 조절로 개선되지 않는 코골이 또는 약하거나 중간 정도의 폐쇄성 수면무호흡증 환자

② 중등도에서 심한 정도의 폐쇄성 수면무호흡증 환자 중 양압 치료기를 사용할 수 없거나 사용하기를 원하지 않는 환자

③ 수술적인 치료를 원하지 않는 환자

(4) 부작용

치료 초기에 나타나는 증상은 타액분비 증가 혹은 구강건조증, 치아나 치은의 불편감 등인데, 이러한 증상들은 대개 일시적이며 대부분의 환자들 또한 이러한 증상을 크게 불편해 하지 않는다.

치료 중 턱관절이나 안면근육에 불편한 통증이 생기거나 교합이 변화되는 경우도 발생할 수 있는데, 이것을 방지하기 위해 구강장치는 반드시 치과의사가 환자 개개인에 맞도록 맞춤형으로 제작하여 장착하며 정기적인 검진을 받도록 하고 있다.

2) 양압기 치료

수면 중 호흡장애를 치료하기 위해 산소공급장치를 착용하게 하여 기도를 통해 강제로 공기를 밀어 넣는 방법으로, 폐쇄성 수면무호흡증 치료에 효과가 가장 우수한 치료법이다. 그러나 공기를 불어넣을 수 있는 고가의 장비를 구입해야 하고, 수면 중 마스크를 코에 대고 있어야 하므로 지속적으로 사용하기에 불편감을 느낄 수 있다.

3) 수술

코골이와 폐쇄성 수면무호흡 치료를 위한 수술법에는 코수술, 고주파 온열치료, 구개수구개인두성형술, 레이저구개인두수술, 이설근전진술, 상하악전진술 등이 있다.

Review Test

01. 야간 수면에서 비렘수면의 양은?

① 10~15%　② 20~25%　③ 40~50%　④ 75~80%

02. 각성 상태에서 나타나는 뇌파의 종류는?

① 알파파　② 세타파　③ 감마파　④ 델타파

03. 다음 중 이갈이에 대한 설명으로 옳은 것은?

① 나이가 들수록 유병률이 증가한다.
② 알코올은 야간 이갈이의 자극원이다.
③ 야간이갈이와 주간이갈이의 원인은 동일하다.
④ 이갈이로 치아에 수직방향의 힘이 가해진다.

04. 다음 중 이갈이의 원인과 가장 관계가 먼 것은?

① 수면장애　② 부정교합
③ 뇌신경장애　④ 음주, 흡연

05. 이갈이의 치료요법이 아닌 것은?

① 행동수정요법　② 구강장치요법
③ 바이오피드백　④ 수술요법

06. 코골이를 유발하는 원인이 아닌 것은?

① 비만
② 지나치게 큰 혀
③ 정상보다 큰 하악
④ 과도하게 늘어진 연구개

07. 코골이를 해결하기 위한 가장 효과적인 방법은?

① 양압기를 사용한다.
② 항우울제를 복용한다.
③ 인후부를 넓히는 수술을 한다.
④ 하악전방이동 장치를 이용한다.

08. 수면무호흡증이라고 판단할 수 있는 기준은?

① 5초 이상의 수면무호흡이 5회 이상인 경우
② 수면무호흡이 한 시간에 5회 이상인 경우
③ 하룻밤에 수면무호흡이 10회 이상인 경우
④ 하룻밤에 수면무호흡이 30회 이상인 경우

정답 01. ④ 02. ① 03. ② 04. ② 05. ④ 06. ③ 07. ① 08. ②

Chapter 17 레이저 치의학

레이저(LASER)는 Light(빛) Amplification(증폭) by Stimulated(유도) Emission(방출) of Radiation(복사에너지)이라는 영문의 각 단어 머리글자를 딴 약어로서 '에너지의 유도방출에 의한 빛의 증폭'이라는 의미이다.

레이저의 역사는 알버트 아인슈타인(Albert Einstein)으로부터 비롯된다. 그는 1917년 레이저의 기본 이론인 유도방출이론을 발표했고, 그 이론을 바탕으로 1960년 시어도어 메이먼(Theodore H. Maiman)이 인공 핑크루비 결정체를 이용하여 최초의 레이저인 루비레이저를 개발했다. 이후 현재까지 헬륨, 네온 또는 이산화탄소와 같은 기체, 여러 가지 다른 종류의 결정체를 지닌 고체, 액체, 염료 및 반도체 등 다양한 물질을 이용한 여러 종류의 레이저 기기가 개발되어, 오늘날 일상생활 및 일반 산업분야에서뿐만 아니라 기초과학, 응용과학, 통신, 군사, 의료 등의 여러 분야에서 광범위하게 이용되고 있으며, 특히 의학 분야에서는 없어서는 안 될 필수적인 장비로서 활용되고 있다.

치의학 분야의 경우 1964년 골드만(Goldman) 등이 최초로 치과용 레이저를 소개한 이래, 경조직 및 연조직, 통증 치료 분야 등에서 다양한 레이저를 이용한 임상적 적용 및 많은 연구가 계속되고 있으며, 특히 레이저가 가지고 있는 여러 장점으로 인해 매우 유용한 도구로 각광을 받고 있다.

1 레이저 물리학

1 빛의 발생

모든 원자나 분자는 열, 빛, 전기 혹은 다른 형태의 에너지에 의해 흥분되면 복사에너지

(radiation) 즉 빛을 방출한다. 정상적으로 원자들은 '기저상태(ground state)'의 에너지로 안정되어 있다. 하지만 전류를 공급하여 방전시키면 기저상태의 원자에너지는 '여기상태(excited state)'의 높은 에너지 단계로 흥분하게 된다. 그 후 수분의 1초라는 짧은 시간 내에 원자는 다시 기저상태로 떨어지게 되는데, 이와 같이 원자가 흥분된 높은 에너지에서 낮은 에너지로 떨어질 때 빛의 형태로 에너지를 방출한다(그림 17-1). 가로등에서 나오는 밝은 적황색 빛은 흥분된 원자에서 생성된 빛의 전형적인 예이다.

특정 원자나 분자에 따라 흥분된 원자나 분자에서 방출된 빛의 파장이 각기 다르므로 이를 이용하여 원자나 분자의 구조와 성질을 연구할 수 있다.

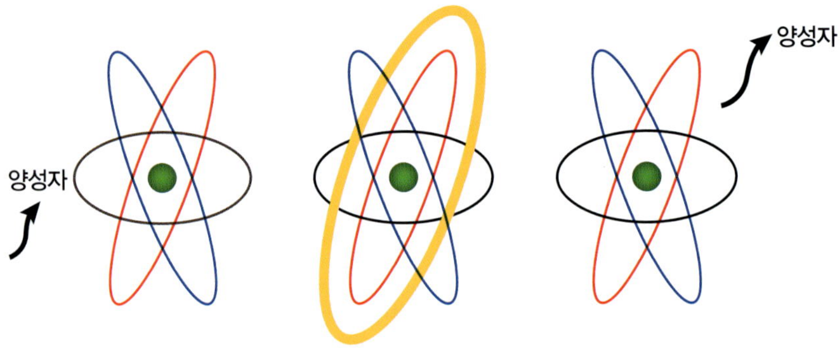

외부로부터 광자가 원자에 흡수되면 원자는 '여기상태'가 된 후 즉시 안정된 '기저상태'로 돌아오며, 이때 광자가 방출된다.

그림 17-1 에너지의 자가방출(spontaneous emission)

2 레이저의 발생

여기상태의 원자가 자발적으로 광자를 방출하기 전에 방출될 광자와 동일한 에너지를 지닌 또 다른 광자를 흡수하게 되면, 그 원자는 안정된 기저상태로 돌아오면서 동일한 파장과 동일한 방향 및 위상을 지닌 2개의 광자를 방출하게 된다. 이와 같은 광자 즉 에너지의 방출을 유도방출(stimulated emission)이라 하고 이러한 유도방출 현상은 여기상태의 원자가 기저상태의 원자보다 많은 밀도반전(population inversion) 상태에서 발생한다(그림 17-2).

밀도반전 상태가 되면 많은 수의 높은 에너지 상태, 즉 여기상태의 원자 중 1개가 외부로부터의 에너지 공급에 의해 광자를 흡수하여 빛을 방출하게 되고, 이것이 주변의 다른 여기상태의 원자를 자극하여 2개의 광자를 방출시키고, 이 2개의 광자가 또 다시 주변의 2개의 원자를 자극하여 4개의 광자를 방출시키게 된다. 이러한 과정이 연쇄적으로 일어나 기하급수적으로 파장과 위상이 일치하는 광자의 수가 증가하게 되는데 이를 레이저발진(lasing)이라고 한다.

레이저 발생장치(그림 17-3) 내에서 생성된 레이저는 레이저 매질의 양쪽 끝에 있는 거울에 의해 왕복 반사되면서 증폭되고, 증폭된 레이저는 한쪽 끝에 있는 부분반사거울을 투과하여 외부로 나오게 된다. 이렇게 생성된 레이저는 같은 파장과 같은 위상을 가지고 있으며 사용된 레이저 매질에 의해 고유한 파장이 결정된다.

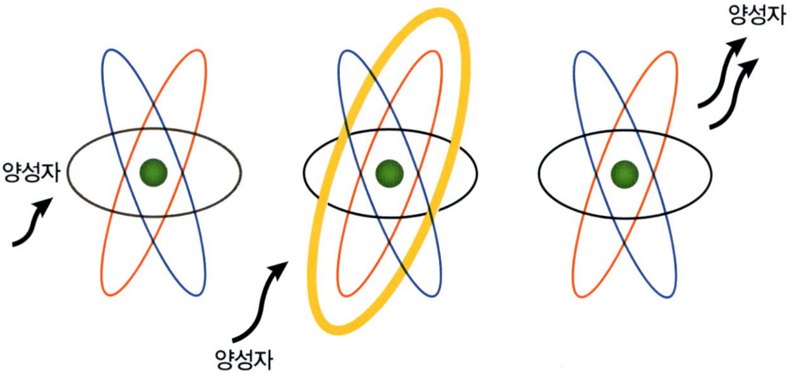

'여기상태'의 원자에 광자가 하나 더 들어오면 그 원자는 '기저상태'로 떨어지면서 2개의 동일한 파장과 방향 및 위상을 가진 광자가 유도방출된다.

그림 17-2 **에너지의 유도방출**(stimulated emission)

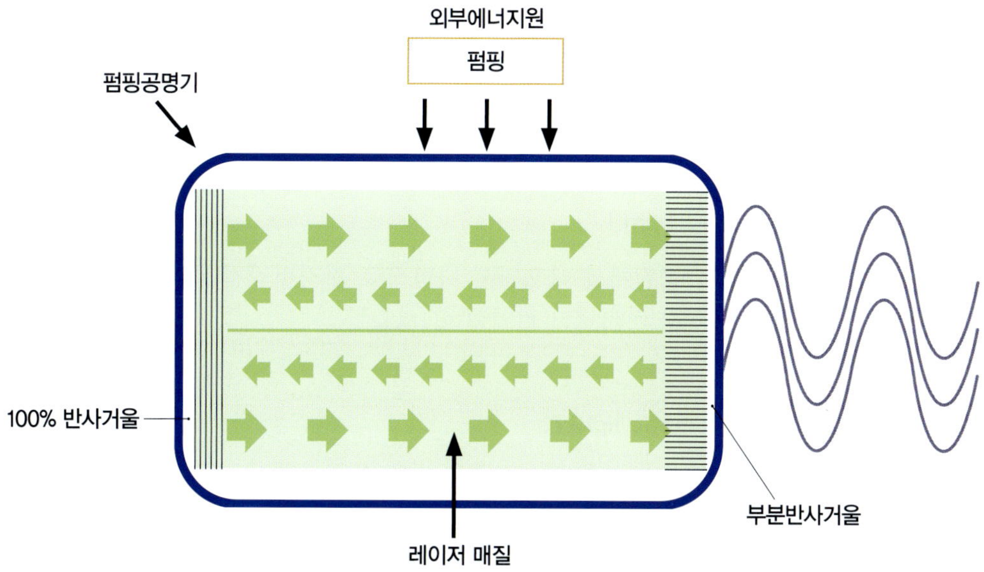

외부에너지원의 펌핑으로 레이저 매질 내 원자가 흥분되어 레이저가 생성되며, 이 레이저는 양측에 있는 거울에 의해 반사되면서 증폭된다. 부분반사거울을 통하여 동일한 파장과 위상을 가진 레이저가 나오게 된다.

그림 17-3 **레이저 발생장치**

3 레이저 광의 특성

레이저 광은 다음과 같이 일반 빛과 다른 특징이 있다(그림 17-4).

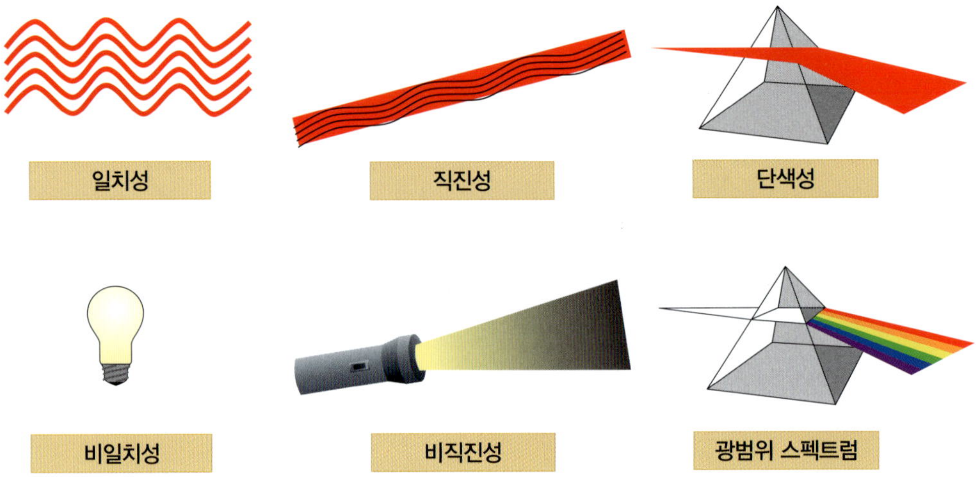

레이저 광은 단일 파장의 파가 일치되어 있고, 단일 방향으로 멀리 퍼지지 않으며 직진한다.

그림 17-4 **일반 빛과 레이저 광의 비교**

(1) 일치성(Coherent light waves)

레이저 광의 파(waves)는 정점은 정점끼리, 골은 골끼리 모두 일치하여 시간적으로나 공간적으로 같은 위상을 유지한다.

(2) 직진성(Collimated light)

일반 빛은 전구와 같은 광원에서 나오면서 사방으로 퍼져버리지만 레이저 광은 단일 방향으로 평행하게 진행하며 멀리까지 퍼지지 않는다.

(3) 단색성(Monochromatic light)

일반 빛은 여러 가지 파장과 색으로 구성되지만 레이저 광은 단일 파장과 색으로 구성되어 한 방향으로만 진행한다.

4 레이저와 조직의 상호작용

레이저가 조직에 조사되면 다음과 같은 반사, 흡수, 산란, 투과의 4가지 상호작용을 일으킨다(그림 17-5).

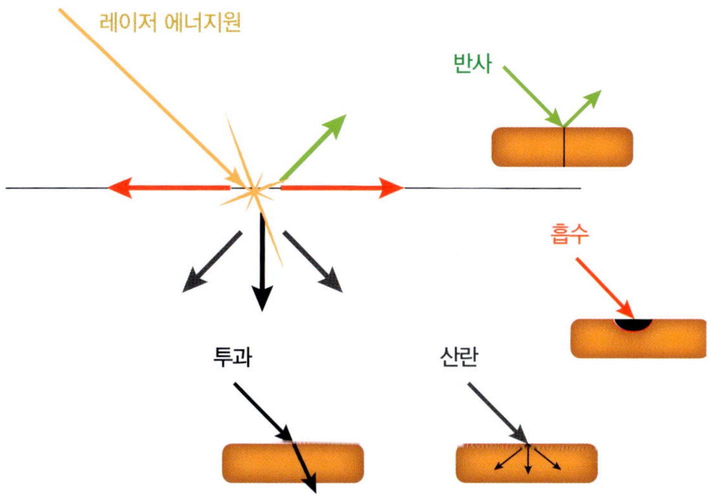

그림 17-5 레이저 광과 조직의 4가지 상호작용

(1) 반사(Reflection)

빛에너지가 조직 표면에서 반사되어 조직에 아무런 영향을 주지 않는다.

(2) 흡수(Absorption)

빛에너지가 조직에 흡수되어 열에너지로 전환된다. 흡수에 관여하는 조건으로는 레이저 파장, 조직의 조성, 물의 함량, 색소의 존재 등이며, 조직의 변화는 발생하는 열에 의해 결정된다.

37~60℃에서는 조직이 따뜻해지며 육안적인 변화는 발생하지 않는다. 그러나 60~100℃에서는 단백질의 변성과 응고가 관찰되고 조직의 수축 및 지혈 효과를 얻을 수 있다. 100℃ 이상에서는 조직의 기화(vaporization)와 분열이 관찰되고 절개 및 절제가 일어난다. 200℃ 이상에서는 탄화(carbonization)가 발생하여 조직이 타버리게 된다.

(3) 산란(Scatter)

레이저가 일정하지 않은 방향으로 재방출되어 원하는 부분보다 더 넓은 표면에 흡수되어 강도와 정확도가 낮은 분산된 열 효과를 나타낸다.

(4) 투과(Transmission)

어떠한 상호작용 없이 자유롭게 조직을 통과하여 반사와 같이 조직에 거의 또는 전혀 영향을 주지 못한다.

모든 파장의 레이저 광은 생체조직에 입사되어 흡수된 경우 매우 낮은 출력에서는 조직의 파괴 없이 특정한 화학적 반응과 신진대사반응을 일으키는 광화학적 상호작용(photochemical effect)이 일어나고, 높은 출력에서는 조직의 온도를 높여 열적 파괴작용을 일으키는 광열적 상호작용(photothermal effect)이 일어난다. 또한 지극히 높은 출력에서는 열적 파괴작용이 발생하기 전에 충격파 발생으로 조직을 제거하는 비열적, 기계적 파괴 형태인 광음성적 상호작용(photoacoustic effect)이 일어난다.

2 레이저의 종류

레이저는 사용되는 레이저의 발생 매질에 따라 명명되며, 각각 고유한 파장을 가진다. 치과영역에서 사용되는 레이저의 파장은 대부분 가시광선과 적외선 영역에 속하며 아르곤(Ar) 레이저, 이산화탄소(CO_2) 레이저, 다이오드(AlGa, AlGaAs) 레이저, 얼븀야그(Er:YAG) 레이저, 홀뮴야그(Ho:YAG) 레이저, 엔디야그(Nd:YAG) 레이저, 헬륨네온(He–Ne) 레이저 등이 있다.

(1) 아르곤(Argon, Ar) 레이저

488nm 및 514.5nm 파장의 가시광선 영역에 속하는 청색 및 녹색의 빛을 발하는 기체 레이저로, 헤모글로빈(hemoglobin)과 멜라닌(melanin) 색소에 흡수가 잘된다. 광섬유(optic fiber)를 통하여 전달이 가능하며 방출방식은 연속파(continuous wave)이다. 연조직 수술, 복합레진의 광중합, 치아미백, 형광을 이용한 우식검사, 지각과민 처치 등에 사용된다.

(2) 이산화탄소(CO_2) 레이저

10,600nm 파장의 원적외선 영역에 속하는 기체 레이저로, 물과 수산화인회석(hydroxyapatite)에 흡수가 잘된다. 다관절 암(articulated arm)이나 파도관(hollow waveguid)을 통하여 전달이 가능하며 방출방식은 연속파 또는 개폐형 펄스(pulse wave) 방식이다. 연조직 수술, 치아미백, 우식 제거, 지각과민 처치 등에 사용된다.

(3) 다이오드(Diode) 레이저

812~980nm 파장의 근적외선 영역에 속하는 고체 레이저로, 멜라닌색소, 물, 헤모글로빈에 흡수가 잘된다. 광섬유로 전달되며 방출방식은 연속파 또는 펄스 방식이다. 연조직 수술, 생체자극(biostimulation)요법 등에 사용된다.

(4) 얼븀야그(Erbium YAG) 레이저

2,790nm 또는 2,940nm 파장의 근적외선 영역에 속하는 고체 레이저로, 물, 수산화인회석 및 콜라겐(collagen)에 흡수가 잘된다. 다관절 암이나 광섬유로 전달되며, 펄스 방식으로 방출된다. 치아우식 제거, 법랑질 삭제, 골의 삭제 및 연조직 수술 등에 사용된다.

(5) 홀뮴야그(Holmium YAG) 레이저

2,120nm 파장의 근적외선 영역에 속하는 고체 레이저로, 물과 상아질에 흡수가 잘된다. 광섬유를 통하여 전달되며 펄스 방식으로 방출된다. 연조직 수술, 지각과민 처치, 골의 삭제, 연골 재형성(cartilage reshaping) 등에 사용된다.

(6) 엔디야그(Neodymium YAG) 레이저

1,064nm 파장의 근적외선 영역에 속하는 고체 레이저로, 멜라닌색소, 헤모글로빈에 흡수가 잘되며, 물과 상아질에는 약하게 흡수된다. 광섬유를 통하여 전달되며 펄스파가 방출된다. 연조직 수술, 지각과민 처치, 근관치료, 마취, 치아미백, 선택적인 우식제거, 합금의 용접(welding) 등에 사용된다.

(7) 기타 레이저

377nm 파장의 알렉산드리트(Alexandrite) 레이저는 선택적인 치석의 제거에 적용 가능성을 보여주는 치과용 레이저이다.

3 레이저의 임상 적용

레이저 광을 조직에 조사했을 때 조직에 흡수된 빛에너지가 열에너지로 전환되어 조직에 변화를 일으키게 된다. 이때 빛에너지의 흡수 정도는 사용하는 레이저의 파장, 조직의 조성, 조직 내 물의 함량, 색소의 존재 등에 따라 달라지고, 조직의 변화는 발생하는 열에 의해 결정되므로 시술 목적에 적합한 파장을 지닌 레이저의 선택이 중요하다.

치과 임상에서 레이저는 단독의 치료 술식으로 적용되기도 하고, 기존의 치료 술식에 보조적으로 적용되기도 하는데, 출력에 따라 저출력으로는 통증 치료, 항염증 치료 등 생체자극요법에 이용하고, 고출력으로는 조직의 절제, 절개, 제거 등의 수술용으로 이용한다.

1 구강 연조직

(1) 효과

구강 연조직 병소에 대한 레이저 시술의 가장 큰 장점은 지혈 효과이다. 레이저 광이 헤모글로빈에 직접 작용하거나 미세혈관을 폐쇄시켜 최소한의 출혈로 시술을 진행할 수 있다. 이러한 지혈 효과로 인해 시야 확보가 용이하여 수술의 정밀도를 높여주고 주변 조직에 대한 손상이 적으므로 향후 조직의 괴사나 퇴축이 적게 일어난다.

또한 레이저의 진통 효과로 마취 필요성을 줄일 수 있고, 레이저 조사부위에 살균 효과가 있어 시술 후 감염이나 균혈증에 대한 예방 효과를 기대할 수 있다.

(2) 적응증

① 구강 연조직 병소의 수술 : 섬유종이나 유두종과 같은 양성 종양의 완전절제(excision, 그림 17-6), 편평태선의 표면 제거, 생검(biopsy)

② 아프타궤양의 치료

③ 치은열구소파술(sulcular debridement) : 치은염이나 치주염 치료를 위해 치석 제거 후 치은열구 내에 존재하는 염증성 상피조직을 선택적으로 제거할 수 있으며 열구 내 살균 효과도 기대할 수 있다(그림 17-7).

④ 치은성형술(remolding of thickened marginal tissues, gingivoplasty), 치은절제술(removal of hyperplastic tissues, denture hyperplasia), 치관확장술(soft tissue crown lengthening, 그림 17-8)

⑤ 인상을 위한 치은열구확장술(troughing prior to taking impression) : 치관 형성 후 인상 채득을 위한 출혈 조절 및 변연(margin) 노출을 위한 방법인 치은압배사를 삽입하는 술식을 대신하여 레이저를 사용할 수 있다.

⑥ 소대절제술(frenectomy, 그림 17-9), 전정확대술(vestibuloplasty)

⑦ 지혈(hemostasis)

⑧ 피개치은이나 점막의 제거, 치은착색의 제거(그림 17-10)

⑨ 기타 : 농양 절개 및 배농, 육아종 제거, 조직이식편 접합 등

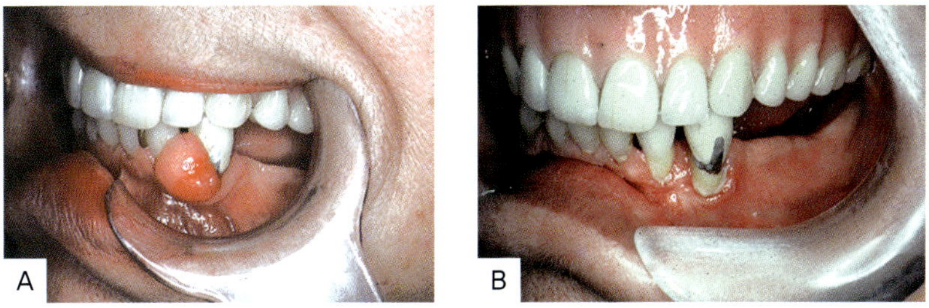

그림 17-6 치은에 발생한 섬유종(A)을 레이저로 절제한 모습(B)

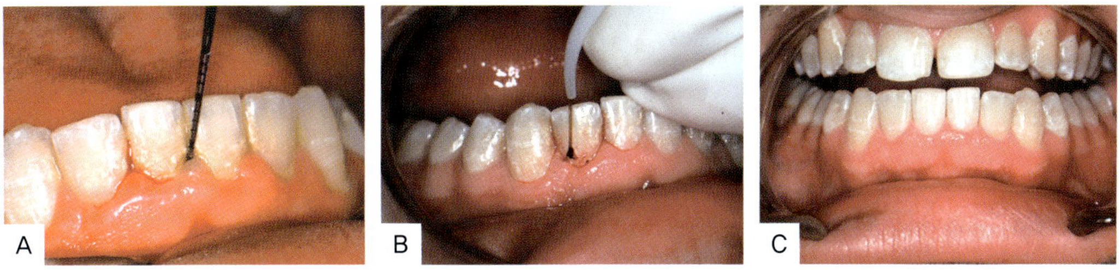

부종과 출혈이 관찰되는 치은염(A) 부위에 레이저 광섬유를 치은열구 내면에 접촉시켜 염증성 조직을 제거(B) 후 회복된 소견(C)

그림 17-7 레이저를 이용한 치은열구소파술

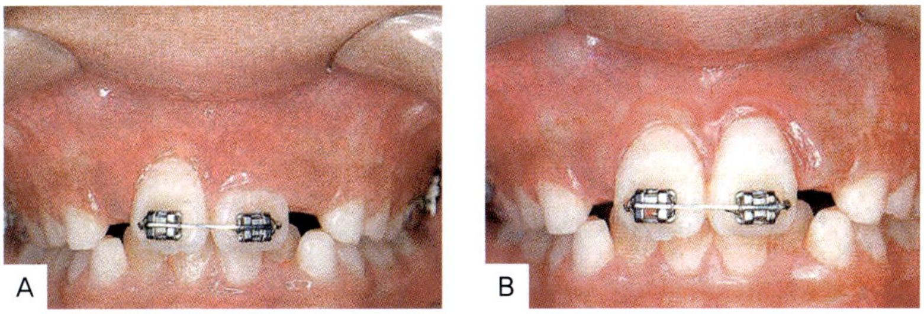

상악 좌측 중절치를 과도하게 피개하는 순측 치은(A)에 대해 레이저를 이용하여 치관확장술을 시행한 모습(B)

그림 17-8 레이저를 이용한 치관확장술

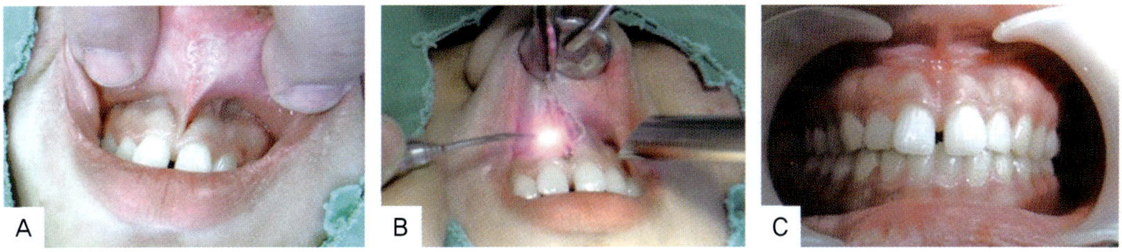

그림 17-9 레이저를 이용한 소대절제술

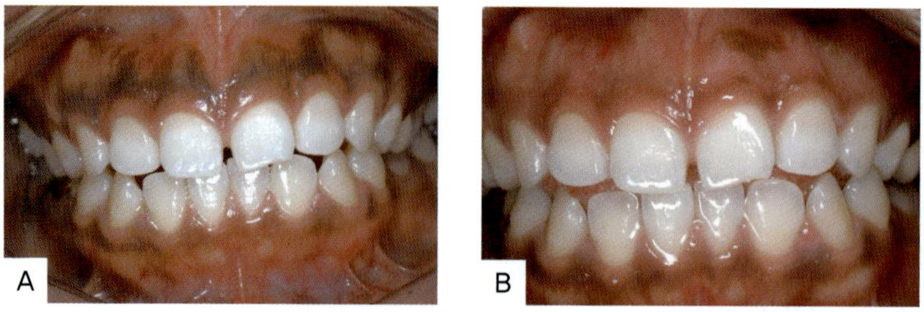

그림 17-10 레이저를 이용한 치은착색의 제거

2 구강 경조직

(1) 효과

레이저가 치과용 드릴을 완전히 대체하지는 못하지만, 얼븀 계통 레이저가 도입되고 발전하면서 치아우식의 제거와 와동형성이 가능해졌다. 특히 치아우식 부위만 선택적으로 제거함으로써 건전한 치질을 보존할 수 있고, 와동 내 잔류하는 세균을 줄이고 잔존 치질을 경화시킴으로써 이차우식을 예방할 수 있다. 상아질 삭제를 포함한 깊은 와동의 형성 시 마취 필요성을 줄여주고, 근관치료 시 근관형성 후 잔류하는 잔사나 근관벽에 부착된 도말층(smear layer)을 효과적으로 제거하면서 근관 내 살균 효과도 도모할 수 있다.

광중합에 대한 레이저의 적용으로 수복치료에 대한 레이저의 적응증이 점차 늘고 있고, 치아미백, 지각과민 처치, 초기 우식의 검사 등 광범위하게 활용되고 있다.

(2) 적응증

① **레진 광중합** : 아르곤 레이저로 짧은 시간에 레진을 경화시킬 수 있다.

② **치아미백(bleaching)**

③ **우식 제거** : 선택적인 우식제거와 우식제거 후 이차우식의 예방 효과를 기대할 수 있다.

④ **와동형성** : 얼븀야그 레이저는 고속핸드피스에 비해 아직 법랑질의 삭제 효율이 낮지만, 상아질에서는 비슷한 효율을 보인다. 레이저 와동형성은 마취의 필요성이 없으므로 특히 소아환자 치료 시에 장점으로 나타난다.

⑤ **법랑질 표면 변화** : 법랑질과 상아질의 표면 변화를 통하여 레진 결합력이나 표면의 경화를 얻을 수 있다.

⑥ **우식 검사를 위한 광원** : 강력한 빛을 통하여 초기 우식을 검사할 수 있으며 특히 육안으로 볼 수 없는 치아우식의 진단에 효과적이다.

⑦ **근관치료** : 근관 내 잔사와 도말층의 제거, 근관 내 살균 효과 등을 기대할 수 있다.
⑧ **치관치수 제거, 치수용종(pulp polyp) 제거**
⑨ 기타 : 치석 제거

3 저출력 레이저의 적용

(1) 정의 및 작용기전

저출력 레이저요법은 레이저 조사 시 조직에 발생되는 열적 효과보다 레이저 광의 순수한 특성에 의해 생체자극 효과를 일으키는 것으로, 1969년 엔드레 메스터(Endre Mester)가 레이저를 이용한 난치성 궤양 치료를 보고한 이래, 현재까지 임상에서 다양하게 응용되어 오고 있다.

생체자극을 일으키는 저출력 레이저 치료의 작용기전은 레이저 광원이 세포 내의 광수용체(photoreceptor), 특히 미토콘드리아(mitochondria) 생체막의 전자전달계에 흡수되어 세포의 에너지원이라고 할 수 있는 ATP(아데노신삼인산염, adenosine triphosphate)를 증가시키는 것이다. 조직을 통해 침투한 레이저 에너지는 포르피린(porphyrins)과 같은 색소포나 미토콘드리아 내에 포함된 사이토크롬(cytochrome)과 같은 광감작성 분자(photosensitive molecule)에 흡수되어, 식물에서 일어나는 광합성과 같은 작용으로 세포막과 미토콘드리아 막의 투과성을 변화시켜 ATP를 생성한다. 이렇게 증가된 ATP가 세포 내 에너지를 공급하고 세포 대사를 증가시켜 창상 치유 촉진, 항염증 효과, 통증 완화와 같은 다양한 생리학적 효과를 나타낸다고 알려져 있다.

(2) 종류

임상에서 흔히 사용하는 저출력 레이저로는 632.8nm 파장의 적색광을 가지는 헬륨-네온(He-Ne, Helium-Neon) 레이저, 904nm 파장의 GaAs(Galium Arsenide) 다이오드 레이저, 820nm 파장의 GaAlAs(Galium Aluminum Arsenide) 다이오드 레이저 등이 있으며, 최근에는 수술용 레이저인 엔디야그 레이저, 아르곤 레이저, 이산화탄소 레이저 등도 출력을 낮추어 통증 치료, 항염증 치료 등 생체자극요법에 적용이 가능하다는 보고가 있다.

(3) 임상 적용

여러 연구를 통하여 실험적으로는 저출력 레이저의 세포 자극 효과가 충분히 입증되었지만, 저출력 레이저의 정확한 치료 기전 및 효과에 대해서는 아직 논란이 있는 것이 사실이다. 하지만 DNA와 RNA의 합성 증가, 세포성장의 증대, 콜라겐 합성 증가, 엔돌핀 유리, 효소 활동의 조절, 세포 내외의 pH 조절 등 현재까지 알려진 저출력 레이저의 다양한 생체자극 효과를 바탕으로, 턱관절질환, 삼차신경통(trigeminal neuralgia)과 같은 구강안면통증, 아프타궤양 및 다양한 구강점막질환, 치면세균막 형성 억제, 발치와 및 창상 치유 촉진, 시린이 치료, 손상된 신경의 회복, 부종 감소 등에 다양하게 적용하고 있다(그림 17-11).

레이저 조사에 의해 혈관 증식과 조골세포가 활성화되어 골절이나 발치창의 치유가 촉진되고, 혈관이 확장되어 혈액순환이 증가하고 조직 내 수분의 압력을 조절하여 항부종 효과를 나타낸다. 또한 신경에 직접적으로 작용하여 신경의 탈분극(depolarization) 현상을 억제함으로써 신경전도를 차단하고, 대표적인 통증 유발물질인 프로스타글란딘(prostaglandin)의 분비를 억제하며, β-엔돌핀(β-dendorphin)과 같은 신경전달물질을 분비하여 진통 효과를 나타낸다.

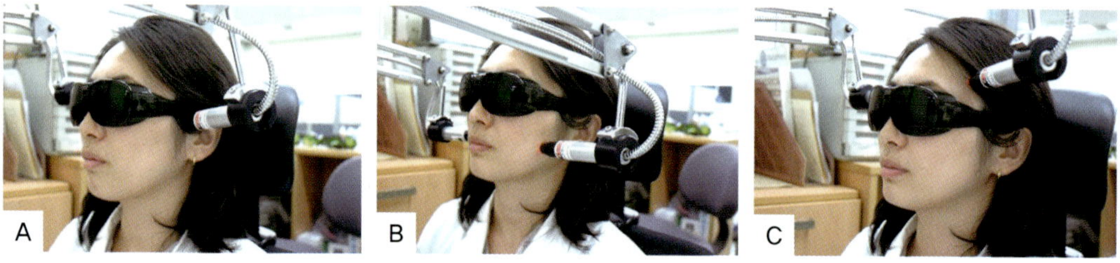

그림 17-11 저출력 레이저를 이용하여 턱관절(A), 교근(B), 측두근(C)의 통증을 치료하는 모습

4 레이저의 안전관리

레이저의 위험성에 대한 분류는 미국국립표준연구소(American National Standard Institute, ANSI)와 직업안전건강위원회(Occupational Safety Health Administration, OSHA)에 의해 크게 4단계로 분류되고 있다(표 17-1).

치과시술 시 초래될 수 있는 위험성은 눈 손상, 조직 손상, 환경적 위해, 폭발 위험, 전기적 위해 등이 있다. 눈으로 레이저가 직접 조사되거나 거울과 같은 표면 반사에 의해 망막이나 각막에 화상이 생길 수 있다. 열 상승에 의한 세포나 구조단백질의 변성에 의해 피부나 구강조직에 손상이 생길 수 있으며, 수술 시 발생하는 연기(plume)는 시술자, 보조자 및 환자의 호흡기를 통하여 감염 및 손상을 유발할 수 있다. 레이저 시술실 내에 가연성 물질이 존재한다면 발화되거나 폭발할 위험이 있으며, 레이저가 매우 높은 전류와 전압을 사용하므로 전기 쇼크나 감전의 위험도 있다.

레이저에 의한 위험을 감소시키고, 안전하게 사용하기 위해 안전 수칙을 지켜야 한다.

표 17-1 위험도에 따른 레이저의 등급

등급(Class)	설 명	예
1	인체에 장애를 일으킬 가능성이 없는 눈으로 보아도 안전한 레이저	CD-ROM 플레이어, 레이저 프린터
2	장시간 연속적으로 눈에 조사 시 위험한 저출력 레이저	레이저 포인터, 스캐너
3	직접 보았을 때 눈에 해가 되는 중출력 레이저(최대 0.5W)	치료용 저출력 레이저
4	눈과 피부에 위해하며, 화염의 위험성이 있는 고출력 레이저(0.5W 이상)	치과 및 의료용 수술용 레이저

(1) 레이저 안전관리자 선정

레이저 안전관리자(laser safety officer)는 레이저의 안전한 조작을 수행하는 데 필요한 모든 방법을 관리하고 조절하는 사람으로, 시술 장비의 위험 확인과 평가, 위험 지역의 결정, 유용한 레이저 시술을 위한 표준시술과정의 확립, 레이저와 접하는 모든 사람에 대한 적절한 레이저 안전교육 수행, 보호장비 사용, 경고 신호와 표시에 대한 특별한 사용, 의학적 감독 및 사고에 관한 보고 등을 책임지며, 이러한 업무를 수행하기 위해 특수한 교육과 훈련을 필요로 한다.

치과에서는 치과시술의 특성상 레이저 안전관리자가 자신의 책임을 충분히 수행할 수 있도록 하기 위하여 보통 치과위생사를 치과 레이저 안전관리자로 지명한다.

(2) 개인보호장비

① 사용되는 레이저 광을 적절하게 차단할 수 있는 보안경을 시술자, 보조자 및 환자는 반드시 착용해야 한다.

② 레이저 연기에 포함된 오염물질을 차단할 수 있도록 마스크를 착용해야 한다.

③ 그 밖에 안면보호장비, 모자, 가운 등이 구비되어야 한다.

(3) 환경조성

① 레이저 시술이 이루어지는 진료실 입구에는 '위험', '레이저 방출'과 같은 경고 표시판을 게시하여 출입을 제한해야 한다(그림 17-12).

② 진료실 내에 있는 가연성 물질이나 폭발의 위험이 있는 물질은 미리 제거하여야 한다.

③ 전기선이 복잡하게 얽히거나 누전의 위험이 없도록 정리하여야 한다.

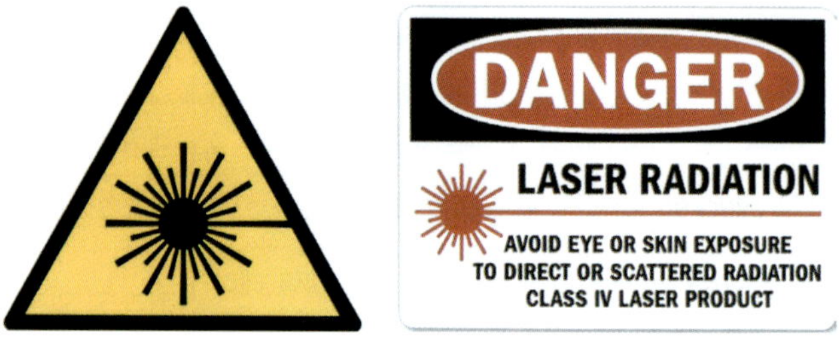

그림 17-12 레이저 위험 주의 표시(좌) 및 4등급 레이저의 경고 표시(우)

(4) 시술 시의 안전관리

① 레이저 조사 부위를 선정하고, 조사되지 않을 부위에 대해 보호 조치를 한다.

② 시술도구는 레이저를 반사시키지 않는 재질의 장비로 준비하고, 시술 시 발생할 수 있는 연기를 제거하기 위해 흡입기(suction)를 사용한다.

(5) 레이저 장비의 안전관리

레이저 장비에는 전원을 켜고 끄는 열쇠, 응급상황 시 사용하는 비상차단장치(interlock), 덮개가 있는 발판(foot controller) 등의 안전장치가 구비되어 있어야 한다.

(6) 기록과 보고

레이저 시술에 대한 기록을 남기고, 시술 중이나 시술 후에 발생한 위해나 사고에 대하여 보고하는 체계가 확립되어야 한다.

Review Test

01. 다음 중 레이저 광의 특성이 <u>아닌</u> 것은?

① 일치성　② 전도성　③ 직진성　④ 단색성

02. 여기상태(Excited state)란?

① 원자가 흥분된 상태
② 원자가 안정된 상태
③ 원자가 빛을 방출한 상태
④ 원자의 내부에너지가 가장 낮은 상태

03. 다음 중 임상적으로 유용한 레이저와 조직의 상호작용은?

① 반사(Reflection)　② 흡수(Absorption)
③ 산란(Scatter)　④ 투과(Transmission)

04. 레이저 광이 조직에 미치는 변화는 발생하는 열에 의해서 결정된다. 조직의 기회와 분열로 인하여 절개가 일어나는 온도는?

① 37~60℃　② 60~100℃
③ 100℃ 이상　④ 200℃ 이상

05. 치과용 레이저의 구강 경조직에 대한 효과가 <u>아닌</u> 것은?

① 마취 필요성 감소

② 초기 우식검사 가능

③ 근관 치수의 제거

④ 우식제거 후 잔존 상아질의 경화

06. 저출력 레이저의 작용기전으로 옳은 것은?

① 미세혈관을 폐쇄시킨다.

② 헤모글로빈에 직접 작용한다.

③ 세포내의 ATP를 증가시킨다.

④ 세포내 단백질을 응고시킨다.

07. 치과용 레이저의 위험 등급은?

① 1등급 ② 2등급 ③ 3등급 ④ 4등급

정답 01. ② 02. ① 03. ② 04. ③ 05. ③ 06. ③ 07. ③

부록 법치의학

법의학은 의학 지식과 기술을 이용하여 법적인 문제 해결에 도움을 줌으로써 개인의 기본적인 인권을 보호하고 사회의 안전에 이바지하며 나아가 복지사회의 건설에 중요한 역할을 담당하는 학문이다.

법치의학은 전문적인 치과 지식과 기술 및 경험을 통해 법에 관련된 사항을 해결하는 법의학의 한 분야로, 법치의학적 개인식별, 연령 감정, 교흔 분석, 구강악안면영역의 손상 분석, 치과의료분쟁의 법치의학적 감정 등을 주로 다루는 학문이다.

1 주요 업무

1 법치의학적 개인식별

신원이란 어떤 사람을 다른 사람과 구별할 수 있게 해 주는 모든 자료를 말하며, 개인식별은 신원이 밝혀지지 않은 죽은 사람이나 살아 있는 사람으로부터 얻은 각종 자료를 실종자로 알려진 사람에 관한 자료와 비교 평가하여 동일인인지의 여부를 결정하는 것이다.

예를 들어 신원 불명의 변사자가 있을 경우 이 사람의 신원을 확인하기 위해 다양한 방법을 활용할 수 있는데, 이 중 법치의학적 방법이 개인식별에 관련된 문제의 해결에 큰 기여를 하고 있다. 법치의학적 방법이 개인식별에 유용한 장점을 가지는 것은 검사와 분석의 기본 대상이 되는 치아가 가지고 있는 특성 때문이다.

치아를 구성하는 법랑질(enamel), 상아질(dentin) 등의 조직은 손상을 받으면 다시 원래 상태로 회복이 불가능하므로 치아우식, 외상에 의한 균열, 파절, 신경치료, 수복치료 등의 흔적이 그대로 남게 된다. 치아 사이의 간격, 잔존하는 유치, 치아배열 형태, 상 · 하악골의 교합 상태, 개인의 악골 발육 특징 및 개인적인 습관에 의해 치아에 형성된 특징 등을 조합하면 개인별 치아의 유일성이 커지기 때문에 지문이나 유전자처럼 개인별 특이성이 높아지게 된다.

또한 치아는 인체조직 중에서 가장 단단한 부분으로, 부패에 대한 저항성이 높아 신체 다른 부분의 연조직보다 상대적으로 오랜 기간 보존될 수 있다. 부패되어 육안으로 확인이 불가능하거나 뼈만 남은 경우, 해양사고 및 항공기 추락, 화재 등의 사고로 불에 타거나 손상이 큰 경우에도 치아가 보존될 가능성은 매우 높다.

2 연령감정

신원이 밝혀지지 않은 죽은 사람의 연령대를 알면 조사 대상자의 범위를 상당히 많이 줄일 수 있으므로 신원 미상의 사망자에 대해 연령감정은 필수적인 과정이다.

또한 살아 있는 사람이라도 혼란스러웠던 근 · 현대사와 다양한 사회적, 경제적 문제에 의해 호적에 출생일자가 잘못 기재됨으로써 호적 정정을 위한 연령감정의 필요성이 적지 않게 요구되고 있다. 연령을 추정하는 데에는 다음과 같은 방법이 있다.

(1) 법의인류학적 방법

골격의 골화 정도, 골단 성장판의 유합 정도, 두개골 봉합선의 폐쇄 정도를 분석하는 방법이 있다.

(2) 법치의학적 방법

치아를 이용한 방법과 하악골의 변화를 분석하는 방법 등이 있다.

치아를 이용하여 연령을 추정하는 방법에는 치아의 맹출시기, 치아의 석회화 정도, 교모도, 치수강(pulp chamber)의 크기, 비중과 경도, 치아의 미세조직 변화, 치아 내 아미노산 성분의 라세미화(racemization) 반응속도를 분석하는 방법 등이 사용된다.

치아를 이용하는 방법은 다른 방법보다 상당히 많은 장점이 있는데, 치아의 발생 및 성장과정이 다른 장기의 발생과 성장과정에 비해 개인차나 다양성이 훨씬 적기 때문에 연령 추정에 가장 적합한 특징을 갖고 있다. 또한 치아는 인체조직 중에서 가장 견고한 조직으로 세월이 오래 지나도 부패가 거의 되지 않고 고온, 고압, 고열과 같은 극한 환경에서도 안정적으로 원형을 유지하며, 발거된 상태에서도 여전히 같은 특성을 지니기 때문에 사랑니(제3대구치)를 포함한 전체 32개의 치아 중에서 단 하나만 있어도 연령 추정이 가능하다는 장점도 있다.

죽은 사람의 경우는 다양한 연령추정 방법을 모두 활용할 수 있는 반면, 살아 있는 사람에게는 의료윤리적인 문제로 인체에 손상을 주지 않는 비침습적인 검사방법만 사용한다. 임상적으로 발육 · 성장기의 청소년을 대상으로는 치아의 맹출시기와 석회화 정도를 판정하는 방법을 가장 많이 사용하고 있고, 성인에게는 치아 교모도를 분석하는 방법을 가장 많이 사용하고 있다.

3 교흔 분석

치아 단독 또는 치아를 포함한 입술이나 혀와 같은 주위 조직에 의하여 사람의 피부, 물체, 음식 등에 남겨진 흔적을 교흔이라 하며, 이 흔적을 분석하여 남아 있는 특징적인 치아 소견으로 가해자를 밝혀내는 과정을 교흔 분석이라고 한다.

사건현장에서 과일, 치즈, 초콜릿 등의 음식에 교흔이 남아 있을 수 있으며, 중상해, 강간, 살인, 아동학대의 경우 신체에서 교흔이 흔히 발견된다.

교흔은 교흔 자체에 대한 분석뿐만 아니라 교흔의 중심과 주변에 남아 있는 타액으로부터 혈액형 분석과 유전자 분석을 통해 교흔을 남긴 사람의 개인식별에도 도움을 얻을 수 있다.

4 대량재해 시의 법치의학

태풍, 홍수, 지진과 같은 자연현상에 의한 재해뿐만 아니라 대형 화재, 건물 붕괴, 항공기 추락, 선박 조난 등과 같은 사람의 활동과 연관된 인위적인 재해에 의해서도 막대한 재산 피해와 많은 사상자가 발생한다.

대량재해에 의해 많은 신원 불상자가 발생하는 경우의 개인식별은 한 개인에 대한 개인식별의 차원에 비해 그 규모가 비교할 수 없이 크고 복잡하며 공공적인 성격을 띠게 된다.

근래에 발생한 여러 대량재해의 처리 사례들에서도 입증되었듯이 이러한 경우에도 법치의학적 방법이 다수 신원 불상자의 신원을 확인하는 데에 큰 역할을 하고 있다.

5 법치의학 분야의 전문가

법치의학 분야의 업무를 수행하기 위해서는 고도로 전문적인 지식과 기술을 요한다. 전국 치과대학병원의 구강내과에서는 법치의학 분야를 담당하는 구강내과 의사들이 주로 병원에 내원하는 사람들을 대상으로 연령감정과 법치의학적 신체감정 등을 하고 있고, 국립과학수사연구원의 중앙법의학센터에서는 법치의학 분야 전문가가 우리나라에서 발생하는 많은 법치의학적 문제들의 해결을 전담하고 있다.

2 의료문서

사회가 복잡해지고 보험이 보편화됨에 따라 상해와 관련된 치료뿐만 아니라 일반적인 치과치료에서도 의료문서를 요구하는 경우가 흔해졌다.

의료인이 발급하는 의료문서에는 진단서, 사망진단서(사체검안서), 사산증명서(사태검안서), 출생증명서, 감정서, 향후치료비추정서, 치료확인서, 소견서, 의뢰서 등의 문서가 있으며, 이 중 치과 임상에서 빈번히 발급되는 의료문서에는 진단서(일반진단서, 상해진단서, 병사용 진단서)와 연령감정서 등이 있다.

1 진단서

진단서는 국가에서 자격을 부여받은 치과의사, 의사, 한의사가 타인의 신체를 진찰하고 의학적 판단을 증명하는 문서로, 진찰 결과를 토대로 한 의견이나 판단을 기재하여 작성한 증명서이다. 진단서에는 통상적으로 가장 많이 사용되는 일반진단서, 형사문제나 소송과 관련되는 상해진단서, 군 입대와 관련된 병사용 진단서 등이 있으며 이들 진단서는 형식은 각각 다르지만 법적인 효력은 동일하다.

(1) 일반진단서

특별한 요구가 없는 경우에 두루 사용되며, 주로 질병 상태에 대한 의학적 판단을 기재하는 경우에 쓰인다. 공무원 업무와 관련되거나 보험회사에 제출하기 위한 특정 용도에 사용되는 경우 '공무원 요양용' 혹은 각종 '보험용'이라고 용도를 표기하기도 한다.

(2) 상해진단서

상해 사건과 연관되는 경우는 일반진단서보다 내용이 상세하고 명확하게 기재되는 상해진단서를 교부하는 것이 분쟁의 해결에 도움이 된다.

(3) 병사용 진단서

군 복무를 원활하게 수행할 수 있는지의 여부를 판단하는 데 중요한 자료가 된다. 병역 의무자는 의도에 따라 고의적으로 증상이나 사실을 과장하거나 숨길 수 있으므로 진단서 발부 시 객관적인 사실에 입각하여 정확하게 작성해야 하며, 허위로 작성 시 병역법에 의하여 처벌받을 수 있다.

(4) 기타

그 밖에 손해배상을 요하는 신체의 부상에 대하여 가해자나 산업체, 국가기관 등에서 치료비를 부담하는 경우, 후유장애 진단서 또는 향후치료계획 및 치료비 추정서의 발부가 필요할 수도 있다.

2 연령감정서

연령의 결정은 개인식별의 중요한 자료이다. 앞에서 설명했듯이 법치의학적 연령감정은 신원 불명의 사체뿐만 아니라 생체의 경우에도 많이 응용되고 있다. 기아나 고아, 고령과 정신질환으로 기억이 상실된 사람, 호적의 생년월일을 잘못 기재하여 개인적으로나 사회적으로 피해를 입고 있는 사람 또는 범죄를 숨길 목적으로 신원을 속이는 사람 등에 대한 개인식별의 일환으로 연령감정을 통한 연령감정서의 발부가 필요하다.

참고문헌

- 강은주 외. 치과감염관리학, 제2판. 대한나래출판사, 2013.
- 고명연, 최재갑 역. 코골이와 수면무호흡증후군의 치과적 치료. 나래출판사, 2001.
- 국가법령정보센터(http://www.law.go.kr). 의료법, 의료법령, 의료법시행규칙.
- 김강주 외. 구강미생물학. 대한나래출판사, 2013.
- 김병국 외. 임상안면통증 · 구강내과학. 전남대학교 출판부, 2015.
- 김영구, 신금백, 고명연 외. 법치의학, 7판. 신흥인터내셔날, 2007.
- 김영구. 구취, 입냄새의 원인과 치료방법. 신흥인터내셔날, 2008.
- 김종열. 법치의학. 지성출판사, 2005.
- 대한고혈압학회 진료지침제정위원회. 2013년 고혈압진료지침. 아이비기획, 2013.
- 대한구강내과학회 편저. 전신질환자 및 노인, 장애환자의 치과치료. 신흥인터내셔날, 2007.
- 대한구강내과학회 편저. 치과위생사를 위한 구강내과학개론. 신흥인터내셔날, 2001.
- 대한내과학회 편역. (Harrison's) 내과학, 제18판. MIP, 2013.
- 대한레이저치의학회 편찬. 최신 레이저치의학. 지성출판사, 2008.
- 대한안면통증구강내과학회 편저. 구강내과학. 신흥인터내셔날, 2010.
- 대한안면통증구강내과학회 편저. 구강안면동통과 측두하악장애: 구강내과학, 4편. DENTAL WISDOM, 2013.
- 대한안면통증구강내과학회 편저. 구강안면통증과 측두하악장애. 예낭아이앤씨, 2012.
- 대한안면통증구강내과학회 편저. 구강연조직질환의 진단과 치료. 신흥인터내셔날, 2010.
- 유수민 외. 임상치과응급처치. 대한나래출판사, 2011.
- 이규원 외. 치과위생사를 위한 구강내과학. 고문사, 2012.
- 이미림 외. 알기 쉬운 치과약리학. 의학교육, 2017.
- 이승우 외. 구강진단학, 제4판. 고문사, 1993.
- 정성창 외. 구강안면동통과 측두하악장애. 신흥인터내셔날, 2006.
- 정성창, 김영구, 고명연 외 공역. 악관절장애와 교합의 치료, 7판. 대한나래출판사, 2014.
- 정진우 외 공역. 전신질환 환자의 치과치료, 제8판. 대한나래출판사, 2015.
- 홍수민, 정성희. 치과위생사를 위한 임상구강내과학. 대한나래출판사, 2008.
- Bengel W. Differential diagnosis of diseases of the oral mucosa. Quintessence Publishing Co., 1989.
- Daniel A. Paesani et al. Bruxism: Theory and Practice. Quintessence Publishing Co., 2010.
- Dietz, Ellen Roberta, Badavinac, Raula. Safety Standards and Infection Control for Dental Hygienists. Delmar Thomson Learning, 2002.
- Esther M. Wilkins. Clinical Practice of the Dental Hygienist, 10th ed. Lippincott Williams & Wilkins, 2009.
- Eversole LR. Clinical outline of oral pathology, diagnosis and treatment, 2nd ed. Lea & Febiger, 1984.
- F. Beer, K. Goharkhay, U. Schoop et al. Oral laser application. Quintessence Publishing Co. 2006.
- Field A, Scott F. Changes in the structure of salivary glands. in Biology of Salivary Glands. CRC Press, 1993.
- Genco RJ. Oral Health and Diabetes. In Michael G, editors: The Oral-Systemic Health Connection. Quintessence Publishing Co., 2013.
- Greenberg MS, Glick M, Ship JA. Burket's Oral Medicine, 11th ed. BC Decker Inc, 2008.
- James W. Little, Craig Miller, Nelson L. Rhodus, Donald Falace. (Little and Falace's) Dental management of the medically compromised patient, 8th ed. Mosby, 2013.
- Jameson JL, Weetman AP. Disorders of the thyroid gland. In Fauci AS, et al. Harrison's principles of internal medicine, 17th ed. McGraw-Hill, 2008.
- Kasper D et al. Harrison's Principles of Internal Medicine, 19th ed. McGraw-Hill Education, 2015.
- Langlasis RP. Oral diagnosis, oral medicine and treatment planning. Saunders, 1984.
- Laskin, Daniel M., Greene, Charles S., Hylander, William L. TMDs: An Evidence-Based Approach to Diagnosis and Treatment. Quintessence Publishing Co., 2006.
- Leeuw, Reny, Klasser, Gary D. Orofacial pain: Guidelines for Assessment, Diagnosis, and Management, 5th ed. Quintessence

Publishing Co., 2013.
- Margaret Walsh, Michele Leonardi Darby. Dental Hygiene: Theory and Practice 3th ed. Saunders, 2009.
- National Heart, Lung, and Blood Institute. The seventh report of the Joint National Committee on Prevention, Detection, Evaluation, and Treatment of High Blood Pressure: the JNC 7 report, Bethesda, Maryland, US Department of Health and Human Services, Public Health Service, National Institutes of Health, National Heart, Lung and Blood Institute, 2004.
- Okeson, Jeffrey P. Bell's Oral and Facial Pain, 7th ed. Quintessence Publishing, 2014.
- Okeson, Jeffrey P. Management of temporomandibular disorders and occlusion, 7th ed. Elsevier Science Health Science div, 2012.
- Regezi JA and Sciubba JJ. Oral pathology, Clinical pathologic correlations. Saunders, 1989.
- Ronald Attanasio and Dennis R. Bailey. Dental Management of Sleep Disorders. Blackwell publishing, 2010.
- Sharav, Yair. Orofacial Pain and Headache. Elsevier Science Health Science div, 2008.
- Shfer WG, Hine MK, Levy BM. A textbook of oral pathology, 4th ed. Saunders, 1983.
- Tonetti MS, Graziani F. The Caridovascular System and Oral Infection. In Michael G, editors: The Oral-Systemic Health Connection. Quintessence Publishing Co., 2013.
- Wood NK, Goaz PW. Differential diagnosis of oral lesions, 4th ed. Mosby, 1991.

- 김대중 외. A clinical study on the amount and distribution of tongue coating. 대한구강내과학회지, 2002;27:345-354.
- 김영구 외. A preliminary study on the oral malodor measurement. 대한구강내과학회지, 1997;22:233-239.
- 김영준. Effects of zinc on oral bacteria and volatile sulfur compound(VSC) in oral cavity. 대한구강내과학회지, 2007;32:273-281.
- 손영진, 하병각, 전주홍. 치과치료와 관련된 기도 내 이물질 흡인. 대한치과의사협회지, 2012;50(12):755-762.
- 신승철 외. 한국인의 구취실태에 대한 역학조사연구. 대한구강보건학회지, 1999;23:343-359.
- 오정규, 김연중, 고홍섭. 구강건조증 환자의 임상적 특징 에 관한 연구. 대한구강내과학회지, 2001;26:331-343.
- 이상구 외. Zinc 수용액이 구강미생물에 미치는 영향. 대한구강내과학회지, 1998;23:343-352.
- 이상구. 구취의 심도에 따른 치료 효과에 대한 비교 연구. 대한구강내과학회지, 1998;23:263-270.
- 이승렬 외. Psychological characteristics in oral malodor patients. 대한구강내과학회지, 2001;26:225-241.
- 이은진, 박원규, 고홍섭. Nystatin에 반응하지 않는 만성 구강캔디다증 증례에서 Fluconazole의 효과에 관한 보고. 대한구강내과학회지, 2008;33:27-34.
- 이정윤, 이영옥, 고홍섭. 구강건조증 증상 평가를 위한 설문지의 신뢰도에 관한 연구. 대한구강내과학회지, 2005;30:383-389.
- 이채훈 외. The relationsrup between volatile sulfur compounds and major halitosis-inducing factors. J Periodontol, 2003;74:32-37.
- 이헌 외. The effects of tongue coating on volatile sulfur compounds production in the oral malodor patients. 대한구강내과학회지, 2001;26:243-252.
- 정진우, 현기용, 이승우. 구강 내 작열감 증후군의 임상적 특징에 관한 연구. 대한구강내과학회지, 1994;19:7-23.
- American Diabetes Association. Diagnosis and classification of diabetes mellitus, Diabetes Care, 2010;34:62-69.
- Arlt W, Allolio B. Adrenal insufficiency. Lancet, 2003;361:1881-1893.
- Baum BJ. Principles of saliva secretion. Ann NY Acad Sci, 1993;694:17-23.
- Baurmash HD. Mucoceles and ranulas. J Oral Maxillofac Surg, 2003;61:369-378.
- Bosy A et al. Relationsrup of oral malodor to periodontitis: evidence of independence in discrete subpopulations. J Periodontol, 1994;65:37-46.
- Brennan MT, Shariff G, Lockhart PB, Fox PC. Treatment of xerostomia: a systematic review of therapeutic trials. Dent Clin North Am, 2002;46:847-856.
- Chavez EM, Taylor GW, Borrell LN, Ship JA. Salivary function and glycemic control in older persons with diabetes. Oral Surg Oral Med Oral Pathol Oral Radiol Endod, 2000;89:305-311.
- De Boever EH and Loesche WJ. Assessing the contribution of anaerobic microflora of the tongue to oral malodor. J Am Dent Assoc, 1995;126:1384-1393.
- Elad S et al. A new management approach for dental treatment after a cerebrovascular event: a comparative retrospective study. Oral Surg Oral Med Oral Pathol Oral Radiol Endod, 2010;110:145-150.
- Fatahzadeh M, Glick M. Stroke: epidemiology, classification, risk factors, complications, diagnosis, prevention, and medical and dental management. Oral Surg Oral Med Oral Pathol Oral Radiol Endod, 2006;102:180-191.

- Fiske J. Diabetes mellitus and oral care. Dental Update, 2008;31:190–196.
- Fox PC, van der Ven PF, Sonies BC, Weiffenbach JM, Baurn BJ. Xerostomia: evaluation of a symptom with increasing significance. J Am Dent Assoc, 1985;110:519–525.
- Friedlander AH et al. Parkinson disease: systemic and orofacial manifestations, medical and dental management. J Am Dent Assoc, 2009;140:658–669.
- Kho HS, Lee SW, Chung Sc, Kirn YK. Oral manifestations and salivary flow rate, pH, and buffer capacity in patients with end–stage renal disease undergoing hemodialysis. Oral Surg Oral Med Oral Pathol Oral Radiol Endod, 1999;88:316–319.
- Kim DJ et al. A new organoleptic testing method for evaluating halitosis. J Periodontol, 2009;80:93–97.
- Levine MJ, Aguirre A, Hatton MN, Tabak LA. Artificial salivas: present and future. J Dent Res, 1987;66:693–698.
- Little JW et al. Antibiotic prophylaxis in dentistry: an update. Gen Dent, 2008;56:20–28.
- Little JW. Anxiety disorders: dental implications. J Gen Dent, 2003;51:562–570.
- Little JW. Dental implications of mood disorders. J Gen Dent, 2004;52:442–450.
- Miller CS, Little JW, Falace DA. Supplemental corticosteroids for dental patients with adrenal insufficiency: reconsideration of the problem. J Am Dent Assoc, 2001;132:1570–1579.
- Oh DJ, Kirn YK, Kho HS. Effects of carboxymethylcellulose(CMC)–based artificial saliva in patients with xerostomia. Int J Oral Maxillofac Surg, 2008;37:1027–1031.
- Park MS, Chung JW, Kim Yκ Chung Sc, Kho HS. Viscosity and wettability of animal mucin solutions and human saliva. Oral Dis, 2007;13:181–186.
- Patton LL, Siegel MA, Benoliel R, De Laat A. Management of burning mouth syndrome: systematic review and management recommendations. Oral Surg Oral Med Oral Pathol Oral Radiol Endod, 2007;103:13–39.
- Pinto A, Glick M. Management of patients with thyroid disease: oral health considerations. J Am Dent Assoc, 2002;133:849–858.
- Rosenberg M et al. Reproducibility and sensitivity of oral malodour measurements with a portable sulphide monitor. J Dent Res, 1991;70:1436–1440.
- Scala A, Checchi L, Giamberardino MA. Update on burning mouth syndrome: overview and patient management. Crit Rev Oral Biol Med, 2003;14:275–291
- Schmidt NF et al. The correlation between organoleptic mouth–odor ratings and levels of volatile sulfur compounds. Oral Surg Oral Med Oral Pathol, 1978;45:560–567.
- Sreebny LM, Schwartz SS. A reference guide to drugs and dry mouth–2nd edition. Gerodontolgy, 1997;14:33–47.
- Suresh L, Radfar L. Pregnancy and lactation. Oral Surg Oral Med Oral Pathol Oral Radiol Endod, 2004;97:672–682.
- Tonzetich J and Carpenter QW. Production of volatile sulphur compounds from cysteine, cystine and methionine by human dental plaque. Arch Oral Biol, 1971;16:599–607.
- Tonzetich J. Direct gas chromatograpruc analysis of sulphur compounds in mouth air in man. Arch Oral Biol, 1971;16:587–597.
- Wilson W et al. Prevention of infective endocarditis: guidelines from the American Heart Association: a guideline from the American Heart Association Rheumatic Fever, Young, and the Council on Clinical Cardiology, Council on Cardiovascular Surgery and Anesthesia, and the Quality Care of Outcomes Research interdisciplinary Working Group. Circulation, 2007;116:1736–1754.
- Yaegaki K and Coil JM. Examination, classification, and treatment of halitosis; clinical perspectives. J Cand Dent Assoc, 2000;66:257–261.
- Yaegaki K et al. Genuine halitosis, pseudo–halitosis, and halitophobia; classification, diagnosis, and treatment. Compend Contin Educ Dent, 2000;21:880–886.

INDEX

찾아보기

- 한글
- 영어

한글

ㄱ

ㄴ

ㄷ

ㄹ

ㅁ

ㅂ

ㅅ

ㅇ

찾아보기

ㅈ

ㅊ

ㅋ

ㅌ

ㅍ

ㅎ

기타

영어

A

B

C

J

L

M

N

O

P

R

S

T

U

V

W

X

저자진

- 강진규 교수(원광대학교 치과대학 구강내과학교실)
- 김미은 교수(단국대학교 치과대학 구강내과학교실)
- 김영준 교수(강릉원주대학교 치과대학 구강내과진단학교실)
- 심영주 교수(원광대학교 치과대학 구강내과학교실)
- 안형준 교수(연세대학교 치과대학 구강내과학교실)
- 임순연 교수(남서울대학교 치위생학과)
- 정재광 교수(경북대학교 치의학전문대학원 치의학과 구강내과학교실)
- 최영윤 교수(수원과학대학교 치위생과)
- 강현주 교수(광주여자대학교 치위생학과)
- 고애자 교수(대전보건대학교 치위생과)
- 김설악 교수(여주대학교 치위생과)
- 김지영 교수(경남정보대학교 치위생과)
- 김홍식 교수(충북보건과학대학교 치위생과)
- 남상미 교수(삼육보건대학교 치위생과)
- 박소영 교수(동서대학교 치위생학과)
- 배성숙 교수(한서대학교 치위생학과)
- 손화경 교수(영남이공대학교 치위생과)
- 엄 숙 교수(대구과학대학교 치위생과)
- 이금선 교수(수원여자대학교 치위생과)
- 임근옥 교수(선문대학교 치위생학과)
- 장지언 교수(수성대학교 치위생과)
- 정의정 교수(혜전대학교 치위생과)
- 지민경 교수(호원대학교 치위생학과)
- 최미숙 교수(안동과학대학교 치위생과)
- 황혜림 교수(구미대학교 치위생과)

치과위생사를 위한

구강내과학

2016년 2월 12일 초판 발행
2017년 2월 10일 2판 발행
2019년 2월 15일 3판 발행
2021년 8월 10일 4판 발행
2023년 2월 15일 5판 발행
2025년 7월 20일 5판 2쇄

저 자 강진규 · 김미은 · 김영준 · 심영주 · 안형준 · 임순연 · 정재광
최영윤 · 강현주 · 고애자 · 김설악 · 김지영 · 김홍식 · 남상미
박소영 · 배성숙 · 손화경 · 엄 숙 · 이금선 · 임근옥 · 장지언
정의정 · 지민경 · 최미숙 · 황혜림

발 행 인 최경희 외
발 행 처 도서출판 의학교육
등록번호 제 2013-114 호
주 소 서울시 영등포구 영중로 138-1(영등포동 8가 80-2) 드림프라자 B 901호
Tel 02) 2637-4806, 4863 Fax 02) 2637-4807
홈페이지 www.medipub.co.kr
E-mail okpress1208@naver.com
정 가 39,000 원
ISBN 979-11-6127-129-3 93510